藥理教授教你
善用舌尖來思考

U0082262

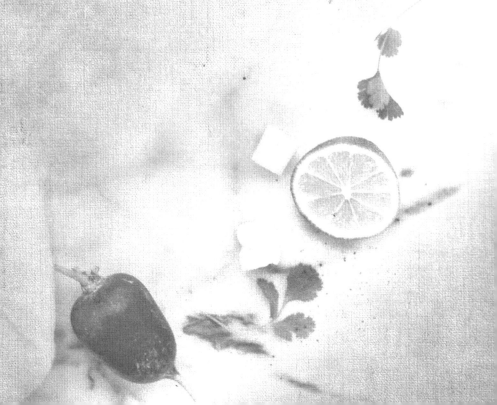

目錄

第三章
維他命和家常菜 043

第四章
藥膳 091

第十二章
新冠肺炎（COVID-19，2019冠狀病毒病）的治療　　353

前言

從事研究二十多年後，我寫了第一本科普書《吃什麼呢？——舌尖上的思考》！對各位熱心讀者在的推薦，我在此除了感謝，就是感激！

寫那本書的一個重要原因，是難以忍受那些如決堤之洪水滔滔不絕的關於食物和健康的各種謬論，別說周圍的親朋好友，就算是半輩子在醫藥研發領域打滾的自己有時也會被弄得恍恍惚惚。如果我們不出版一本書，用可靠的知識補一補這堤壩上的蟻穴，真擔心這氾濫的洪水會淹死大眾的科學信仰。

上面提到的第一本書只是開始，有了這個開始，便有了來自讀者的關於各種健康問題的諮詢。

本書收集了一些我在網路上發表的文章，同時還有許多未發表過的與健康飲食、疾病治療有關的文章。吃喝的思考不限於健康和疾病，也涉及美容和減肥。總之，目的是一如既往地傳播科學知識。

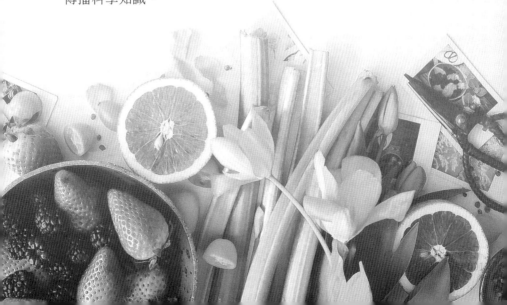

　　因為有了第一本書讀者的回饋，本書的很多章節增加了篇幅，盡可能多介紹一些背景知識，以便讀者更好地理解。但是，照本宣科式的科普絕對不是我的本意和追求，因為那種課本式的東西最容易使人厭煩。

　　所以，我寫的就是讀物，希望是一本讓人愛不釋手的讀物，讓讀者既可以輕鬆閱讀，又能從中獲益。我希望透過閱讀和思考，帶給讀者「兩少兩多」：少花點冤枉錢，少吃點那些功效不明的甚至是有害的東西；多點有用的知識，多點健康！

　　健康，應該是每個人最大的財富！

第一章
用來吹牛的健康食品

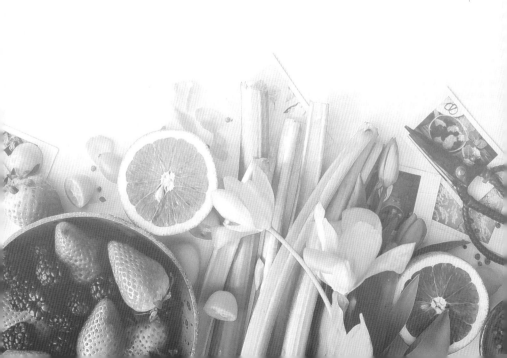

1.1

健康食品的風險

飽暖思淫慾，這句話不完全對。

人類在解決飽暖問題之後，思考的絕對不只是淫慾！比如健康問題，就是一個現代社會非常關注的問題。一旦失去健康，別說淫慾，就連平淡的生活都不能好好享受。

當然，健康問題也許是一道永遠解決不了的難題。即便再偉大的人，也逃不過生老病死。

許多人認為，「如果是錢能解決的問題，絕對不是問題」。但是，健康問題還真不是單單用錢就能夠解決的。

而金錢也是很多人的問題。想要讓消費者打開錢包，最有效的辦法就是使他們感到恐懼，所以常見各種對健康問題的誇大言論。如果同時再誇大一下某健康食品的功效，效果一定很好。這兩個誇大就是賣健康食品的兩個絕招。學會這兩招，健康食品可以賣到缺貨。

但是不能因為名字裡有「健康」兩個字，就想當然爾地認為這東西是健康的，消費者必須看清楚內容。

有一個關於健康食品的官方說法，就是具有特定保健功效或者以補充維他命、礦物質為目的的食品。這裡的特定保健功效，指的是已經在案的保健功效。

目前衛生署公告的健康食品保健功效共有十三項，分別為：（一）胃腸道功能改善、（二）調節血脂、（三）護肝（化學性肝損傷）、（四）骨質保健、（五）免疫調節、（六）輔助調整過敏體質、（七）不易形成體脂肪、（八）調節血糖、（九）輔助

調節血壓、（十）抗疲勞、（十一）延緩衰老、（十二）促進鐵可利用率及（十三）牙齒保健。

因為廠商可以聲稱自己的健康食品有這些功效，使健康食品比一般的食品更具優勢，而這些優勢就反映在價格上。但是健康食品需要標明每日的服用量，特定的功效也限制了特定的食用族群。

限定了特定族群，健康食品的市場似乎變小了，但這對商家來說根本不是問題。比如說對於一個緩解體力疲乏的健康食品，每個人都會有體力疲乏的時候，所以所有的消費者仍然是潛在的市場。

至於這些關於每日服用量的規定，應該是相關規定中對消費者最大的保障！健康食品的價格比一般食品高得多，如果毫無限制，把它當白飯吃，萬一把錢都吃光了怎麼辦？身體保養得再好，如果錢沒了，那絕對不是一個好結局！這可不是開玩笑的，經常可以聽到其他人抱怨，說家裡的老人又花了幾萬元買了什麼健康食品。你看，都已經到了引發家庭矛盾的地步了。

健康食品的市場應該很大，不是只有老人在吃。在美國，健康食品擁有 250 億美元的市場。2009 年，美國有一項市調，發現 44％的美國人說每天都會服用健康食品。

很多人搞不清楚這一點：健康食品不同於藥品！按照規定，健康食品的標籤、說明書都不得涉及疾病預防、治療的功能。之所以這樣規定，是因為健康食品沒有任何療效方面的證據！也許有人會認為這樣的說法太偏激、太絕對、太武斷了，但是事實如此。如果能提供療效證據給一個東西，那就不會說

這樣東西是健康食品，而該申報藥品了。

讀到這裡有人可能有幾個疑問：為什麼政府定義健康食品的功效只有十三種？難道多一種都不行？

其實沒有特意規定只能有十三種功效，申報新保健功能的道路是存在的。但可想而知，十三這個數字一直沒有成長，因為真的沒有什麼產品能夠提供保健功效的證據。如果再逆向思考一下，對於那十三種健康食品的功效，如果不是因為已經被規範而需要重新提供有效證據，不見得都能通過今天的標準。

了解這十三種功效不包括什麼也很重要，因為消費者可以因此排除一些誇大不實的商品。常見的三種不屬於健康食品的功效是：補腎壯陽（包括各種滋陰、補腎）、活血通絡、益氣固本。如果看到這樣的「健康食品」，消費者不但不應該購買，還應該直接檢舉。

比如所謂壯陽的「健康食品」，自古以來一直不缺各種壯陽食品和藥酒的傳說，儘管依照相關規定應該屬於違規的健康食品，卻一直有禁無止。這些「壯陽」健康食品的效果到底有多少不得而知，如果所謂的「壯陽」健康食品真的能提供改善人體功能的證據，那就可以直接做成藥品，直接光明正大地去搶壯陽藥物「藍色小藥丸」的市場（「藍色小藥丸」通用藥名：西地那非；商品名：威而鋼，Viagra）。

也有一些不良廠商，在看到藍色小藥丸出色的壯陽效果後，為了提高其「藥酒」的功效，直接把藍色小藥丸成分加到酒裡銷售。

中國有家生產保健酒的小酒廠就做了這樣的事。具體過程是直接網購西地那非原料，然後按每 100 毫升酒中加入 130 毫

克西地那非的用量，配製了 750 公斤酒。之所以用這個比例，是因為犯案人特意查找了西地那非的使用量，知道一般人每次服用 50 毫克，所以喝上一兩藥酒剛剛好。為了檢驗藥性和安全性，自己還先喝了自家的產品！

無論這家廠商如何利用「科學知識」、如何「很敬業地」製造這款保健酒，這都屬於亂來。幸好，消費者中除了一些人產生了頭痛症狀，似乎沒出其他大事，當然廠商也很快就被相關單位處分了。

西地那非作用的靶點分子蛋白是一個磷酸二酯酶（PDE5），這種酶被抑制之後，血管會擴張，從而降低血壓。西地那非原本是為了治療心臟病而設計的，沒想到心臟病治療效果普通，壯陽效果卻相當出色！因為壯陽的名號太響亮，很多人都不知道西地那非也是用來治療肺動脈高壓的正規藥物。2014 年，中國西安一名患有先天性心臟病的女嬰，有肺動脈高壓，最後不幸夭折。其父查看醫療記錄，發現有西地那非後大驚失色！於是有媒體以「醫院對嬰兒用藍色小藥丸」製造噱頭，果然博得不少眼球。

其實，這就是媒體自己在打自己的臉，直接暴露其醫學知識的匱乏！連製造保健酒的小酒廠都知道補充知識來武裝自己，這些媒體也太不尊重專業了。

如果媒體有知識、懂專業，真正應該討論的是醫生和患者到底了不了解這種藥物在嬰兒中使用的風險有多少？關於西地那非治療肺動脈高壓，美國 FDA[1] 正式批准的是給成人使用，而不建議對嬰幼兒使用。這是因為西地那非在低劑量的時候達

---

[1] FDA：Food and Drug Administration，美國食品藥品監督管理局。

不到治療肺動脈高壓的效果；如果高劑量使用，反而會增加嬰幼兒死亡的風險。但是，2014 年，美國 FDA 特意發表聲明，說「不建議」並非等同於禁止，因為肺動脈高壓本來就是一個很危險的病，如果在沒有其他有效藥物的情況下，醫生也可以使用，只是必須謹慎。

因為西地那非對一些人有潛在的嚴重不良反應，醫生開處方都必須謹慎再謹慎。如果任意添加該成分於健康食品中，真的會帶來很大的風險。

健康食品沒有效果沒關係，就怕效果太好。

1.2

安慰劑的一個特殊用途：測出底線有多低

最近有一項研究發現，治療老年痴呆的藥物，價錢越貴，效果越好。

這裡的治療效果不算是吹噓出來的，在學術圈裡認為有安慰劑的效果。

除了價錢，如果一個東西比較稀有，大概也會增加其安慰劑的效果，所謂物以稀為貴！

還有一項研究發現，有一部分人對安慰劑特別敏感，這些人使用安慰劑的治療效果會比一般人更好。這些特別敏感的人有個共同特徵，就是 COMT 基因與眾不同。在大腸激躁症的針灸治療中，哪怕「針灸」根本不是扎在穴位上，這些患者的疼痛都會緩解很多 [2]。

由於安慰劑在疾病治療中有一定效果，所以現代醫學檢驗療效的一個標準，就是要證明其效果至少比安慰劑好。這些使用安慰劑的受試者也就是所謂的「對照組患者」。

現代的健康食品跟藥品最大的區別在於沒有經過臨床試驗。從 FDA 的觀點來說，這些健康食品只能當作安慰劑。

廠商意識到健康食品與安慰劑的等同性，所以不斷減少健康食品中「活性成分」的含量，有時甚至低到檢測不出的程度。

[2]　HALL K T, et al. Catechol-O-methyltransferase val158met polymorphism predicts placebo effect in irritable bowel syndrome[J]. PLoS One, 2012,7(10): e48135.

　　2015 年 2 月，美國紐約州總檢察長對四大零售商健安喜（GNC）、目標百貨（Target）、沃爾格林（Walgreens）和沃爾瑪（Walmart）進行檢查，抽查了六種比較暢銷的健康食品，想看一看這些產品到底是否確實含有該有的成分。使用的方法是基因檢測，結果沒有一家的銀杏、貫葉連翹或人參等產品能檢測出相關的基因；對於大蒜、松果菊和鋸棕櫚等三種產品，各只有兩家銷售的產品能檢測出相關成分。基於這些調查結果，紐約州總檢察長指控這些零售商在進行欺詐性銷售，要求他們下架相關產品。

　　這幾種健康食品中較難理解的是大蒜，廠商如果省下大蒜這個原料，到底能節省多少成本？對絕大多數的消費者而言，蒜並不是什麼稀有食材，在菜市場、超市都能買到，真有必要去吃那些做成藥丸卻失去基因物質的大蒜健康食品？

　　健安喜連鎖店在一個月後發表了一個官方聲明，說委託第三方的檢測沒有發現任何問題，並強調以後也會使用基因檢查。但其他商家一直沒有給出什麼說法。

　　把蒜賣給你，只算是小農經濟；把蒜磨成粉，讓它的基因物質灰飛煙滅，再做成健康食品賣給你，這叫「健康產業」。

　　要想效果好，價格就得高！

1.3

說沒就沒的大蒜素

我們在 1.2 節講到大蒜，說美國幾大健康食品商店裡面賣的大蒜健康食品都檢測不出大蒜的 DNA[3]。這裡再繼續討論一下。

如果只是把大蒜切成末，做成藥片，就要當健康食品賣給消費者，實在有點低估消費者的智商。想要消費者乖乖地打開錢包，總得有點噱頭。

噱頭就是大蒜的臭味。眾所周知，吃了大蒜之後，口中氣味太重，人們避之唯恐不及，周圍大概可以形成幾公尺的「真空」。健康食品可以讓這些氣味消失，讓消費者放心大膽地吃，不用擔心身旁的人聞到不好的氣味。

在新冠病毒肆虐的時代，有各種不可靠的說法，很多東西都被賦予了抗病毒的神奇功效，這其中自然少不了大蒜。其實大蒜抗病毒的功效，就在於吃完之後形成的幾公尺「真空」，減少了飛沫傳染病毒的風險。

大蒜的臭味來自脂溶性的硫化物。讓大蒜失去這股氣味，其實不是什麼高科技，最簡單的辦法就是把它切成片，再放上一段時間就可以達到這個目的。在這個過程中，脂溶性的硫化物變成了水溶性的、無氣味的硫化物。

但是沒有氣味的大蒜，失去的不只是大蒜的氣味。

大蒜的主要功能和大蒜素有關。大蒜素本來不存在於大蒜裡面，而是當大蒜被切割或咀嚼的時候，蒜酶（alliinase）把一

[3]　DNA：deoxyribonucleic acid，去氧核糖核酸。

個叫蒜胺酸（alliin）的物質變成了大蒜素（allicin）。但大蒜素是一種非常不穩定的物質，如果把它提純出來，只能存放幾個小時。在傳統醫療中，大蒜用來防止傷口細菌感染時，也主要是外敷，搗爛後需要盡快敷到傷口上。這個抗細菌的功能主要就是仰賴大蒜素。

大蒜素是大蒜的靈魂，沒臭味的大蒜也就失去了大蒜的藥用價值。背一個 LV[4] 包包搭公車，旁人至少還能看到你對高級品質生活的追求；可是吃這種閹割版的大蒜，不但自己撈不到什麼實際利益，別人也看不到，甚至都聞不到，那你幹嘛吃它呢？

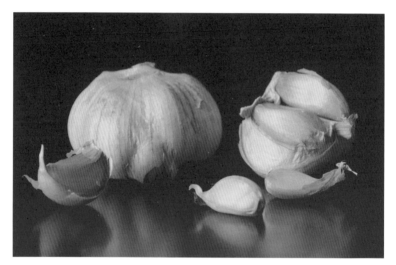

大蒜

大蒜素還被研究用來降低低密度脂蛋白（LDL）[5]。但

---

[4]　LV：Louis Vuitton，路易威登。

[5]　LDL：低密度脂蛋白，所攜帶的膽固醇一直俗稱「壞」膽固醇，因為 LDL 的平均值越高，患冠狀動脈心臟病的危險性也就越高。

是，在嚴格的臨床試驗裡發現了奇怪的結果：試驗用的都是同一家廠商的大蒜片劑，在 1993 年以前，臨床試驗顯示能減少 LDL（雖然沒有很多）；但在 1993 年之後，試驗紛紛開始失敗，不是一次、兩次，而是五次，可以重複的唯一結果就是帶來口臭。1993 年簡直就是大蒜治療高血脂的滑鐵盧！很多年之後，導致 1993 年之後臨床試驗失敗的原因才找到，竟然是該廠商改變了大蒜粉片劑的包衣 [6]。一個藥片的外包衣膜真的那麼重要嗎？

原來，由於大蒜素不穩定，無法把它做成片劑，所以片劑裡只能填充蒜胺酸和蒜酶，讓它進入體內後再轉變成大蒜素，但是蒜酶在胃酸的環境裡容易失去活性，需要有包衣保護才能持續製造大蒜素。研究人員調查了十個批次的產品，發現 1993 年之前的藥片釋放出的大蒜素是後來片劑的三倍。後來的試驗結果不好，只能怪真正進入人體的大蒜素太少。

這個故事也告訴我們為什麼有的仿製藥效果不好。藥物的給藥方式有很多學問，判斷一個仿製藥跟原研藥是否等效，不能只看活性成分和含量是否相當。

連有氣味的大蒜粉片劑的效果都參差不齊，沒氣味的大蒜健康食品就別指望有什麼功效了，所以即便檢測不出遺傳物質，也不用感到過分遺憾。

萬一那些沒氣味的大蒜健康食品裡真的沒有大蒜，消費者要請廠商給個說法，廠商會說什麼呢？

難道夫妻肺片裡有夫妻？

---

[6] LAWSON L D, WANG Z J, PAPADIMITRIOU D. Allicin release under simulated gastrointestinal conditions from garlic powder tablets employed in clinical trials on serum cholesterol[J]. Planta medica, 2001, 67(1): 13-18.

1.4
南瓜也能壯陽？開什麼國際玩笑！

　　10 月 28 日是「世界男性健康日」。2014 年，在這個健康日之前不久，一項針對中國的性學研究報告成了全球網路上的熱門話題。根據這份名為《性福中國藍皮書》調查報告結果，在數以千計的受訪者中，只有略超過半數的人能實現像「黃瓜」般的充分勃起，而過度的勞累和壓力，是中國男人大部分陽痿的原因。

　　其實陽痿也不是現代現在才有的社會現象，各種壯陽的食物和偏方，早已流傳了不知多少世紀。

　　如果說中文是象形文字，很多中藥的藥效是根據藥物的形狀推斷出來的，那麼「美醫」的藥效，極有可能是憑藉想像——想像力有多大，藥效就有多大！

　　這裡的「美醫」，不是指美國 FDA 批准的正規藥物，而是那些所謂的傳統醫學、民俗療法或偏方。

　　2010 年的時候，某家新聞台報導，說有最新研究發現南瓜餡餅的香味可以當作男人的催情劑。此外，薰衣草的香味也不錯。如果把這兩種香味混合在一起，男人就要「凍未條」了，因為據說參加試驗者的男性「作案工具」血流量可以增加四成。做這項研究的作者是一個精神科醫生，姑且稱之為 H 博士。

　　我不知道增加四成的充血量可以達到什麼效果，因為查不到藍色小藥丸可以增加多少血流量。新聞裡提到的論文所發表的雜誌《人類性醫學》（*Medical Aspect of Human Sexuality*）資料

庫裡也只收錄到 1975 年的文獻。如果檢索專利文獻，可以查到 H 博士的專利申請，同樣是南瓜餡餅外加薰衣草的香味，但是用來當作女人的催情劑，提供的資料是讓陰道增加 11％ 的血流量。

這兩種香味聯手，如果能男女通吃，豈不是比藍色小藥丸還厲害？

終於在 2014 年 1 月，《芝加哥論壇報》（*Chicago Tribune*）報導，美國聯邦貿易委員會懲罰了一間靠氣味減肥的公司，罰款 2,650 美元，並禁止該公司替一款減肥產品做虛假廣告。如果要聲稱有減肥的功效，該公司必須提供正規的臨床試驗的資料。H 博士就是這款產品專利的發明人，也擁有這家公司的股份。《芝加哥論壇報》的調查還發現，H 博士說做了很多研究，但只有很少的結果發表在有同行評審的醫學期刊上，而且他的大多數研究不是方法可疑，就是樣本太少。

看來要靠南瓜餡餅加薰衣草的香味壯陽是不可能的。

其實如果有什麼香味可以讓男人壯陽，那一定是女人的香味！

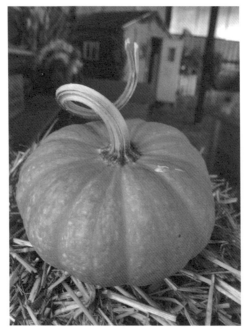

一到秋天，美國隨處可見的南瓜

1.5

納豆激酶是什麼東西？

看到一些納豆激酶（nattokinase）健康食品的廣告，在亞馬遜網站上有賣，有人還給了好評，說吃了能「降低血壓」。

最近正好有親人血壓升高，藉此機會談一談納豆激酶到底是什麼東西。

納豆激酶雖然掛個日本食物納豆的姓，卻跟納豆一點關係也沒有。在日本的食文化裡，納豆是以黃豆為原料，透過一種納豆菌（枯草桿菌）發酵而成的。而納豆激酶其實是細菌的產物，是一個有纖溶活性的蛋白，可以防止血液裡血小板凝聚，減少血栓。

一般的蛋白進入人的胃，就會被各種蛋白酶切得七零八落。納豆激酶也是蛋白，口服後真能安全通過胃的酸性環境、抵抗住各種蛋白酶的瘋狂進攻？有人特意做了一項研究，使用含 100 毫克納豆激酶的膠囊（2,000U），人體口服後，確實能從血清中檢測出納豆激酶，而且在 13 個小時後達到巔峰 [7]。這說明吃進去的納豆激酶有一部分能到達腸道，並被人體吸收。

但是只看到被吸收還不夠，關鍵在於蛋白能不能發揮功能。臺灣有一項研究，分析服用納豆激酶後，血漿中各種凝血因子的濃度，發現連續服用兩個月後，一些凝血因子（纖維蛋白原、凝血因子Ⅶ和凝血因子Ⅷ）有不同程度的減少 [8]。這些

[7] ERO M P, et al. A pilot study on the serum pharmacokinetics of nattokinase in humans following a single, oral, daily dose[J]. Altern Ther Health Med, 2013, 19(3): 16-19.

[8] HSIA C H, et al. Nattokinase decreases plasma levels of fibrinogen, factor VII, and factor

製造血栓的蛋白減少了，意味著血管內血栓形成的機會也減少了。可見，吃進去的納豆激酶還是能完整地進入人體，產生一些效果。

　　臺灣另一項研究發現，如果同時吃納豆激酶和紅麴米，各種血脂指標都有所降低，其中 LDL 降得最多，達 41%[9]。不過，如果只吃納豆激酶，就不會有這種效果，而且這項試驗本身也設計得不完整，缺少一組只吃紅麴米的，因此不清楚41%的減少裡有多少是紅麴米的效果，有多少歸功於納豆激酶的幫助。

　　有些人說納豆就是中國的豆豉，都由大豆發酵而來。其實不然，因為用來發酵的微生物大不相同。納豆用的是枯草桿菌，而豆豉用的是黴菌。既然納豆激酶是細菌的產物，就不能理所當然地認為豆豉也有這個激酶。

　　那麼這個「天然」的產物──納豆激酶有什麼風險呢？最大的風險就是過分誇大了納豆激酶的效果。雖然已經有一些臨床試驗顯示納豆激酶可能有降低舒張壓，甚至防止血栓形成的效果，但目前納豆激酶還不是正式的藥物，市面上所能買到的產品，其品質並沒有受到嚴格的監管，效果無法保證。如果一個患者本來在服用醫生開的正規藥物，突然任性地用納豆激酶來替代，就會有很大的危險。如果只是血壓問題還好一點，畢竟可以自己監測。如果是血栓患者，萬一栓塞控制不了，就有性命之危。

　　此外，納豆激酶畢竟是異源蛋白，人體免疫系統會產生免

　　　VIII in human subjects[J]. Nutr Res, 2009, 29(3): 190-196.

[9]　YANG N C, et al. Combined nattokinase with red yeast rice but not nattokinase alone has potent effects on blood lipids in human subjects with hyperlipidemia[J]. Asia Pac J Clin Nutr, 2009, 18(3): 310-317.

疫抵抗，這方面的風險目前還沒有研究結果。

　　作為食物，納豆也有一個很明顯的風險——就是它特別的氣味。

　　不過，一個食物的臭味，可以讓一些人瞬間逃之夭夭，對另一些人卻可能是一種無法抵擋的誘惑。

1.6
月子水：到底是催奶還是吹牛？

在全球很多華人居住的地方，女人坐月子時都有用甜酒釀或米酒燉補的習慣，據說這個東西能催奶。

這是一個民間偏方，顯然不夠上得了台面，所以有公司「研究」出了更「科學」的配方，要「讓女人和新生兒更幸福」。

於是月子水出現了。

月子水不但是華人的特產，還只能定點投資華人市場。因為歐美的產婦沒有坐月子的習慣，生完孩子就喝冰水，要她們明白月子水，難度應該就跟讓她們裹小腳差不多。

關於月子水，廣告上說不但有催奶的效果，還能瘦身！簡直是直擊產婦的心扉啊！

這時，商家一般會宣傳，產婦喝普通水會有嚴重後果，「只要喝下一滴普通水，就容易變成大肚子的女人」、「坐月子期間只能喝月子水，否則不但會有水桶腰，還會使內臟下垂」。

根據商家的表述，月子水有兩個賣點：一是把米酒中的酒精剔除；二是把水轉化成小分子水，聲稱「一般的水是大分子，喝了容易囤積變胖，而小分子水容易吸收，所以能減肥」。第一個賣點還算合理，畢竟大眾也知道哺乳期不宜喝酒，否則酒精多少會進入母乳，影響嬰兒發育。第二個賣點卻顛覆了現代物理和化學的觀念，竟然能把水分子 H_2O 造出大小兩種形態！商家那麼厲害，該得個諾貝爾獎了吧？

可能商家還是有點心虛，覺得單靠小分子水不一定能哄住

消費者，所以不但摻入當歸、黃芪、川芎、芍藥、桂枝等中藥的萃取液，還要加入刺五加、紅景天等。商家說所有的飲水、湯水都應該取材於特製的月子水，也就是說，產婦在坐月子期間，做菜煲湯、洗漱都應該用月子水。

月子水有多熱門，查查各大網路商店就知道。新聞媒體終於忍不住了，曝光了「月子水」亂象，並對兩種銷售比較多的產品進行檢測。結果顯示兩種產品含蛋白質 0.30 ～ 0.36g/100mL，「不含任何其宣傳的營養成分，多種胺基酸含量為零，可以說是虛假宣傳」。

商家的廣告不誠實，新聞的曝光也不專業。胺基酸是蛋白質的組成單位，既然能檢測到蛋白質，應該各種胺基酸基本都有。果然，某月子水商家請了某檢測機構，檢測出其產品「含有 16 種胺基酸，胺基酸總計 10.3mg/100mL，其中含量最高的為天門冬胺酸 6.20 mg/100mL」。

實在無法理解，曝光者和被曝光者在不痛不癢的胺基酸含量問題上糾纏幹嘛？那諾貝爾獎級別的小分子水呢？要比胺基酸，還不如去喝豆漿，含量可達 1,000 ～ 2,000mg/100mL，是月子水的一百到兩百倍。

新聞曝光後，月子水產品銷售確實受到打擊，但隨後又恢復了銷售。如今，「月子水」在網上依舊熱門。

至於胺基酸跟催奶、減肥到底有多少關係，也許沒人願意釐清。如果釐得清，膠原蛋白都可以催奶了！

第二章
可以讓你吃到嗨的東西

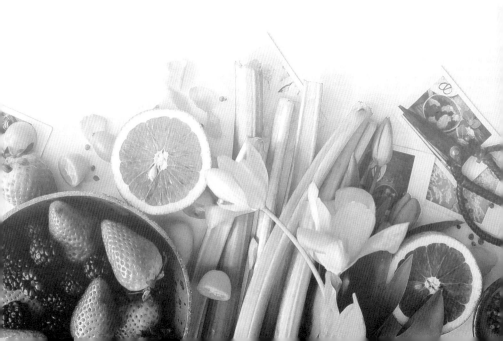

2.1

食物裡的興奮劑

中國有個鏈球運動員，叫張文秀，成績非常好，在亞洲可以說是獨領風騷，她在 2006 年杜哈亞運會上創造了亞運紀錄後，連續兩次亞運會都是冠軍。2014 年 9 月 28 日，仁川亞運女子鏈球決賽中，張文秀完成亞運三連冠，並且打破了她自己保持的亞洲紀錄。

意料中的事，似乎沒什麼新聞性。

真正的新聞來自比賽完五天後。亞奧理事會宣布，從張文秀在 9 月 26 日提供的賽前興奮劑檢查的尿樣裡，查出有禁藥折侖諾成分。

一個有實力的運動員，為了保住這塊金牌，居然得吃興奮劑，可悲的是這種成分還不能直接有效地提高鏈球成績。

還有一種解釋，說張文秀其實是躺槍[10]了，這極有可能是一起食品安全的事故。根據知情人士的推測，讓張文秀在賽前藥檢不過關的罪魁禍首應該是北京首都機場的一碗牛肉麵。

折侖諾（玉米赤霉醇）屬於興奮劑禁藥的一種，可以促進肌肉生長，但它也用作飼料添加劑，是美國 FDA 允許的家畜促生長劑之一，但容易在畜產品中殘留。1998 年歐盟等國家已明確禁止其在動物體內的應用，中國農業部也在 2002 年將其列為違禁藥物。

猜測牛肉麵的根據，是牛肉中可能有殘留的非法添加劑，但是那能有多大劑量？其實還有另一種可能性，就是折侖諾來

---

[10] 躺槍：網路用語，躺著也中槍，意指傷及無辜。

自黴菌，她大概是吃了什麼被黴菌汙染的食物。

這種黴菌對尿樣中折侖諾的影響，在飼養的動物中有過研究[11]。在歐盟禁止折侖諾之後，歐盟的四個標準實驗室調查了 8,008 份動物的尿樣，其中有 174 份樣品呈陽性反應！但是這 174 份陽性樣品中，有 170 份也含有黴菌的其他毒素，說明這些尿樣超標的主因源於被黴菌汙染的飼料。真正食用折侖諾添加劑的樣品只有 4 份。

正是因為這個原因，學術界對於體育比賽中折侖諾的違禁規定其實也有不同意見。德國在 2011 年曾發表了一項研究[12]，發現從 2005 至 2010 年的常規興奮劑檢測中，總共有四起有問題的樣品，但是這些樣品中都含有高濃度的折侖諾，而口服折侖諾興奮劑無法達到這個濃度。所以這些「違禁」，其實可能只是運動員誤食了有黴菌毒素的食物。

相關例子還有很多。那屆亞運會游泳池內奪四塊金牌秀八塊腹肌的小鮮肉帥哥寧澤濤，在新聞媒體的採訪裡提到曾被中國泳協禁賽一年，因為 2011 年被檢查出違禁的瘦肉精。據他自己檢討，是由於訓練的運動量太大，晚上吃泡麵時，會放一些火腿腸、罐頭、鹹蛋等，吃著吃著就吃成那樣了。

正是因為食物中有這些不好的東西，才能替愛思考的人帶來選擇的機會。選擇健康食品，在不虐待自己的同時，也投了一張否決票給那些有問題的廠商。

不過也不至於因為食物裡可能有這些東西就花容失色，人

[11] LAUNAY F M, et al. Prevalence of zeranol, taleranol and Fusarium spp. toxins in urine: implications for the control of zeranol abuse in the European Union[J]. Food Addit Contam, 2004, 21(9): 833-839.

[12] THEVIS M G, FUSSHOLLER, SCHANZER W. Zeranol: doping offence or mycotoxin？A case-related study[J]. Drug Test Anal, 2011, 3(11-12): 777-783.

家吃了照樣能拿金牌，你如果只是偶爾吃，有什麼好怕的？當然，飲食最好能夠多樣化，不但可以降低誤食被汙染食品的風險，還可以使營養均衡。

（注：2015 年 5 月 6 日，亞奧理事會經過詳細全面的調查，最終決定取消對張文秀的處罰，歸還其在仁川亞運會上所獲的金牌。）

2.2

鱉屈：最恨馬家軍的動物非鱉莫屬

作家趙瑜 2005 年曾出版了一本《馬家軍調查》的報導文學，但是其中有一章〈藥魔重創馬家軍〉，在出版的時候被刪略了。十幾年過去了，在猴年馬月（2016 年 6 月）快到來之前，這一章終於被曝光。

這一章之所以被雪藏十幾年，是因為其中揭露了馬家軍如何「科學」用藥的祕密。

這裡涉及的藥叫「紅血球生成素」（erythropoietin, EPO），不是嚴格意義上的興奮藥物，卻也是體育比賽的違禁藥。聽名字就知道該藥是用來增加紅血球的，在臨床中用於治療慢性腎衰竭、惡性腫瘤化療等過程的貧血，每年銷售額高達幾十億美元。

不過，運動員注射 EPO 卻絕對不是因為貧血。對於需要拼耐力的運動員，成敗取決於肌肉裡的氧含量多寡，如果訓練的時候就增加紅血球，輸送到肌肉的氧變多，運動員的成績就會提高。還有一個辦法是高原訓練，在高原的環境下，因為缺氧，人體會相應地做出調節，增加紅血球運送氧的能力，但是這種天然反應絕對沒有注射 EPO 來得快。

由於馬家軍的成績太顯眼，就如一群白天鵝裡出現一隻稀罕的黑天鵝，自然引起懷疑。但是對馬家軍的興奮劑抽查一直沒有什麼證據。

如今，從趙瑜的調查可以了解到，隊員只要停幾天藥，就

能夠逃過尿檢。但後來隨著更靈敏的血液檢測技術的發明，注射 EPO 之後要逃過檢查就沒那麼容易了。

當年私下用 EPO，對外總得給個說法，於是就有了馬俊仁那句「我們常喝中華鱉精」。這一句廣告，糊弄了多少人，冤枉了多少鱉！中華鱉精用了多少鱉也許是一個商業祕密，無人能識破，但是被煮湯的鱉應該不計其數。

鱉俗稱王八。千年王八萬年龜，鱉到底能不能活那麼久，得先問問等著喝鱉湯的人同不同意！

2.3

宮門劇必備毒藥：馬錢子

　　說到興奮劑，就不得不「隆重」地說一下中藥裡的一個興奮劑──馬錢子。1992 年的巴塞隆納奧運會，中國女排運動員巫丹被取消參加比賽的資格，因為她的尿樣被查出馬錢子鹼。巫丹其實純屬躺槍，因為作為排球的二傳手，又是一個技術全面的老隊員，她根本不需要「興奮劑」。她之所以尿檢出了問題，是因為在與古巴隊比賽後感覺到頭暈目眩，吃了兩粒隊醫準備的「皇宮增力丸」。在此之前，巫丹已經發生過幾次突然昏厥的狀況，但體檢都沒查出什麼問題，也有人說她昏厥不是因為生病，而是調經藥帶來的副作用。不管什麼原因，隊醫對此早有準備。但是很不幸，用來保健的神奇大力丸裡恰好就含有馬錢子成分。

　　2014 年，游泳運動員孫楊因為服用治療心臟病的藥曲美他嗪，被禁賽三個月。這個治療心肌缺氧的常用藥物，從2014 年 1 月 1 日起被列入世界反興奮劑機構的《禁藥清單》，屬於「刺激劑」，禁止比賽期間使用。一年之後反興奮劑機構又進一步修改了禁藥清單，認為它是「激素及代謝調節劑」，規定任何時候都不許使用。跟曲美他嗪同一類的藥物，還有用來治療糖尿病的胰島素。

　　相比之下，馬錢子鹼作為興奮劑的歷史比較長久，與奧運會的瓜葛至少可以追溯到 1904 年在美國聖路易舉行的第三屆奧運會，當時參加馬拉松比賽的托馬斯・希克斯體力不支，難以繼續，幸好他的教練早備有含馬錢子鹼的白蘭地酒，不斷地

讓他喝下去。在這神奇藥酒的支持下，托馬斯不但跑完全程，還奇蹟般地奪取了冠軍。

中藥馬錢子的主要活性成分為番木鱉鹼（strychnine，又譯士的寧）和馬錢子鹼（brucine），其中番木鱉鹼的含量較多。這兩種物質結構類似，作用機制也相同，只是番木鱉鹼的活性多了十倍以上，但是毒性也高很多[13]。因為馬錢子鹼的毒性相對小一點，所以中藥的炮製過程，其實就是為了改變最終藥物裡番木鱉鹼和馬錢子鹼的比例，讓馬錢子鹼多一些。「華佗再造丸」這個有名的用來治療中風的中藥，就含有馬錢子。

每個人對馬錢子毒性的耐受程度不一樣，而且耐受性可以被訓練出來。希臘國王米特里達梯（Mithridates）六世就是一個成功的案例，他從小劑量開始餵毒給自己，慢慢提高劑量，最後的結果就是能與看不順眼的人同飲一壺毒酒，談笑間敵人中毒身亡，自己則什麼事都沒有。這裡要提醒一下：希臘國王可以做這個耐毒性訓練，大概事先用了很多人來做預試驗摸索劑量，一般人千萬別隨便拿自己嘗試！

不過訓練出耐毒性也有壞處，這位希臘國王戰敗後本來要全家服毒自盡，結果眼看著自己的親人都被毒死了，自己還是什麼事都沒有！不知道最後孤獨亡於刀劍之下的他是什麼樣的心情。

番木鱉鹼和馬錢子鹼主要都作用於中樞神經系統。研究發現，在哺乳動物脊髓和腦幹裡，有一個負責調節神經訊號傳遞的蛋白，叫甘胺酸受體，而番木鱉鹼正好可以抑制這個甘胺酸

[13] JENSEN A A, et al. Pharmacological characterisation of strychnine and brucine analogues at glycine and alpha7 nicotinic acetylcholine receptors[J]. European journal of pharmacology, 2006, 539(1-2): 27-33.

受體[14]。負負得正，番木鱉鹼作用的結果就是增加神經訊號的傳遞，也就是馬錢子用來當作興奮劑的分子機制。

　　既然運動員能把馬錢子鹼當興奮劑，有人便聯想到把它做成床上運動的興奮劑，所以不時能看到一些含馬錢子治療陽痿的偏方。查了醫學資料庫 Pubmed，沒有看到馬錢子鹼有任何壯陽的證據，倒是發現在 1960 年代就有人孜孜不倦地探索番木鱉鹼和其他藥物一起壯陽。

　　據說番木鱉鹼的壯陽效果連希特勒都嘗試過。根據有關資料，番木鱉鹼作為補品的劑量是 1 到 3 毫克，在 5 毫克的劑量時有壯陽和嗑藥的效果，但是 10 毫克就可引起驚厥，而劑量高於 30 毫克會導致呼吸困難。雖然一般認為致死劑量是 100 到 300 毫克，但是在兒童的身體裡 5 毫克就可致死。因為毒副作用太大，有效濃度和中毒濃度太接近，番木鱉鹼一直無法成為正式的壯陽藥。

　　作為毒藥，馬錢子確實發揮了作用。歷史上的南唐後主李煜，就是被宋太宗賜馬錢子毒死。馬錢子中毒的人頸項僵硬、瞳孔放大、呼吸急促，甚至抽搐，如不及時搶救，會因呼吸系統麻痺而死亡。服毒後的李煜全身抽搐，死亡的姿態是頭部與足部相接，狀如牽機，於是馬錢子也有另一個名字——牽機藥，與鉤吻、鶴頂紅並列宮廷三大毒藥。馬錢子裡的番木鱉鹼和馬錢子鹼味道極苦，把 1 毫克番木鱉鹼放入 100 毫升水裡，都能嘗出苦味。那麼苦口的藥，卻不是一個良藥。這股苦味加上中毒的慘狀，讓中毒者的身心飽受折磨，牽機藥也是歷來皇

---

[14] MAHER A R RADWAN, BREITINGER H G. In Vivo Protection against Strychnine Toxicity in Mice by the Glycine Receptor Agonist Ivermectin[J]. Biomed Res Int, 2014, 2014: 640790.

宮裡皇帝賜毒的首選。

愛一個人，可以讓他服用馬錢子；恨一個人，也可以讓他服用馬錢子。

2.4

甜到憂傷

　　甜食常給人一種上癮的快樂。

　　去多明尼加旅遊的人絕對不會錯過一種全黑色的九官鳥。這種小鳥會飛到餐桌上，然後開始兩個經典的動作：

　　① 嘴迅速銜住一小袋糖。

　　② 飛走。

　　如果你用鏡頭追蹤這隻飛走的九官鳥，會看到它飛到樹上後開始啄食糖袋。可見，糖癮都能把小鳥引誘到犯罪！

　　甜食之所以甜，是因為其中的糖。

　　但是因為糖裡的熱量太高了，吃了糖，可能快樂了，卻會變成一個快樂的胖子。所以科學家要製造出一個比糖更甜、能量卻沒那麼高的糖類替代品。於是人類有了各種代糖。

　　美國一個小學六年級的男孩子，想知道糖類對健康的影響，從超市買來糖和各種甜味劑，分別餵給果蠅吃，發現果蠅連吃六天「甜菊糖」（Truvia）後就會死亡，而吃其他甜味劑或糖的果蠅都沒事，能夠正常地生活 40 至 50 天 [15]。

---

[15]　BAUDIER K M, et al. Erythritol, a non-nutritive sugar alcohol sweetener and the main component of truvia(R), is a palatable ingested insecticide[J]. PloS one, 2014, 9(6): e98949.

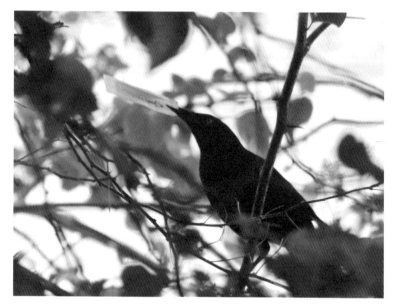

多明尼加偷糖袋的鶇哥

　　值得解釋一下的是，不能因為甜菊糖對其他生物有危害，就推論出它對人體也有同樣的危害。但是對於一個六年級的孩子而言，要設計一個影響健康的試驗，不可能拿人來做試驗品。這孩子的父親就是一個生物學家，猜測用來做試驗的果蠅是從老爸的實驗室得到的。在父親和其他生物學家的指導下，男孩發現其實是「甜菊糖」裡的赤蘚醇做的壞事。

　　赤蘚醇本來也是一個存在於水果裡的天然物質，有蔗糖70％的甜分，卻只有蔗糖6％的熱量。人類正常食用後，沒有發現什麼不良反應，所以才用來當作代糖。因為這隻果蠅的死亡，男孩覺得可以將它開發成一個對人體無害的殺蟲劑。

　　有一種死，叫甜死；有一種甜，叫憂傷。

2.5

代糖真的就比糖健康？

如果每天攝取的食物裡糖分過多，會導致肥胖、心臟病等疾病，牙齒也會出問題。2015 年，世界衛生組織（World Health Organization, WHO）建議人們控制每日攝取的游離糖，讓來自游離糖的熱量不要超過總攝取熱量的 10％，最好是 5％以下。這裡的游離糖指的是烹製食物時添加的單糖（如葡萄糖、果糖）和雙糖（如蔗糖、砂糖），以及天然存在於蜂蜜、糖漿、果汁裡的糖，但是不包括新鮮水果、蔬菜和牛奶中的糖。

對於一個成年人而言，每日攝取游離糖的上限是 25 公克。為了健康，在烹飪中不得不少加點糖，如果實在想吃甜食，可以考慮多吃點水果。含糖量高的水果有新鮮的棗（含糖量 23％）、山楂（含糖量 22％）、香蕉（含糖量 10％）。讓人出乎意外的是，西瓜的含糖量偏低，只有 4％，不過這主要是因為西瓜的水分比較多。

糖裡的熱量是導致肥胖的根本原因。人類發明代糖，就是為了在品嘗甜味之餘，又不用擔心熱量。只要攝取的熱量少，就不會變胖。

至少這是產品設計的理想。

但是在理想和現實之間，隔著腸道裡的細菌。

除了前面提到的甜菊糖，還有三種常用的代糖：糖精、阿斯巴甜、三氯蔗糖。2014 年報導的一個試驗中，小老鼠吃了這三種代糖之後，竟然出現高血糖的現象！同時，不管是喝白

開水還是喝糖水，小老鼠的血糖都正常。

遺憾的是在對代糖的反應上，老鼠和人似乎是一致的。試驗發現，在健康族群裡，只要吃上一星期的代糖，就會出現高血糖的現象。

高血糖是一些慢性疾病的前兆，比如第二型糖尿病。代糖對人體的影響到底有多嚴重？尚需要等待更多的試驗來說明。問題在於，為什麼這三種完全不同的代糖，在老鼠體內都能產生同樣的後果？

代糖攝取後不能被消化，它們進入腸道後，會直接成為某些微生物的營養來源，促進這些微生物的生長，而這些細菌才是高血糖的真正推手。如果消滅小老鼠消化道裡的細菌，即便吃了代糖後血糖也正常 [16]。在健康族群裡的試驗也發現，食用代糖後也會改變消化道裡的細菌！

看來即便代糖減少了糖的熱量，也不是一個很健康的選項。本來甜味就會令人上癮，讓人在不知不覺中吃進更多食物，也就囤積了更多的熱量。

也許最安全的辦法，就是減少對糖的欲望。

[16] SUEZ J, et al. Artificial sweeteners induce glucose intolerance by altering the gut microbiota[J]. Nature, 2014, 514(7521): 181-186.

2.6

可口可樂的前世今生

Coca Cola 的創始人是美國亞特蘭大的約翰·彭伯頓（John Pemberton），他一開始造出這款飲料的時候，其實名字是叫 Pemberton's French Wine Coca，中文可以譯成彭氏法國古柯酒。該產品的原型就是一種藥酒，靈感來自於當時法國已經有的古柯酒。

彭伯頓是一名藥劑師，他製造出這種藥酒，其實是為了治自己的病。在美國內戰的時候，老彭受了傷，因為用嗎啡止痛而上癮，所以老彭製造出這個不含嗎啡的藥酒，搶占頭痛藥市場，可口可樂原始廣告上的宣傳標語是「有益於頭腦健康」、「神經強壯劑」等等。這些文謅謅的話翻譯過來就是要讓你喝著可口、感覺著爽！

觸動你的靈魂會讓你感到震撼，觸動你的精神才會讓你爽。嗎啡是鴉片裡的活性物質，要取代嗎啡，老彭只能用另外一種毒品。在可口可樂原配方裡，使用的是南美洲植物古柯（coca）的果，這裡面有能提神的（psychoactive）活性物質古柯鹼（又譯為可卡因）。為了讓古柯鹼的效果更好，老彭還用了富含咖啡因的非洲植物可樂（cola）。把這兩種主要成分寫出來，便成了商品名 Coca Cola，雖然簡單了一點，但是把關鍵詞當作商品名可以省去很多麻煩，大家一看就知道是做什麼的。

但是在商業化的過程中，老彭遇到了一些麻煩，因為相關法律規定酒不能和古柯鹼一起出售，老彭只能選擇放棄其中的

酒精，換成糖漿。後來法規越來越嚴，連古柯鹼也不能銷售了，可口可樂公司最後找到一個方法，把古柯鹼從最終產品中去除，所以我們今天喝到的可口可樂，只是一個改良版。

2014 年，一個原始版的可樂瓶在美國拍賣出 13,750 美元。

所以，千萬不要找科學家來評估一個消費品的價值！即便裡面的核心活性物質沒有了，甚至什麼東西都沒有了，即便只剩下一個空瓶，它仍然可以很值錢！

寧吃西施乳，不中河豚毒

有一種乳，叫「西施乳」，但這東西跟奶沒有關係，只跟河豚有關。

相信不少人聽說過吃河豚會中毒，只是以為河豚就是河裡的海豚。

讓人中毒的河豚，其實是一種魚，應該叫河魨。豚者，豬也。據說民間叫牠河「豚」，是因為牠被捕獲出水時會發出類似豬的叫聲。

如果歷史上的騷人吃完河豚留下的詩句可以作為證據，那麼河豚在宋代之前就已經正式進入中國人的食譜了。在范仲淹的飯局上，有詩人梅堯臣留詩為證：「春洲生荻芽，春岸飛楊花。河豚當是時，貴不數魚蝦。」（〈范饒州坐中客語食河豚魚〉）

日本人喜歡把河豚切片得細薄如紙，就是為了追求一種入口即化的感覺。日本有個叫佐川一政的食人魔，在巴黎留學時迷戀上一位女學生。後來，佐川一政殺害了女學生，並生吃了她的肉。更糟糕的是，這位變態不但殺了人還能逍遙法外，之後竟然還發表了小說，在自己的小說中描述人肉「無色無味，進入我的嘴裡像化掉的河豚肉一般」。這麼極致的變態，無情地熄滅了我想吃河豚的欲望。

除了肉，河豚還有一個賣點是魚白，魚白其實就是河豚的精巢，但是取了一個很曖昧的名字——西施乳。

其實河豚的害處不是讓人吃了變成殺人狂。而是牠所含的

毒素——河豚毒素。這是一種神經毒素，能阻斷神經細胞的鈉離子通道，其毒性比劇毒藥品氰化鈉還強千倍，只需要 0.48 毫克就能致人死命。中毒後首先會嘴唇發麻，然後手指麻木，更嚴重一點就出現呼吸肌麻痺。最恐怖的是身體在一點一點麻木的時候，中毒人還有意識，似乎就是為了讓人清楚地看到生命一點一點地流失。

在詹姆士・龐德系列電影《第七號情報員續集》（*From Russia with Love*）中，間諜羅莎・克萊布（Rosa Klebb）就喜歡使用河豚毒素，其使用方式是把這毒素塗在隱藏於鞋間的一根針裡，男主角詹姆士・龐德也被踢過一腳。

既然河豚有毒，為什麼很多人吃了沒事？原來河豚毒素的真正製造者不是河豚，而是一些魚身上共生的細菌。這些細菌容易集聚在魚的一些部位，主要是卵巢、肝臟，其次是腎臟、血液、眼、鰓和皮膚。魚肉和精巢都是相對安全的部位，所以經過專門訓練的廚師，知道怎麼去除危險部位，減少中毒的可能。當然，如果養殖水域沒有這些細菌，河豚就安全了。相反，在春末夏初的時候，這些細菌容易繁殖，那時懷卵的河豚毒性最大。

吃河豚的習慣，從中國傳到日本，如今也傳到美國。但是美國和日本之間有嚴格的協議，要求從日本進口的河豚必須由專業的人員製備。2014 年 FDA 通報了一起河豚中毒事件，中毒人食用的河豚是從韓國帶來的。

既然吃河豚有中毒、全身癱瘓，甚至死亡的危險，為什麼還有那麼多人如此執迷地要吃？答案其實很簡單，是因為河豚毒素在低濃度時的神經致幻效果。真正的河豚粉絲擔心的其實

不是中毒，而是無毒可中。所以有人吃的時候專挑毒素高的部位，比如肝。日本有一個國寶級歌舞伎第八代傳人坂東三津五郎，就是一個狂熱的河豚粉絲，不但要吃河豚肝，而且要吃得夠多，結果在某餐館吃的四人份的河豚肝，竟成了他最後的晚餐。

　　有些人的生命，也許就是用來揮霍的。

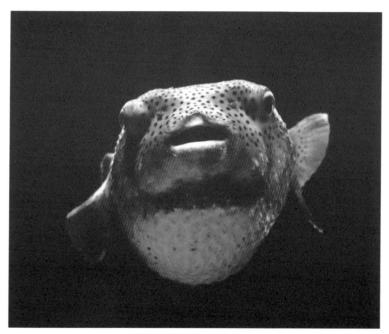

美國巴爾的摩水族館的河豚

第三章
維他命和家常菜

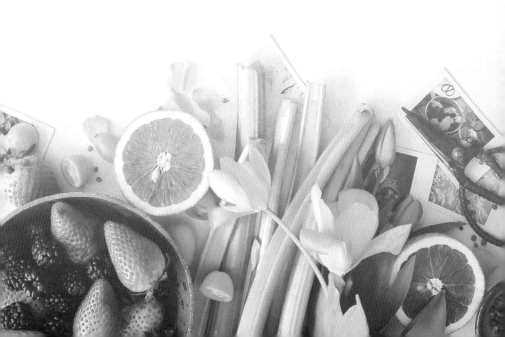

不能太少，也不能太多的葉酸

　　葉酸是一種維他命 B，天然的葉酸以鹽的形式存在於深色綠葉蔬菜、柑橘類水果、豆類和粗糧裡。由於偏食，或者對食物中的葉酸鹽吸收有障礙，有一些人體內會缺乏葉酸。

　　葉酸缺乏可能導致貧血。另外，由於葉酸對胎兒的大腦和神經發育非常重要，如果孕婦缺乏葉酸，產下的胎兒就會有神經管缺損的問題。同時，缺乏葉酸還是產後憂鬱症和兒童自閉症的高危因素。

　　因為意識到葉酸的重要性，美國從 1998 年開始在食品中強制添加葉酸，在十年之內減少了 36％ 的神經管畸形病例，相當於挽救了一萬個嬰兒。目前，醫生一般都會建議孕婦在孕期的頭三個月注意補充葉酸，最好是懷孕前幾個月就開始補。有項調查發現，與不補充葉酸的孕婦相比，妊娠早期就補充葉酸的孕婦所生下的兒童，平均智商高七分。

　　至於自閉症，有研究發現不補充葉酸的孕婦，產下自閉症嬰兒的風險是 0.21％，但從妊娠前四週至妊娠後八週服用葉酸，這個風險就降低到 0.10％ [17]。不要小看小數點後面的一點點改變，全世界每年有一億多人出生，這點改變意味著每年可以減少十萬個自閉症的孩子。這項研究是在挪威做的，自閉症嬰兒的比例似乎比較低。從其他的資料來看，自閉症嬰兒的比例可以高達 1％，所以合理補充葉酸，每年應該可以減少多達

---

[17]　SUREN P, et al. Association between maternal use of folic acid supplements and risk of autism spectrum disorders in children[J]. JAMA, 2013, 309(6): 570-577.

五十萬個可能患自閉症的孩子。

不過，補充葉酸並不是對所有人都有效。人體裡有一種叫MTHFR（methylenetetrahydrofolate reductase，亞甲基四氫葉酸還原酶）的蛋白，如果這個蛋白是兩種特殊亞型的話（C677T和A1298C），即便補充了葉酸，在體內也不能有效地轉化為真正有活性的代謝物 5- 甲基四氫葉酸 [18]。所以，如果孕婦是這些基因型，要想不受這種基因缺陷的影響，可以直接補充 5-甲基四氫葉酸，達到促進嬰兒智力發育、減少產後憂鬱症和兒童自閉症的治療目的。

但葉酸也不能隨便亂補。當年科學家想用葉酸來治療白血病（血癌），但是結果恰恰相反，過多的葉酸反而促進了白血病的惡化，才轉而發明出葉酸的拮抗劑甲胺蝶呤來治療癌症，後來又發現低劑量的甲胺蝶呤可以用來緩解部分類風溼關節炎。對這些患者而言，葉酸太多是不好的。

即便是讓孕婦補充葉酸，如果補太過了也不好。美國約翰·霍普金斯大學做的一項研究，考察了 1,391 對母子，讓母親在生產之後進行驗血，記錄血液中的葉酸和維他命 B_{12} 的平均值，然後追蹤調查孩子的生長發育。結果發現，如果母親血液中葉酸和維他命 B_{12} 都非常高（分別高於 59nmol/L 和 600pmol/L），孩子得自閉症的風險反而會增加 17.6 倍。如果只是其中一項指標超高，風險也會增加兩到三倍。

看來葉酸就跟錢一樣，夠用就行，太多反而會有麻煩。

---

[18] VAN ROOIJ I A, et al. Does the interaction between maternal folate intake and the methylenetetrahydrofolate reductase polymorphisms affect the risk of cleft lip with or without cleft palate ？[J]. Am J Epidemiol, 2003, 157(7): 583-591.

3.2

維他命 D：武俠們需要補的真氣

缺少戶外活動的宅男宅女，包括坐辦公室工作的人，常見一個毛病：失眠。當然，失眠的影響可大可小，小的也就是上班打瞌睡，反正坐辦公室又不用開車，打個瞌睡也不至於出交通事故；但是嚴重者會有神經衰弱的問題，彷彿武俠小說裡真氣被抽空的感覺。

其實這些人缺少的不是真氣，而是維他命 D。調查發現，在有睡眠問題的人中，往往缺乏維他命 D；而補充維他命 D 也可改善睡眠狀況 [19]。

研究也發現，大腦中的神經元有很多專門結合維他命 D 的蛋白，叫維他命 D 受體。受體結合維他命 D 後，誘導神經元產生相應的功能。所謂的神經衰弱，其實是維他命 D 不夠用了，神經元得不到應有的啟用。

由於維他命 D 在大腦中有功能，也就不難理解為什麼憂鬱的人缺乏維他命 D[20]。在帕金森患者裡，也發現普遍缺乏維他命 D。從膳食裡補充維他命 D，可以降低老年婦女得阿茲海默症（Alzheimer disease, AD）的風險 [21]。憶必佳（Ebixa）是一個治療 AD 的藥物，現在有一個臨床試驗（NCT01409694）正在測試超大劑量的維他命 D 配合憶必佳是否有更好的治療

[19] GOMINAK S C, STUMPF W E. The world epidemic of sleep disorders is linked to vitamin D deficiency[J]. Medical hypotheses, 2012, 79(2): 132-135.

[20] ANGLIN R E, et al. Vitamin D deficiency and depression in adults: systematic review and meta-analysis[J]. Br J Psychiatry, 2013, 202: 100-107.

[21] ANNWEILER C, et al. Higher vitamin D dietary intake is associated with lower risk of alzheimer's disease: a 7-year follow-up[J]. J Gerontol A Biol Sci Med Sci, 2012, 67(11): 1205-1211.

效果 [22]。

在一些上呼吸道疾病中，比如慢性阻塞性肺炎 (COPD)、慢性鼻竇炎等，患者也缺乏維他命 D[23]。有試驗發現，高劑量維他命 D$_3$ 可以改變上消化道菌群的豐度，而且對慢性上呼吸道感染的患者而言，補充維他命 D 也能改善病情 [24]。這年頭似乎每個病後面都有細菌的影子，都有免疫細胞的殺敵和自傷。不管機制是什麼，如果血液中維他命 D 偏低，而又有這些菌群，應該可以考慮補充維他命 D。

2017 年，一個整合分析顯示，補充維他命 D 也可以減少急性呼吸道感染 [20]。當然，雖然有一個如此正面的結論，卻不見得誰都能均沾雨露。從整體的族群來看，如果不補充維他命 D，有 42％的人在觀察期內會發生多次急性呼吸道感染；如果補充了維他命 D，這個比率有多少呢？ 40％！顯然，如果是一般人，為了降低兩個百分點的發生率而補充維他命 D，似乎不太值得。但是，如果是缺乏維他命 D 的族群，補充維他命 D 的效果就非常明顯了，可以降低 15 個百分點的發生率！可見，對於身體內維他命 D 已經偏低的族群，補充維他命 D 應該有助於減少急性呼吸道感染。

人體正常的維他命 D 範圍是 20 ～ 50ng/mL（50 ～ 125nmol/L）。如果過低，醫生會建議補充，但是補充也要適

[22] ANNWEILER C, BEAUCHET O. Possibility of a new anti-alzheimer's disease pharmaceutical composition combining memantine and vitamin D[J]. Drugs Aging, 2012, 29(2): 81-91.

[23] STOKES P J, RIMMER J. The relationship between serum vitamin D and chronic rhinosinusitis: A systematic review[J]. Am J Rhinol Allergy, 2016. 30(1): 23-28.

[24] BERGMAN P, et al. Vitamin D3 supplementation in patients with frequent respiratory tract infections: a randomised and double-blind intervention study[J]. BMJ Open, 2012, 2(6).

當。尤其對於準備懷孕的人，補得太多反而不好。有一個臨床試驗，觀察補充維他命 D 對育齡女性的影響。這些參加試驗的女性體內維他命 D 都偏低，她們被隨機分成三組，分別是對照組、低劑量維他命 D（1400U）組和高劑量維他命 D（2800U）組。這些人從參加試驗就開始服用維他命 D 或者安慰劑對照品，結果發現高劑量組在一年內懷孕的比例明顯比對照組低一點。但是，兩組補充維他命 D 的婦女確實都減少了一些產婦遇到的問題，比如子癲前症（preeclampsia）和產後出血 [25]。目前推薦給一般人的補充劑量是每天 400 ～ 800U，這應該是一個很安全的劑量，等到懷孕成功以後再按醫生的建議補充適當高劑量的維他命 D。

人體其實可以自行合成維他命 D，只是得仰賴太陽，需要陽光中的紫外線照射皮膚細胞才能製造維他命 D。宅男宅女比較少晒太陽，缺少維他命 D 也不奇怪。

武俠小說裡補真氣的人似乎都喜歡躲在暗無天日的古墓或山洞，其實他們真的是找錯地方了。他們應該去陽光普照之地，補不了真氣沒關係，至少可以補點維他命 D。

[25] RASMUSSEN G B, et al. Vitamin D supplementation reduces pregnancy chances: a randomized, placebo-controlled trial[C]. European Calcified Tissue Society annual congress, 2016(Abstract): OC3.3.

3.3

維他命 K₂：努力了一生，依然只是一個健康食品！

維他命排序本來是從 A 排到 Z，但是發現英文 26 個字母不夠用，幸虧負責替維他命取名字的人很聰明，組合用上了阿拉伯數字，比如維他命 K₂，頗受追求養生的人追捧，說是有助於治療骨質疏鬆。

K₂ 是日本人做出來的，據其宣傳，可以減少骨折的發生。有一項臨床試驗，研究維他命 K₂ 對更年期女性的骨質疏鬆症的影響，結論是它對防止骨密度流失有一定的效果，只是效果不如雌激素治療明顯 [26]。後來又有一項試驗，直接找來骨質疏鬆的患者，把患者分成對照和治療兩組。治療組按每天 45mg/kg 的劑量服用維他命 K₂，試驗長達兩年。結論是：維他命 K₂ 可以減少骨密度的流失，同時也減少了患者發生骨折的概率 [27]。

嚴格來說，這不是一個雙盲的試驗，不夠嚴謹，但是這個結果還是能說明維他命 K₂ 對於防治骨質疏鬆和防止骨折多少有點效果，至少可以算一個可靠的維他命。但是維他命 K₂ 為什麼沒有在臨床上成為治療骨質疏鬆的主流？因為很不幸，臨床上已經有雙磷酸鹽了，而且雙磷酸鹽的效果有經過更大規

[26] IWAMOTO I, et al. A longitudinal study of the effect of vitamin K2 on bone mineral density in postmenopausal women a comparative study with vitamin D3 and estrogen-progestin therapy[J]. Maturitas, 1999, 31(2): 161-164.

[27] SHIRAKI M, et al. Vitamin K2(menatetrenone)effectively prevents fractures and sustains lumbar bone mineral density in osteoporosis[J]. J Bone Miner Res, 2000, 15(3): 515-521.

模、更嚴格的臨床試驗檢驗，治療效果更為可信也更好[28]。

美國有位叫麥考拉（Mercola）的醫生，從行醫轉型到「大健康」領域，專門架設網站賣健康食品。2006 年，他收到一封來自美國 FDA 的警告信，禁止他銷售一些產品，原因是他過分誇大了這些健康食品的效果，維他命 K_2 就是其中一款。麥考拉讓 FDA 覺得不妥的關於維他命 K_2 的廣告用語有這些：

「最近的研究支持維他命 K 對抗骨質疏鬆症和心臟疾病的作用，證據太多，簡直不能忽視……我現在提供的是這種維他命最有效的戰勝疾病的形式——維他命 K_2。」

「科學家甚至認為維他命 K 是治療某些類型的癌症和阿茲海默症的未來。」

「研究顯示，維他命 K 調節鈣，把鈣保留在骨骼裡而不是在血管裡，這樣既可以預防心臟病，同時也能防止骨質疏鬆。」

FDA 覺得維他命 K_2 的臨床試驗雖然有一些，但是不夠嚴格，對於骨質疏鬆的療效而言，雖然在某些患者群體中看到一些效果，但是不能把這個結論推廣到健康的族群。至於用維他命 K_2 對付癌症和阿茲海默症，目前最多有一些體外細胞的試驗，充其量是一個畫出的大餅，並不能真正當飯吃。

即便是維他命，如果想要走治療的路線，FDA 認為必須按照藥物的規矩來辦。

關於心臟病，歐洲有一項調查報告[29]，說維他命 K_2 對心臟有好處，不過這些參加調查的人吃的是含維他命 K_2 的食

[28] IWAMOTO J T TAKEDA, SATO Y. Role of vitamin K2 in the treatment of postmenopausal osteoporosis[J]. Curr Drug Saf, 2006, 1(1): 87-97.

[29] GELEIJNSE J M, et al. Dietary intake of menaquinone is associated with a reduced risk of coronary heart disease: the Rotterdam Study[J]. J Nutr, 2004, 134(11): 3100-3105.

物，如肉、雞蛋、魚、奶酪、牛奶等。

我覺得其實可以這樣理解：健康的時候要飲食均衡，吃健康食品；而有病的時候就該吃藥。

3.4

補食葉黃素的正確方式

上過中學的人，不一定記得生物老師長什麼樣子，但是應該記得生物老師講過植物裡的葉綠素。

因為有葉綠素，葉子才是綠色。植物靠葉綠素來進行光合作用，但是如果你以為葉綠素吸收的是綠色的光，那你就錯了。

葉綠素吸收的其實是紅光和藍光，不吸收而反射出來的恰好是綠光——事物的表象跟它的行為往往不一致。

不過我們今天要討論的是葉黃素（lutein）。這個人體不能製造的東西，卻是人體必需的，需要從食物裡攝取。葉黃素存在於人的眼睛，與眼睛的正常功能有很大關係。葉黃素和玉米黃素（zeaxanthin）是眼睛裡黃斑色素的主要成分。

有一種眼睛的疾病叫老年性黃斑部病變（age-related macular degeneration, AMD），這個因衰老而來的毛病，是老年人失明的最大原因。在美國，有 1,300 萬人有 AMD，大約 120 萬人有嚴重的視覺障礙。

雖然很多調查發現，老年性黃斑部病變的風險隨血清中葉黃素濃度的增加而顯著減小，但是，是否補充葉黃素就能改變命運？這還是一個有爭議的問題。

葉黃素也被認為可以緩解白內障。在一個 17 例白內障的雙盲研究裡，膳食補充葉黃素 15 毫克，增加了血清中的葉黃素濃度，對視力和眩光敏感度都有所提高 [30]。

[30] OLMEDILLA B, et al. Lutein, but not alpha-tocopherol, supplementation improves

　　但是這些小型的鼓舞人心的試驗，一旦規模擴大，效果就不好了。這裡面有很多原因，比如患者抽不抽菸、平時的飲食裡有沒有富含葉黃素的食物，都會影響到補充葉黃素的效果。

　　一般來說，白內障患者發展到最後階段，就不得不接受白內障手術。在一定時間裡，有多少患者做了這個手術，可以用來作為一個衡量白內障進展的相對客觀的標準。在一個大規模召集 3,159 例受試者的臨床試驗裡，發現在膳食中添加葉黃素和玉米黃素（10mg/2mg）並沒有減緩白內障進展的作用！

　　這是一個失敗的試驗結果！但是，若因為這個結果就否定葉黃素的作用，卻是錯上加錯！

　　其實不是葉黃素沒有用，而是因為食物中原來就有的葉黃素已經很夠用！那個大規模試驗的設計有缺陷，沒有嚴格控制對照組中葉黃素的攝取。如果只是用飲食中葉黃素食物不多的人作參照，添加葉黃素和玉米黃素都能降低三成的白內障手術率 [31]。

　　可見，正確的態度還是認真吃富含葉黃素的食物，因為這些食物裡不只有葉黃素，還有其他可以幫助人體吸收葉黃素的物質，如維他命 C 等。

　　那哪些食物含有較多葉黃素呢？蔬菜裡的菠菜和羽衣甘藍、水果裡的奇異果，都有豐富的葉黃素。黃玉米和蛋黃也有不少葉黃素。

　　如果生活方式不健康，沒辦法對自己好一點，吃的蔬菜水果太少，這時候可以考慮補充葉黃素，這是因為人體對葉黃素

visual function in patients with age-related cataracts: a 2-y double-blind, placebo-controlled pilot study[J]. Nutrition, 2003, 19(1): 21-24.

[31] CHEW E Y, et al. Lutein/zeaxanthin for the treatment of age-related cataract: AREDS2 randomized trial report no. 4[J]. JAMA Ophthalmol, 2013, 131(7): 843-850.

酯的吸收效果更好，它進入人體內能自然轉化成葉黃素。

　　不管是葉黃素還是葉黃素酯，研究還發現飲食裡的油脂有促進吸收的效果，因為葉黃素是脂溶性的。所以這些食物最好都跟有油脂的食物一起吃。

　　不但要吃得夠，還得吃得對。

3.5

讓免疫細胞冷靜冷靜的鋅

　　鋅是一種人體必需的微量元素。人類有許多事情，比如正常的生長和發育，都離不開鋅。一般而言，人類可以從食物裡補充到足夠的鋅，比如肉類和貝類。牡蠣算是一種含鋅最多的食物。

　　但是，有統計發現大約 12％ 的美國人無法從飲食中攝取足夠的鋅，而在 65 歲以上的族群中，這個比例接近四成。

　　最近奧勒岡州立大學研究人員發表的研究顯示，鋅也影響免疫系統的反應。人如果缺鋅，可能促進更多的炎症反應，增加一些跟炎症有關的慢性疾病，如心血管疾病、癌症和糖尿病。顯然，這些疾病都是老年人中的常見病。

　　鋅到底是如何影響免疫反應的？缺鋅會增加體內一個促進免疫反應的細胞激素 IL-6 的濃度，而且血液中鋅的濃度也會隨年紀變化。如果比較一下年輕的和年老的老鼠，就能看到歲月似乎帶走了鋅，留下過多的 IL-6 和慢性炎症。如果在老鼠的食物裡補充鋅，老年鼠的血液裡 IL-6 和另外一個促進炎症的細胞激素 TNFα 就會降低回年輕時的模樣 [32]。除了有動物的實驗資料，奧勒岡州立大學的實驗室後來還發現高齡老年人（92 至 101 歲）的免疫細胞裡 IL-6 也有相應的變化 [33]，說明在

[32] WONG C P, MAGNUSSON K R, HO E. Increased inflammatory response in aged mice is associated with age-related zinc deficiency and zinc transporter dysregulation[J]. J Nutr Biochem, 2013, 24(1): 353-359.

[33] WONG C P, RINALDI N A, HO E. Zinc deficiency enhanced inflammatory response by increasing immune cell activation and inducing IL6 promoter demethylation[J]. Mol Nutr Food Res, 2015, 59(5): 991-999.

老齡缺鋅和 IL-6 表達量這件事情上，老鼠和人差不多。

以前有個說法，重感冒之後需要補鋅 [34]。為了抵抗感冒病毒，免疫系統會釋放出大量的促進炎症的細胞激素，比如 IL-6 和 TNFα，以增強免疫系統的殺傷力。殺敵一萬，自損三千，自己的細胞也會受到損傷。流感之後，身體的各組織還沉浸在這些細胞激素的餘威之中，根據奧勒岡州立大學的研究，這時候補鋅可以減少 IL-6，也許就可以防止免疫系統對敵鬥爭的擴大化。

殺敵很重要，及時停止殺傷也很重要，在癌症的治療中也有這個問題。CART 是現今一種比較熱門的對白血病的細胞免疫療法，臨床試驗發現對一些難治的、復發性的白血病有效性達九成，但是這個治療方式會引起一個毒副作用，就是大量細胞激素的釋放，如果不及時控制，患者會有性命危險，而讓患者注射抗 IL-6 的抗體，就是目前用來及時控制這個毒副作用的臨床手段。

免疫系統的過度啟用，也會導致一些免疫性疾病，比如大腸激躁症。患有大腸激躁症的患者，血液裡鋅的濃度偏低 [35]。有一個臨床試驗，發現補充鋅可以輔助治療腸躁症，如果比較自然殺傷細胞的活性，食補鋅之後可以檢測到這些細胞的活性減少了 [36]。

人體在缺乏鋅的情況下，還會引起遺傳物質 DNA 鏈的斷

[34] NAHAS R, BALLA A. Complementary and alternative medicine for prevention and treatment of the common cold[J]. Can Fam Physician, 2011, 57(1): 31-36.

[35] MULDER T P, et al. Effect of oral zinc supplementation on metallothionein and superoxide dismutase concentrations in patients with inflammatory bowel disease[J]. J Gastroenterol Hepatol, 1994, 9(5): 472-477.

[36] VAN DE WAL Y, et al. Effect of zinc therapy on natural killer cell activity in inflammatory bowel disease[J]. Aliment Pharmacol Ther, 1993, 7(3): 281-286.

裂 [37]。當然，一般情況下，食物裡不會缺鋅缺到這種程度。這個發現還得感謝衣索比亞的某些偏僻村子裡的婦女。在這些村子裡，由於食物的匱乏，村民每月吃肉的機會不到一次。在他們的膳食中補充鋅，發現 DNA 的斷裂減少了。

如果已經完成傳宗接代的任務，這個遺傳物質斷裂就斷裂吧！是不是沒有什麼關係？錯！遺傳物質不只為了遺傳，如果 DNA 鏈的斷裂太多，細胞的修復機制無法及時進行修復，結果就會導致細胞的凋亡，甚至腫瘤的發生。

不只非洲難民會缺鋅。據調查，越南胡志明市四分之一的孕婦缺鋅 [38]。發生這種事，不是因為懷孕，而是因為肉吃太少，對於這些人來說，喝牛奶可以有效地補充鋅。

當然，鋅也不能亂補，過多的鋅會阻礙人體對其他礦物質的吸收。目前建議成人正常攝取量為 8 毫克（成年女性）和 11 毫克（成年男性），每日鋅攝取量的上限為 40 毫克。

因為鋅對於大腦的發育和維持正常功能有著重要作用，有研究顯示適當補鋅可以改善情緒狀態。在有嚴重憂鬱傾向的患者中，血液中的鋅濃度也偏低 [39]。同樣，補充鋅也可以輔助治療憂鬱傾向 [40]。在一個雙盲、隨機、有安慰劑對照組的試驗裡，30 名年輕女性分成兩組，對照組每天吃多種維他命膠

[37] JORAY M L, et al. Zinc supplementation reduced DNA breaks in Ethiopian women[J]. Nutr Res, 2015, 35(1): 49-55.

[38] NGUYEN V Q, et al. Prevalence and correlates of zinc deficiency in pregnant Vietnamese women in Ho Chi Minh City[J]. Asia Pac J Clin Nutr, 2013, 22(4): 614-619.

[39] MAES M, et al. Lower serum zinc in major depression is a sensitive marker of treatment resistance and of the immune/inflammatory response in that illness[J]. Biol Psychiatry, 1997, 42(5): 349-358.

[40] RANJBAR E, et al. Effects of zinc supplementation on efficacy of antidepressant therapy, inflammatory cytokines, and brain-derived neurotrophic factor in patients with major depression[J]. Nutr Neurosci, 2014, 17(2): 65-71.

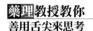

　　囊，試驗組吃維他命外加 7 毫克鋅，試驗進行了 10 週，結果顯示補鋅能明顯減少壞脾氣和憂鬱傾向 [41]。

　　鋅有那麼多好處，都快成仙丹了！

[41]　SAWADA T, YOKOI K. Effect of zinc supplementation on mood states in young women: a pilot study[J]. Eur J Clin Nutr, 2010, 64(3): 331-333.

得避光吃的芹菜

有一種樸素的養生理論。之所以用「樸素」這個詞,是因為它聽起來比「老土」溫和一點。

說它樸素,是因為這些理論直白,普通人極易理解,比如說吃蘿蔔能美白。這裡的蘿蔔自然是白蘿蔔,重點也只在於它的顏色:白。用食物的形狀或者顏色來解釋功能,比較容易得到普通人的理解,不用執著於食物到底含什麼分子的解釋,不但不「接地氣」,也不容易與消費者產生共鳴。

但是表象真的會欺騙人。

有一種蘿蔔,俗稱「芹菜蘿蔔」,正名為歐防風,學名 *Pastinaca sativa*。這也是白蘿蔔的一種,之所以冠了芹菜的姓,是因為它上面的葉子很像芹菜葉。如果你要靠吃這種白蘿蔔美白,很抱歉,不但要失望,還會絕望!

芹菜蘿蔔和芹菜有一個共同之處,就是都含有呋喃香豆素(furocoumarin),這是一類會讓皮膚對紫外線更敏感的純天然物質。1986 年,有報導說在 30 名蔬菜雜貨店工人中發現皮膚炎性皮疹,皮疹癒合後產生色素沉澱[42],原因是店裡銷售的芹菜含有過量的呋喃香豆素。這種芹菜有點特殊,是雜交培育出的抗病、抗蟲的品種。可見,芹菜蘿蔔不但不能讓你美白,要是正好呋喃香豆素的含量太高,吃了再照一照紫外線,還有變黑的危險。

[42] BERKLEY S F, et al. Dermatitis in grocery workers associated with high natural concentrations of furanocoumarins in celery[J]. Annals of internal medicine, 1986. 105(3): 351-355.

那這些菜是不是都不能吃了？先來看一下這些菜裡的呋喃香豆素有多少。加拿大有一項研究，在 110 個「芹菜蘿蔔」樣品中，有 109 個能測到呋喃香豆素，平均值是 15.1mg/kg，最高的樣品含有 145mg/kg。在 114 個芹菜樣品中，有 88 個能夠檢測到呋喃香豆素，平均值是 1.9mg/kg，最高值為 15.2mg/kg[43]。所以「芹菜蘿蔔」裡呋喃香豆素的含量平均比芹菜高八倍。

我們再來看一下吃多少呋喃香豆素會出事。在 1990 年報導的一個病例中，一個 65 歲的婦人吃了 500 公克芹菜後，緊接著去日光浴，結果發生嚴重的皮膚過敏。檢測同類芹菜後，推測該婦人的攝取量是 22.5mg。所以，對於一般的芹菜，只要不是一下子吃了幾百公克，根本不會有什麼問題。但是吃芹菜蘿蔔就要小心了，尤其是那些經常去日光浴的。

當然，有時候中招不只是因為吃了芹菜或「芹菜蘿蔔」，而是因為其他一起吃的東西增強了呋喃香豆素的效用。瑞士的研究者做過一項研究，四個志願者各吃了含 28.2mg 呋喃香豆素的芹菜根，然後進行紫外線照射，並沒有觀察到不良反應。但是，如果讓志願者直接服用含有混在酒裡的同等劑量的呋喃香豆素，四人中的三人就出事了[44]。所以，最好不要拿芹菜當下酒菜。

還有一個富含呋喃香豆素的植物，是無花果。不需要吃下去，只要接觸了皮膚，就可能中招。有一個治療腹瀉的偏方，是用無花果葉子洗腳。大家可能覺得，洗個腳不可能帶來多大

[43] LOMBAERT G A, et al. Furanocoumarins in celery and parsnips: method and multiyear Canadian survey[J]. J AOAC Int, 2001, 84(4): 1135-1143.

[44] SCHLATTER J, et al. Dietary intake and risk assessment of phototoxic furocoumarins in humans[J]. Food and chemical toxicology, 1991, 29(8): 523-530.

壞處，不論有效無效都可以試一下。結果是什麼呢？ 2017 年夏天，在中國的青島市婦女兒童醫院，連續兩個夜班都接收到用無花果水洗腳治腹瀉的病患小孩，雙腳均有嚴重的皮膚灼傷病症。不知道這個偏方是否來自暗無天日的地方，也不知道是否有注明應該睡前洗腳，反正這些孩子只要洗完腳，再晒一下太陽，腳上的水泡就出來了。

與怕晒黑的亞洲人相反，追求健康膚色的西方人，會想盡辦法把自己的皮膚晒得黑一點，他們經常光顧進行人工紫外線照射的「日晒沙龍店」（tanning salons）。呋喃香豆素中比較著名的一種化合物叫做補骨脂素（psoralen），能用來加快膚色的焦黑。但是，因為這種光照會帶來皮膚癌的風險，一般的醫療組織都不建議使用，美國更是禁止讓 18 歲以下的青少年使用。

不過，補骨脂素也有一些實質的好處。因為它能顯著增加皮膚對紫外線的敏感性，補骨脂素往往被用來當作紫外線對皮膚病的輔助治療，比如溼疹、牛皮癬、白癜風等。

除了芹菜和芹菜蘿蔔，其他一些蔬果也有呋喃香豆素，如檸檬、葡萄柚、香菜、無花果、胡蘿蔔等。在花椒、八角等調味料中，也有一種叫花椒毒素的呋喃香豆素。當然，這些蔬菜和調味料裡的呋喃香豆素的含量都不高，正常食用不會有什麼危險。不過，如果去海邊曝晒，最好避免過量食用這些東西。中藥材裡的當歸也有呋喃香豆素。

在某些香水裡，比如一種叫「佛羅里達水」的香水，也有呋喃香豆素，使用不當就會引起皮膚炎。

顯然，單憑食物的形狀和顏色來決定怎麼食補是不可靠的。不但吃喝要注意，噴香水也得有智慧！

3.7

魚腥草：一盤不能安安靜靜吃的小菜

《舌尖上的中國二》提到了西南地區的一種野菜——魚腥草。

關於這道菜，我小時候叫它「折耳根」，家裡很常吃，一般作為涼拌小菜。魚腥草名字源於《本草綱目》：「其葉腥氣，故俗稱魚腥草。」可能是因為從小就吃，從來不覺得魚腥草有什麼腥味，而且它其實不是草，嚴格來說是植物的根莖。

這個三白草科蕺菜屬植物的根莖，既然能入《本草綱目》，就有資本作為藥材。有一個傳說是，某朝某地，洪水過後，疫病橫行，人人腹瀉，豬卻沒事。肚子腹瀉腦子還清楚的主人，立刻把豬食裡的魚腥草拿給大家吃，自然是藥到病除，故事才得以流傳。

這洪水後的腹瀉，可以推測是細菌感染引起的。魚腥草所含的魚腥草素（癸醯乙醛），已被證明有抗菌活性，可以抑制金黃色葡萄球菌、流感嗜血桿菌、肺炎鏈球菌等病菌生長。

但是，這個故事也只是一個好故事而已，之所以能變成一個好故事，還得歸功於古代的醫療條件，因為那時還沒有抗生素。時光流轉至今，由於醫學和藥物學科技的進步，已經有各種藥效確鑿、毒副作用也非常清楚的抗生素。同時，一般情況下使用的廣效抗生素，已經不是專利藥，沒有藥價太高用不起的問題。面對如此出色的藥性、如此親民的價格，誰還會把魚腥草當作抗生素？

更讓人覺得天雷滾滾的是，為了增加魚腥草的藥性，魚腥草素被開發成注射液。作為一種植物，本來對於某些族群就會有過敏反應，連吃都有問題，更別提做成注射液直接打入血循環。2006 年 4 月 8 日，中國湖北省漢陽市一名三歲男孩在靜脈滴注魚腥草注射液過程中，出現了過敏性休克的不良反應，導致死亡。同一年，浙江金華、廣東東莞、江蘇張家港等地都有兒童因為細菌感染而靜脈滴注魚腥草注射液，出現嚴重不良反應，幸好經搶救脫離危險。根據中國藥品不良反應監測中心的資料，從 1988 年到 2006 年 4 月，與魚腥草注射液相關的嚴重不良反應有 222 例，遠遠高於其他類藥物。因此，中國食品藥品監督管理局從 2006 年 6 月起，宣布在中國範圍內暫停使用和審查與魚腥草相關的七個注射劑。隨後的調查把不良反應的誘因定罪到注射劑裡的一個助溶劑「吐溫 80」上，又因為幾乎所有的致死事件只與 100 毫升大劑量的靜脈注射有關，小劑量的肌內注射液（2 毫升）得以解禁。

不只是魚腥草作為注射劑的安全性受到質疑，連它作為食物的安全性都有人懷疑。就在《舌尖上的中國二》播出之後，有一個「遠離中醫藥」的微博指出，魚腥草含有馬兜鈴內醯胺，而馬兜鈴內醯胺就是馬兜鈴酸的體內代謝產物。由於馬兜鈴酸有腎臟毒性，魚腥草也因此有潛在的腎病風險。當然，按劑量推算，魚腥草中馬兜鈴酸的等效含量比有問題的藥材廣防己要低 40 到 50 倍，要導致明顯的腎臟毒性，需要每天吃幾兩魚腥草，而且要堅持幾個月。

3.8

生薑粉和偏頭痛

有一種頭痛，叫偏頭痛。

偏頭痛不是一般的頭痛。偏頭痛有多痛，問曹操就知道了。

三國時候的曹操得了偏頭痛，那時還沒這個名字，神醫華佗便稱之為頭風。

曹操被這個病弄得痛苦不堪，讓神醫根治，華佗說要開顱取出「風涎」。曹操一想，不被偏頭痛折騰死，也要被華佗的手術刀折磨死，華佗因此招來殺身之禍。當然還有一個說法，就是曹操覺得神醫沒有治不好的病，華佗之所以弄出這個超越歷史的手術難題，只是想找個不根治的藉口，在曹操這騙吃騙喝。

曹操高估了華佗，也低估了這個病。偏頭痛直到現在也無法根治，只有緩解症狀的藥物。

中國的傳統醫學是中醫，印度的傳統醫學叫阿育吠陀，梵文的意思是生命科學，也可譯為養生術。古希臘和阿拉伯也有傳統醫學。在阿育吠陀和阿拉伯傳統系統醫學裡，薑都被用來治療神經系統的病症，包括偏頭痛。

現代西藥裡，有一個緩解偏頭痛的藥，叫舒馬曲坦（sumatriptan）。有人做了一個對比試驗，看到底是舒馬曲坦效果好還是生薑效果好。找來一百個有多年偏頭痛病史的患者，隨機分配吃生薑粉（250 毫克）或者舒馬曲坦（50 毫克）。患者不知道自己吃的是什麼，吃完一個月後看效果。結果相當驚

人：舒馬曲坦和生薑粉的效果不相上下！兩組患者，不管服用的是哪一種，服用兩小時後都能減少 44％ 的頭痛程度。如果比較緩解 90％ 頭痛的效果，舒馬曲坦稍微好一點，70％ 服用這個藥的受試者都可以達到，服用生薑粉的比例只有 64％。雖然兩者療效不相上下，副作用卻有很大區別：服用舒馬曲坦的患者 20％ 都有頭暈、睏倦、眩暈或胃灼熱等症狀，而服用生薑粉的患者只有 4％ 有一些消化不良的問題 [45]。

除了生薑，各種傳統醫學裡也用其他的藥材來治療偏頭痛，比如小白菊（feverfew）。最近就有一個臨床研究用小白菊和生薑一起治療偏頭痛，服用兩個小時後，63％ 的人認為疼痛緩解，其中包括 32％ 的人覺得疼痛消失，這個效果明顯比服用安慰劑的好（安慰劑的相應資料分別為 39％ 和 16％）[46]。

小白菊治療偏頭痛的功效，跟它抑制血小板釋放血清素有關 [47]，相關的活性物質是倍半萜內酯，這個成分在一些草藥裡也存在。大量釋放出來的血清素，不但會引起偏頭痛，也會導致心煩、嘔吐。癌症化療的一些藥物經過腸胃道時也會刺激胃黏膜釋放血清素，所以同樣會導致這些腸胃反應 [48]。生薑的作用也跟血清素有關，因為薑裡的薑酚和生薑酚，其實都是

[45] MAGHBOOLI M, et al. Comparison between the efficacy of ginger and sumatriptan in the ablative treatment of the common migraine[J]. Phytotherapy research : PTR, 2014, 28(3): 412-415.

[46] CADY R K, et al. A double-blind placebo-controlled pilot study of sublingual feverfew and ginger(LipiGesic M)in the treatment of migraine[J]. Headache, 2011, 51(7): 1078-1086.

[47] MARLES R J, et al. A bioassay for inhibition of serotonin release from bovine platelets[J]. Journal of natural products, 1992, 55(8): 1044-1056.

[48] SMITH D B, et al. A phase I/II study of the 5-HT3 antagonist GR38032F in the anti-emetic prophylaxis of patients receiving high-dose cisplatin chemotherapy[J]. Cancer chemotherapy and pharmacology, 1990, 25(4): 291-294.

5-HT3 受體的抑制劑[49]，雖然不會減少血清素的釋放，但是會讓身體裡的血清素不容易和受體結合而做壞事。在本書「化療：拿什麼來安慰你翻騰的胃？」一節裡，有更多生薑和血清素的八卦。

傳統醫學裡雖然經常用到這些藥材，但是不知道、也無法知道這些分子機制，那些關於生薑去邪避惡的說法，其實都是空談。

[49] WALSTAB J, et al. Ginger and its pungent constituents non-competitively inhibit activation of human recombinant and native 5-HT3 receptors of enteric neurons[J]. Neurogastroenterol Motil, 2013, 25(5): 439-47, e302.

3.9

多好的薑，別都讓老鼠吃了！

英語裡說：You are what you eat. 中文裡也說：吃什麼，補什麼！

這不見得絕對正確，但卻淋漓盡致地表達了食物可能對人造成的影響。

比如高膽固醇飲食，吃進去的膽固醇，並不會安安靜靜地待在一旁，它在體內累積到一定程度就可以開始影響基因的表現。這個影響很容易用動物試驗來證明：老鼠在吃了高膽固醇的飲食之後，會引起肝臟裡脂肪代謝的基因表現發生變化，進一步導致脂肪肝和高脂血症 [50]。

然而神奇的是，如果餵老鼠喝薑湯，高膽固醇飲食引起的這些改變就可以被逆轉！

在另外一個動物試驗裡，在老鼠的食物中添加薑酚（注：生薑的一個主要成分），也能緩解高脂肪食物帶來的症狀。值得一提的是，這個試驗中薑酚雖然無法阻止高脂肪食物引起的血液中膽固醇的增加，但是肝臟合成膽固醇的酶減少了 [51]。目前知道的是，人體裡的膽固醇主要還是由自己產生，從食物攝取的只占 15 ％～ 20 ％。如果薑酚能減少自身膽固醇的合成，那可能是啟用了一種負回饋抑制機制，對這個機制進行研

[50] MATSUDA A, et al. Upregulation of mRNA of retinoid binding protein and fatty acid binding protein by cholesterol enriched-diet and effect of ginger on lipid metabolism[J]. Life Sci, 2009, 84(25-26): 903-907.

[51] BEATTIE J H, et al. Ginger phytochemicals mitigate the obesogenic effects of a high-fat diet in mice: a proteomic and biomarker network analysis[J]. Mol Nutr Food Res, 2011, 55 Suppl 2: S203-213.

究就有機會找到更好的控制血脂的途徑。

高血脂的不良後果是什麼？胖嗎？應該不是。再者，胖也不是一種罪過。高血脂的不良後果應該是心臟病。在動物試驗中可以看到，餵食老鼠高膽固醇的飲食，血管收縮素轉化酶（angiotensin coverting enzyme, ACE）的活性顯著增加，這個酶應該是導致心臟病的直接原因，所以現在 ACE 抑制劑廣泛用於心血管疾病的治療。但是在一個動物試驗裡，不用吃藥，只要在老鼠的食物裡補充點薑，ACE 的活性就降低了，血液裡總膽固醇、三酸甘油酯、低密度脂蛋白膽固醇的平均值都顯著降低，同時高密度脂蛋白膽固醇（high density lipoprotein, HDL）的平均值顯著增加 [52]（注：目前 HDL 被認為是好的，越高越好）。還有一個試驗，餵老鼠生薑油提取物，結果發現老鼠肝臟的脂肪也減少了 [53]，它甚至能防止酗酒導致的脂肪肝 [54]。如果只看高膽固醇飲食引起的高血脂，有動物試驗發現薑湯的抑制效果甚至可以和化學藥物相媲美 [55]。

「講了這麼多，都是講老鼠的事！你以為你是在講故事給老鼠聽嗎？」人吃了薑到底是什麼狀況？

人類吃薑已經幾千年了，但是一直以來都只是吃個味道，只是把薑當作調味品。如今終於有人把薑當作「主食」，拿來

[52] AKINYEMI A J, ADEMILUYI A O, OBOH G. Inhibition of angiotensin-1-converting enzyme activity by two varieties of ginger(Zingiber officinale)in rats fed a high cholesterol diet[J]. J Med Food, 2014, 17(3): 317-323.

[53] LAI Y S, et al. Ginger Essential Oil Ameliorates Hepatic Injury and Lipid Accumulation in High Fat Diet-Induced Nonalcoholic Fatty Liver Disease[J]. J Agric Food Chem, 2016, 64(10): 2062-2071.

[54] LIU C T, et al. Metabolomics of ginger essential oil against alcoholic fatty liver in mice[J]. J Agric Food Chem, 2013, 61(46): 11231-11240.

[55] ELROKH EL S M, et al. Antihypercholesterolaemic effect of ginger rhizome(Zingiber officinale)in rats[J]. Inflammopharmacology, 2010,18(6): 309-315.

做臨床試驗了，雖然沒有完全定論，但是畢竟有一些結果。

在一個雙盲、有安慰劑對照的臨床試驗中，70 名第二型糖尿病患者被隨機分入生薑組和對照組。生薑組的每天要吃 1.6 公克的薑，而對照組每天吃 1.6 公克的麵粉安慰劑，總共治療時間為 12 週。結果發現，與對照組相比，生薑能顯著降低患者的三酸甘油酯和總膽固醇，還能降低空腹血糖[56]。

可見，薑在動物試驗裡看到的這些效果，在人的身體裡也能重複出現。

所以，做菜的時候別少了薑！

那麼好的東西，不能都拿去餵老鼠！

[56] ARABLOU T, et al. The effect of ginger consumption on glycemic status,lipid profile and some inflammatory markers in patients with type 2 diabetes mellitus[J]. Int J Food Sci Nutr, 2014, 65(4): 515-520.

3.10

葡萄柚：天然「補」雌激素的水果

女人，總會有幾個陪伴一生的東西，比如雌激素。

雌激素夠不夠，決定了女性是否還貌美如花。

女人防衰老的過程，就是一個抗爭的過程，抗的是雌激素的減少。

這抗爭得成不成功，不在於能不能完全阻止雌激素的減少。只要能夠減緩這個過程，就是一個成功的抗爭。

這份抗爭確實不容易，以至於到了不擇手段的地步，比如從馬尿裡提取雌激素作為補充劑。

有一些打著「天然」旗號的護膚品，為了護出效果，也偷偷摻入了雌激素。

不過確實有一種天然水果，吃了以後體內雌激素會增加：葡萄柚。

不是因為葡萄柚為人體補充了雌激素，而是吃了以後雌激素降解得慢了。人體內雌激素的代謝主要仰賴 CYP3A4 酶，這個酶的活性越高，雌激素在體內降解得越快。葡萄柚含有這個酶的抑制劑，CYP3A4 酶的活性降低了，雌激素的降解變慢了，就會在體內累積一些。

不過有得必有失。雌激素增加的同時，也為女性帶來乳癌的風險！

有一項研究考察了多達五萬名停經後的女性，發現如果每天食用四分之一個葡萄柚，體內雌激素平均值確實提高了，但

是乳癌的風險也上升了三成 [57]。

如果是加薪水，三成是一件令人愉快的事。但這裡加的可是罹患癌症的風險！

不過，葡萄柚對乳癌的風險並不是一個定論。隨後有兩份研究報告，在多吃葡萄柚的族群裡都沒有看到乳癌風險的增加，甚至在更年期後的婦女中，也沒有看到雌激素平均值因為多吃葡萄柚而發生任何明顯的變化 [58][59]。

所以，對於一般人來說，乳癌風險的基數點本來就不是很高，如果每天吃的葡萄柚量也不多，就不會有什麼風險。

我敢肯定，即便有風險，也一定會有勇敢的女人寧可選擇這個風險，而不願選擇又老又醜的健康！

[57] MONROE K R, et al. Prospective study of grapefruit intake and risk of breast cancer in postmenopausal women: the Multiethnic Cohort Study[J]. British journal of cancer, 2007, 97(3): 440-445.

[58] Kim, E.H., et al., A prospective study of grapefruit and grapefruit juice intake and breast cancer risk. Br J Cancer, 2008. 98(1): p. 240-1.

[59] Spencer, E.A., et al., Prospective study of the association between grapefruit intake and risk of breast cancer in the European Prospective Investigation into Cancer and Nutrition (EPIC). Cancer Causes Control, 2009. 20(6): p. 803-9.

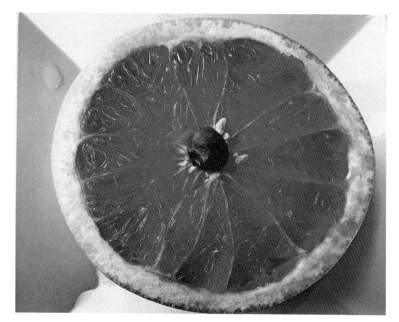

葡萄柚

3.11

蘆筍：你吃對了嗎？

中國一名卵巢癌患者，在醫院做完化療之後，醫生建議她服用蘆筍片輔助治療癌症。該藥每瓶 213 塊人民幣，相當於新臺幣一千多元，一個月要服用三瓶。該患者投訴，是因為打聽到別的管道只要 30 塊人民幣就可以買到同樣的藥物。

我的關注點不在價格。若真能治療癌症，180 幾元人民幣的價格也不算離譜。

到底該「藥」有什麼效果呢？

雖然蘆筍有的成分在體外試驗甚至在動物試驗中顯示出對某些腫瘤有抑制作用 [60]，但是目前沒有任何臨床試驗證明蘆筍或蘆筍的任何成分在口服治療腫瘤中有可信的效果。

查中國藥監注冊資料庫，蘆筍片由四川川大華西藥業獨家生產；而同樣配方的蘆筍膠囊則有「四川川大華西藥業」及「四川匯誠藥業」兩家。同樣配方的蘆筍膠囊，四川川大華西藥業和四川匯誠藥業兩者的「藥理」竟然不同，前者為「抗癌的有效成分為蘆筍糖苷、熊果素等」；後者為「蘆筍皂素的特點是白蛋白和門冬醯胺酶能使細胞生長正常化和有效地控制癌細胞的生長，從而殺死癌細胞並縮小腫瘤至消失。」

蘆筍，又稱作石刁柏，學名 *Asparagus officinalis*，屬於天門冬科天門冬屬植物。同一屬植物比較有名的有印度傳統草藥蘆筍大賴草（*Asparagus racemosus*）以及本草綱目提到的龍鬚菜

---

[60] XIANG J, et al. Anticancer effects of deproteinized asparagus polysaccharide on hepatocellular carcinoma in vitro and in vivo[J]. Tumour biology, 2014,35(4): 3517-3524.

（*Asparagus schoberioides*）。

　　跟天門冬唯一有關的、又經過臨床試驗證明能夠治療癌症的藥，是一個叫門冬醯胺酶的蛋白藥，用來與化療藥物一起治療急性淋巴細胞白血病，不過該針劑藥不是從植物裡提取的，而是透過基因工程生產的。因為門冬醯胺酶在體內容易降解，每週需要注射三次，美國 FDA 在 2011 年批准了一個長效的門冬醯胺酶（聚乙二醇聚合物），每兩星期打一次即可。2016 年驚動中國微信打賞熔斷機制的羅一笑事件，得了急性淋巴細胞白血病的小患者使用的「培門冬酶」就是一個長效的門冬醯胺酶。

　　門冬醯胺酶的作用也不是在研究蘆筍時發現的。1953 年，科學家發現豚鼠血清可以完全抑制某種腫瘤的成長，而其他動物血清則沒什麼效果，進一步研究才發現豚鼠血清抑制腫瘤的有效物質是門冬醯胺酶。原來，白血病的癌細胞要瘋狂生長，必須依賴血清裡的胺基酸——天門冬醯胺，而門冬醯胺酶正好能降解天門冬醯胺，相當於斷了癌細胞的營養來源，自然能抑制癌細胞生長。

　　這裡有兩個東西聽著有點拗口：天門冬醯胺和門冬醯胺酶。它們看起來像兩兄弟，其實完全不一樣：一個是胺基酸，而另外那個名字裡帶「酶」的是一個蛋白，用來降解天門冬醯胺這種胺基酸。

　　既然門冬醯胺酶有這個作用，而作為天門冬植物的蘆筍裡應該也有這個蛋白，蘆筍片會不會就是靠著這種酶對癌症產生作用呢？絕對不是！白血病患者吃了蘆筍片或者新鮮蘆筍後，因為門冬醯胺酶是一種蛋白，早就在人體消化道被降解失去活

性了，根本不能被完整地吸收。不但撈不到好處，更糟糕的是，因為蘆筍裡有大量的天門冬醯胺這種促進癌細胞生長的胺基酸，而這種胺基酸又能被人體吸收，所以吃了蘆筍，等於是為癌細胞提供了源源不絕的營養來源！FDA批准的那個正規治療藥物，是基因工程表現提純的門冬醯胺酶，不附加天門冬醯胺，重要的是，它是直接注射人體，不是用來口服的。

英文裡天門冬醯胺的命名（asparagine），是因為這種胺基酸最早是1806年在蘆筍（*Asparagus officinalis*）蔬菜汁裡發現的。對蘆筍的研究還發現，蘆筍裡天門冬醯胺的含量在收穫之後逐漸增加（圖3.2），收穫兩天之後的蘆筍，含量是剛收穫時的八九倍。

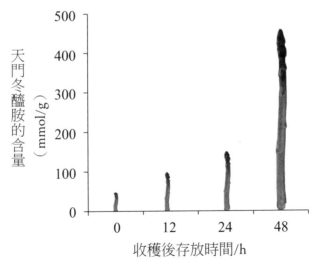

圖 3.2　蘆筍收穫之後天門冬醯胺的含量變化[61]

[61]　HURST P G, LILL R. Towards a freshness test for asparagus: spear tip asparagine content is strongly related to post-harvest accumulated heatunits[J]. Food chemistry, 1998, 61(3): 381-384.

但蘆筍作為蔬菜還是不錯的。蘆筍中分離出來的亞油酸（linoleic acid）被證明是 COX-2 的有效抑制劑 [62]。COX-2 是導致炎症的重要蛋白，食物中的蘆筍多少有緩解炎症的作用。當然，亞油酸在很多食物裡也有。

不過天門冬醯胺也不能說就是壞的，首先，它是人體蛋白組裝的一個元件，雖然可以在人體肝細胞中生產，但是在一些人的身體裡還是有點供不應求的感覺，一旦缺乏，容易感到疲憊、情緒不穩定。在一些免疫反應過度的人身體裡，比如患有類風溼關節炎，也有缺乏天門冬醯胺的情形。有一種遺傳疾病，是因為負責合成天門冬醯胺的蛋白出問題了，導致嚴重的先天性發育畸形、大腦萎縮。

因為天門冬醯胺在蘆筍收穫後不同時間的含量有變化，看來不同情況的人還得選擇不同的時機吃，白血病患者如果想吃蘆筍，就要吃新鮮的，當然最好是別吃；類風溼關節炎患者則最好把蘆筍存放兩天再吃。

吃，簡直是一門耗費腦力的學問！

[62] JANG D S, et al. Constituents of Asparagus officinalis evaluated for inhibitory activity against cyclooxygenase-2[J]. Journal of agricultural and food chemistry, 2004, 52(8): 2218-2222.

3.12

石榴：真能壯陽嗎？

石榴，據說是在漢代從安息帝國（今伊朗）傳入的，在洛陽、長安定居。

洛陽白馬寺中就有許多石榴樹，西元六世紀楊衒之所著的《洛陽伽藍記》，講述了關於白馬寺和石榴樹的來源。這一切都從漢明帝的一個夢開始說起，在夢中，佛自西方騎白馬負經而來。一般人做夢，夢醒了也就罷了。但是帝王做了一個夢，夢醒了須得有人去做事。於是，使節就被派遣前往西域求佛經。

據《魏書·釋老志》記載，漢明帝派出的使者，是蔡愔和弟子秦景等 18 人，從天竺（古代印度）請來迦葉摩騰和竺法蘭，住持白馬寺，譯出佛教《四十二章經》。（注：金庸的小說《鹿鼎記》裡，也提到《四十二章經》，說這些漢代譯出的經書隱藏著千年之後大清龍脈的秘密！）

從天竺請來的不只有佛經，還有石榴，而且石榴花還是很稀有的白色，白花配白馬正好！查了一下，印度的一些地方確有原產的石榴，而且還有白色的花。在《洛陽伽藍記》裡，石榴的名字是「柰荼林」，應該是原產地的名字。柰荼林，跟佛教裡梵語「奔陀林國」音相近，英文名為 *Pundravardhana*（又譯作「奔那伐彈那國」），是古代印度地區的一個國家。

而中國種植石榴的歷史，應該不是從白馬寺才開始。據古書記載，白馬寺的石榴跟常見的石榴不一樣，可見當時至少還有其他石榴品種。古書裡說白馬寺石榴的果實重達七斤，據《西域余聞》作者陳舜臣考證，當年的七斤折合如今的三斤，

但也是比較大的了。白馬寺石榴不但個頭大，味道還特別甜，一個石榴當時就能換一頭牛。

關於中國石榴的來源，還有另外一個說法，即來自於古代的「石國」，所以叫石榴。石國，就是今天的烏茲別克。烏茲別克確實盛產石榴，在 1956 年就曾經被報導過，該國一個叫 Surkhan-Darinskii 的地方，有三百多歲的石榴樹。

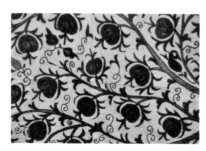

HOME / IKAT FABRIC / SUZANI EMBROIDERY

Uzbek Suzani Embroidery Pomegranate Tapestry

$320.00

Love the creation of really simple, modern living room with this pomegranate design embroidery tapestry.

Features you will surely admire:

網路上有石榴圖案的烏茲別克地毯。石榴花跟果實都是紅色的

石榴傳到美國是比較近代的事，但是一直沒有成為一個大眾的水果。老美連吃一般的水果都嫌麻煩，對於那麼多籽的石榴自然很感冒。直到最近幾年，一個美國富商在加州買了農場，專門種石榴，生產出打開就能喝的石榴汁，才逐漸有了消費市場。關鍵是這位富商還贊助了不少研究，看看石榴汁到底有什麼用途。

有一項研究是石榴汁的壯陽功能。這項在美國的石榴汁研究，本來要採取一個隨機分組、雙盲、有對照的試驗，希望弄清楚喝石榴汁能不能改善勃起功能障礙。試驗的結果不盡如人意，其結果勉強發表在一個默默無聞的雜誌上，但是由於媒體有意無意地放大，石榴竟然到了和藍色小藥丸相提並論的地位。

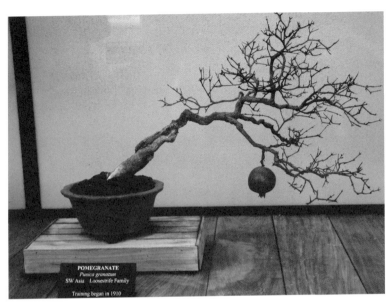

POMEGRANATE
Punica granatum
SW Asia   Loosestrife Family

Training began in 1910

費城長木花園裡的石榴盆景。
日本的石榴個頭比較小，味道吃起來比較酸，只適合作盆景。

　　這項試驗裡，首先將 61 名志願者隨機分成 A、B 兩組，進行兩輪比賽。第一輪，A 組喝的是一杯石榴汁（約 240 毫升），B 組喝的是同量的安慰劑。第一輪比賽持續四週，接著經過兩週的暫停後，進行第二輪比賽。在第二輪中，這兩組交換喝的東西，A 組改喝安慰劑，B 組改喝石榴汁 [63]。

　　石榴汁到底有沒有壯陽的效果？試驗設計的結果要看兩份資料：第一份資料比較主觀，讓志願者自己評估參加試驗後有沒有感到壯陽的效果；第二份資料是一份專業的問卷評分，把志願者勃起障礙量化，相對客觀地評估石榴汁能不能改變

[63]   FOREST C P, PADMA-NATHAN H, LIKER H R. Efficacy and safety of pomegranate juice on improvement of erectile dysfunction in male patients with mild to moderate erectile dysfunction: a randomized,placebo-controlled, double-blind, crossover study[J]. Int J Impot Res, 2007, 19(6): 564-567.

評分值。

唯一能讓研究者看到希望的是第一份主觀資料，似乎喝石榴汁的人能感覺到較好的效果。至於第二份評分結果，可說是慘不忍睹，不論是喝石榴汁還是安慰劑，評分值基本都沒有改變。

但第一份資料帶來的也只是渺茫的希望，如果用科學研究常用的統計分析，石榴汁和安慰劑的差異沒有明顯區別。但是研究者樂觀地覺得，主要是 61 個試驗者不夠用，如果讓更多的人參加試驗，喝的時間長一點，也許能看出明顯的區別。

在出現更多的試驗資料之前，石榴汁只能當作一種安慰劑，因為它的效果跟試驗用的安慰劑不相上下。我們可以看看具體的結果：在第一輪裡，喝石榴汁的 A 組有 56％感覺到壯陽效果，比喝安慰劑的 B 組多（38％）；但是在第二輪，A 組喝的是安慰劑，卻仍然有 33％的人感覺到壯陽效果，竟然比這時候在喝石榴汁的 B 組還多（29％）。也許 A 組的人，本身就是很容易接受暗示，並對安慰劑有強烈反應的族群？

這個試驗的設計很理想，結果卻不甚理想。

所以石榴和藍色小藥丸根本沒有可比性。有趣的是，石榴本身沒什麼壯陽效果，卻可能讓藍色小藥丸停不下來。

2012 年，印度的醫生報導了三個病例，都是搭配石榴汁服用藍色小藥丸，結果造成陰莖異常勃起 [64]。但是這種可以讓藍色小藥丸更強大的作用，並沒有達到讓人享受快樂的效果，因為這幾個人最後只能進入醫院，需要醫生注射藥物才能挽救他們異常勃起的陰莖。

[64] SENTHILKUMARAN S, et al. Priapism, pomegranate juice, and sildenafil: Is there a connection？[J]. Urol Ann, 2012, 4(2): 108-110.

　　石榴汁的這個效果，可能與石榴汁能抑制人體的代謝酶 CYP3A 有關 [65]，CYP3A 的活性決定了藍色小藥丸在人體內存在時間的長短。有試驗證據顯示含有類似抑制劑的其他水果，比如葡萄柚，也可以讓藍色小藥丸在體內的濃度增加 [66]。

　　石榴汁可以配飯，要是用來配藥吃，千萬要三思！

[65] HIDAKA M, et al. Effects of pomegranate juice on human cytochrome p450 3A(CYP3A)and carbamazepine pharmacokinetics in rats[J]. Drug Metab Dispos, 2005, 33(5): 644-648.

[66] LEE M, MIN D I. Determination of sildenafil citrate in plasma by high-performance liquid chromatography and a case for the potential interaction of grapefruit juice with sildenafil citrate[J]. Ther Drug Monit, 2001, 23(1): 21-26.

3.13

蕨菜會致癌嗎？

　　最近在網路上看到有人轉貼一則驚人的新聞——吃蕨菜百分百致癌！

　　蕨菜真的能致癌嗎？在動物裡是這樣的，因為有確鑿的證據顯示蕨菜會引起膀胱癌。但是人畢竟不是兔子和牛，那些對動物有害的不見得對人也有害。

　　在人體裡最有力度的證據，也只是相關性的資料。有項研究發現，吃蕨菜的日本山民比其他人胃癌高一倍。這可能跟吃蕨菜有因果關係，也同樣可能跟蕨菜沒有關係。即便有關，也只是百分百增加胃癌風險，跟百分百致癌的意思完全不一樣。

　　至於膀胱癌，沒有任何證據顯示吃蕨菜的人會增加得膀胱癌的風險。假設吃蕨菜會增加得膀胱癌的風險，那膀胱癌患者裡吃蕨菜的比例應該高一點。但是，有一項對美國東北部兩個州的調查研究發現，1975 至 1979 年死於膀胱癌的人，只有7.4％的人吃過蕨菜；而同時期死因跟膀胱癌沒有關係的人，吃過蕨菜的比例還要更高一些，有 10.6％！考慮到偶爾吃一次蕨菜不是什麼問題，經常吃蕨菜會有什麼影響呢？這項調查同樣發現死於膀胱癌的人中只有極低比例的人在生前經常吃蕨菜。可見，偶爾吃點蕨菜沒關係，經常吃也不見得會有膀胱癌的危險。

　　這只是一項研究，其他還有更多的流行病學調查，都不支持蕨菜對人類的致癌之說。

　　所以，不需要煩惱到底能不能吃蕨菜，哪怕你屬兔或者屬

牛都沒事，只要不是像動物一樣，把蕨菜當成主食吃就行。

3.14

被基因改造的紅薯

研究人員在分析紅薯基因組的時候，發現其中含有農桿菌的基因物質（T-DNA）[67]。

農桿菌是土壤中非常常見的一種細菌，可以透過植物的創傷部位侵染植物。在所有被研究的 291 個紅薯樣品中，都檢測到了農桿菌的基因序列，其中四個農桿菌的基因，在紅薯的根、莖、葉中都有表現。農桿菌不僅強行表現自己的基因，還直接破壞紅薯 F-box 基因的表現。

但是這個出於細菌之手的基因改造不一定是壞事。有一種從農桿菌來的基因，存在於所有人工培養的紅薯中，但在野生種裡卻不存在，說明外源基因可能帶了某些有利的性狀給紅薯，所以被人類傳承下來了。

近來對基因改造食物的恐慌已經迫使一些國家制定了政策，要求標識基因改造食物。

如果要標識，是否應該更細一點，區分一下「人工基因改造」、「細菌基因改造」和「病毒基因改造」？

[67] KYNDT T, et al. The genome of cultivated sweet potato contains Agrobacterium T-DNAs with expressed genes: An example of a naturally transgenic food crop[J]. Proc Natl Acad Sci U S A, 2015, 112(18): 5844-5849.

3.15

生魚打敗了三國時期比呂布還厲害的人

　　三國有一人物，叫陳登。此人不是很有名，但是特別厲害。

　　陳登有多厲害？建安三年，陳登作為曹操的先鋒，把呂布圍困在下邳城，結果呂布失敗身亡，而陳登被封為廣陵太守。廣陵就是如今的揚州，當時是兵家必爭之地。《三國演義》裡的呂布極其英勇，「三英戰呂布」的橋段說的就是其功夫相當於劉備、關羽、張飛三人加在一起。能打敗此人的陳登，自然能勝任揚州地區的最高首長。

　　在做廣陵太守期間，陳登兩次大敗進犯的孫權軍隊，第一次打敗的是十倍於己的敵軍，採取先偃旗息鼓迷惑敵人，然後突然出擊大破敵軍的計謀；第二次則用了火把陣，讓敵軍誤以為無數的援軍到來，直接在心理上一敗塗地。

　　可見陳登的厲害，不在於匹夫之勇，而在於其智謀。但是這個厲害人物，才 39 歲就去世了。

　　根據《三國志・魏書・方技傳》記載：「廣陵太守陳登得病，胸中煩懣，面赤不食。佗脈之曰：『府君胃中有蟲數升，欲成內疽，食腥物所為也。』即作湯二升，先服一升，斯須盡服之。食頃，吐出三升許蟲，赤頭皆動，半身是生魚膾也，所苦便愈。佗曰：『此病後三期當發，遇良醫乃可濟救。』依期果發動，時佗不在，如言而死。」

　　這段文字翻譯成白話就是，陳登吃了太多生魚，結果胃裡

寄生蟲太多，被神醫華佗救過一次，但是後來復發的時候就沒那麼幸運了，神醫正好不在，陳登只好身亡。

所以，不管陳登是多厲害的人物，不管他可以讓多少強虜頃刻間灰飛煙滅，最終還是敗給了自己肚子裡的寄生蟲！而寄生蟲之所以能進到自己肚子裡，還得歸功於自己吃生魚「引狼入室」！

只是《三國志》不是醫學雜誌，沒有詳細報導陳登肚子裡的是何種寄生蟲，而且關於復發也只是一種推測。陳登發病身亡的時候，既然神醫華佗不在，不知是何方高人診斷出是寄生蟲病復發？會不會陳登正好在華佗預測復發的時間點得了其他病？

無論如何，可以確定的是吃生魚的習慣那時就有了。其實在三國時代，陳登可能也不算是英年早逝，至少比同時代 36 歲病逝的周瑜長壽一些。有人還統計過，歷代皇帝有確切生卒年月可考者共有 209 人，平均壽命也僅為 39 歲。

吃生魚確實有順帶把寄生蟲吃下去的危險，真正打敗陳登的也是生魚裡的寄生蟲。不是說吃了生魚就必定有事，當然有事也不一定就要丟性命。如果能保證生魚來自沒有汙染的水域，而且廚師也很有經驗，那吃到致病寄生蟲的可能性就會小很多。有來自日本的同事，覺得在美國吃生魚、日本料理都不是很放心，就是擔心廚師不夠有經驗。

不過即便是在日本，因吃生魚而導致的寄生蟲病病例也在增多。有調查顯示，每年在京都地區，每十萬人中就有一起病例，雖然聽起來很少，但已經是二十年前發生率的三倍。

其實，想要找完全沒有寄生蟲的魚，還真的不容易。正因

為魚一般都有寄生蟲，在廚師之間流傳著這樣一句話：要知魚有多新鮮，得看蟲有多活躍！

美國 FDA 規定，餐館裡賣的生魚片必須來自冰凍過的魚。冰凍是殺死生魚裡寄生蟲的一個有效辦法，不過，這種方法也只能殺死寄生蟲，對其他有害微生物，比如細菌，冰凍並不能完全消滅。

所以生魚和寄生蟲可以兼得。如果要健康，生魚和「新鮮」魚不可兼得。

至於那些吃生魚養生的傳說，甚至要帶著骨頭新鮮地吃，大概是來自貓星球的人。

3.16
青糰能讓人想入非非嗎？

在電視節目《舌尖上的中國二》裡，有一母親為即將大學考試的女兒做了一道美食：蒿子粑粑。

在上海和浙江杭州地區，清明節的時候有一種食物叫青糰（臺灣稱之為草仔粿）。

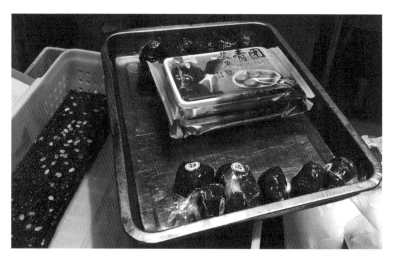

清明節到來之際，杭州小吃店裡賣的青糰

傳統的蒿子粑粑和青糰裡都會用到艾蒿。

蒿類含豐富的揮發油，其中一種著名的分子叫側柏酮（thujone），能作用於大腦中的 GABA 受體和 5-HT3 受體，吃了以後有想入非非的感覺。在歐洲的苦艾酒（absinthe）中也有側柏酮，所以這種酒頗受歐洲藝術家的歡迎。有人說，梵谷的畫裡黃色用得很多，跟他熱衷於喝苦艾酒有關，因為喝了以

後看什麼東西都是亮黃色的。不過，據有人考察，苦艾酒裡側柏酮含量太少，乙醇含量倒是很高，大概還沒喝到致幻，人就會先醉了，所以苦艾酒的故事多半是藝術家用來騙酒喝的一個藉口。

苦艾（wormwood）不只能用來製酒，在歐洲的傳統民間用藥裡，苦艾是一種常用的婦科藥物，用來流產、調節月經和引產。

很多植物提取的精油裡也含有側柏酮，比如鼠尾草（sage）油裡有高達五成的含量。側柏酮在動物試驗中顯示了明確的肝毒、腎毒及神經毒性，如果使用劑量過高會導致抽搐。有鑑於此，許多國家都對食物或飲料中側柏酮的含量做了限制。在美國，食物中添加側柏酮是不允許的，四種蒿屬植物（白色雪松、橡苔、菊蒿、蓍）如果用來做食物或釀酒，也必須把其中的側柏酮去除。

不知道蒿子粑粑裡到底有多少側柏酮，也不知道它能不能在大考的時候提高創作能力幫作文加點分？但是如果有人想衝著側柏酮去吃青糰，可能要失望了，因為如今的青糰，多半都是用麥苗汁做成的，再怎麼吃也不會想入非非。

第四章

藥膳

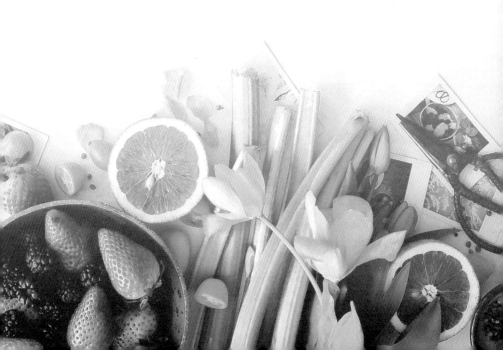

4.1

厚朴：樹皮裡的東西真能除皺？

　　武俠小說裡，武功練到一定程度的高手，就不太重視武器了，因為隨隨便便折一根樹枝就可以當劍用，一言不合就可以把對手打倒在地。

　　中藥也給我這種感覺。中藥裡的厚朴，其實就是一種樹皮，中醫裡一般是用來對付腸胃脹氣、肺部喘咳。

　　樹皮裡有個叫和厚朴酚（honokiol）的活性物質，細胞試驗發現，和厚朴酚可以作用在 NF-κB 訊號通道，阻斷 TNF 的活性 [68]。在一個乾癬的動物試驗裡，局部外塗和厚朴酚能夠緩解乾癬 [69]。在另外一個大鼠試驗裡，和厚朴酚可以防止缺血引起的腦損傷，這個作用能透過抑制嗜中性粒細胞而產生。

　　和厚朴酚也是 5α 還原酶（5-alpha reductase）的抑制劑，而5α 還原酶是類固醇代謝中一個重要的蛋白，可以改變體內雄性激素的平均值。但是，和厚朴酚對 5α 還原酶的抑制活性很微弱，只有默克藥廠非那斯特萊（finasteride）的百分之一。

　　法國人對和厚朴酚有過研究，不過他們不是對中藥感興趣，只是想拿來運用在香水和化妝品上。法國人說用和厚朴酚做護膚品能減少臉上的皺紋，認為皮膚產生皺紋的原因是人體衰老後雄性激素減少造成的。

---

[68] AHN K S, et al. Honokiol potentiates apoptosis, suppresses osteoclastogenesis, and inhibits invasion through modulation of nuclear factor-kappaB activation pathway[J]. Mol Cancer Res, 2006, 4(9): 621-633.

[69] WEN J, et al. Anti-psoriatic effects of Honokiol through the inhibition of NF-kappaB and VEGFR-2 in animal model of K14-VEGF transgenic mouse[J]. J Pharmacol Sci, 2015. 128(3): 116-124.

　　但是這個理論非常值得懷疑，萬一真的有什麼效果，也應該跟雄性激素和和厚朴酚的 5α 還原酶抑制功能沒什麼關係。5α 還原酶確實可以減少雄性激素，但是卻變出了活性更強的二氫睪固酮（DHT）。而抑制 5α 還原酶的和厚朴酚，效果會是阻止超級雄激素的產生，實際的效果是減少而不是增加雄性激素的功能。有著同樣的作用機制、只是功效更強大的非那斯特萊被用來治療脫髮和良性前列腺增生，臨床使用中發現的副作用就是陽痿以及皮膚皺紋增加，所以如果和厚朴酚真的能抑制 5α 還原酶，只會是增加皺紋！

4.2

參麥：皇帝可以代言嗎？

如果說有一個讓古代皇帝最難忘的方子，非生脈散莫屬。

生脈散的成分是人參、麥冬、五味子，是用來「益氣生津，斂陰止汗」。具體一點，就是一個人快不行時，可以用來救命。說它讓古代皇帝難忘，是因為他們在人間的最後一件事很可能就是喝這方劑熬的藥。比如清朝的乾隆，清宮醫案就記載了太醫在乾隆六十四年正月初三，也就是乾隆爺的最後一天，想用這個方子救皇帝的命。顯然沒有成功。

所以，要說救命的效果，這個方子根本不怎麼樣。不過，有人樂觀地反駁：要是沒有這個方子，乾隆爺根本活不到乾隆六十四年。

正是這種樂觀、積極的態度，才使得這個方子傳到今天。當然還有一個原因，也許是最重要的一個──就是古代的人，即便貴為天子，需要救命藥的時候其實也沒其他太好的選擇；而且，看了那麼多宮廷劇，我總覺得這似有似無的藥效，可能正合備胎皇帝的心意，既能盡了孝，又能讓自己早日登基。

去掉五味子之後，生脈散就變成了參麥飲，成分只有人參、麥冬。現代中醫研究的結果是用來治療心血管疾病。

在古代，不管是生脈散還是參麥飲，都是口服。現代則開發出了注射液。

中國浙江杭州第一人民醫院的沈利君等曾對 2000 至 2002 年該院的參麥注射液使用後出現的不良反應進行了分析 [70]，

---

[70] 沈利君，金萍，朱誼．參麥注射液致不良反應四十三例分析 [J]．醫藥導報，

總共發現發生不良反應 43 例，其中女性 27 例，男性 16 例，女性多於男性。在靜脈滴注中，不良反應發生率跟用量成正比，用量超過 40 毫升的患者不良反應發生率為 1.05％，遠高於用量少於 40 毫升的患者（0.10％）。如果直接靜脈注射，因為藥物濃度高，不良反應率可高達 22.2％。不良反應均在開始吊點滴後二到五分鐘內出現，主要為藥物過敏，臨床表現為胸悶、氣促、心悸、皮疹甚至休克。幸虧在停藥和對症治療後，所有狀況都能緩解，沒有造成死亡。

在療效和不良反應方面，資料才是真實的道理，找皇帝來代言都沒有用。

幸虧古代的皇后沒有這種針劑，否則不知道有多少皇帝的愛妃要遭殃。

2005 年，24(2)：167。

4.3

當歸：提高免疫功能的不歸之路？

中醫裡「上火」、「補血」、「扶正」等概念，對我來說就是哲學問題。這些高深的哲學概念是幾百年幾千年的濃縮結晶，要想真正理解，以我的智商，大概需要幾百年的時間，所以我痛苦地承認在有生之年不能理解這些概念了。

既然那是件不能完成的事，我還是腳踏實地地沿著現代醫學的研究道路前行。幸好，大家似乎都沒對憑藉中醫挽救癌症患者這件事抱持太大期望。

當然，還是有研究中醫的人在研究中藥對癌症治療的影響，這些研究一般都在探討中藥作為「輔助治療」的效果。（注：在美國的癌症治療中，輔助化療（adjuvant therapy）有時也翻譯成輔助治療，這也是需要循證醫學證據的，與一般常說的「輔助治療」並不相同。）

基於對中藥的好奇，我注意到這些研究。這些研究談的是中藥對免疫功能的影響，也就等於是把中藥放在現代醫學的解剖台上。

有一項研究是看「當歸補血湯」對免疫功能的影響，該研究將 51 例乳癌術後患者隨機分為對照組（單純化療，30 例）和治療組（化療加當歸補血湯，21 例）。結果發現，與對照組相比，服用當歸補血湯的患者 CD8 細胞明顯下降（$P<0.01$）[71]。此外，動物試驗也證明當歸確實能減少 CD8 免

---

[71] 陳鵲汀等，當歸補血湯對乳癌術後化療患者免疫功能的影響 [J]，時珍國醫國藥，2009 年，20(5)：1207-1208。

疫細胞[72]，與人體試驗的結果一致。

一般說來，CD8 細胞的多寡反映了免疫功能的強弱，意味著當歸補血湯實際上讓患者的免疫功能下降了。關於「黃芪扶正湯」，也有一項類似的研究，同樣也發現可以讓乳癌術後化療患者 CD8 細胞減少[73]。

對於癌症的治療，手術切除腫瘤會造成組織創傷，引發機體的免疫反應，而該免疫反應對治療癌症是有好處的，有助於清除漏網的癌細胞。但是以上兩項研究，如果資料沒有問題，正好說明了這兩種湯藥很可能普遍降低了免疫功能，反而不利於腫瘤治療。

當然，免疫反應肯定會帶給患者不適感，也許這些湯藥確實能讓患者感覺好一些，但是這種對治療效果的影響真的是患者希望得到的嗎？

除了補血，中醫上說當歸還可以活血化瘀。補血的機制不好理解，活血化瘀的效果應該是明顯的，所以女性在月經來訪的日子，一定要避免三七、當歸等活血化瘀類中藥，以免增加出血風險。

[72] YANG T, et al. Immunomodulatory activity of polysaccharide isolated from Angelica sinensis[J]. Int J Biol Macromol, 2006, 39(4-5): 179-184.

[73] 劉偉平，鄭元峰，方仁桂，黃芪扶正湯對乳癌術後化療患者免疫功能及患者生活品質的影響 [J]，中華中醫藥學刊，2014 年，6: 1422-1424。

4.4

甘草：千萬不要入戲太深

甘草的英文名是 licorice，這詞其實是來自希臘語 glykyrrhiza，意思是「甜根」，跟中文名的意思差不多。

在電影《淘金記》裡，查理·卓別林吃了自己的鞋子。卓別林是一個優秀的演員，但是演技再好，也很難把邊吃鞋子邊回味無窮的模樣表現得淋漓盡致。這時候就需要道具登場了：卓別林當時吃的那隻鞋，其實是一個特殊的道具，是用甘草做的。

甘草不只有甜味，它還能減少口臭。一個人有口臭，如果不是因為剛吃了什麼味道重的東西，多半是因為口腔細菌過多。研究發現，甘草不能殺死細菌，但是可以抑制細菌產生含硫的聞起來臭臭的物質[74]。不過，這種做法畢竟治標不治本，如果口臭已經很嚴重了，與其嚼甘草，不如找牙醫仔細檢查。

甘草裡的甘草素有醛固酮（aldosterone）的作用，醛固酮的正常功能是調節體內鉀和鈉的濃度：阻止鈉的排泄（升鈉），促進鉀從尿液中排出（降鉀）。曾有位 29 歲的女性，每天服用半磅甘草，結果發現血鉀平均值降低。鉀的過度損失會導致血壓升高、肌肉損傷、水腫。

水腫是什麼？有賣肉的不良商販，為了增加肉的重量，想多賣點錢，就在肉裡注射水。同樣道理，人體水腫的其中一個

---

[74] TANABE S, et al. Reduction of bacterial volatile sulfur compound production by licoricidin and licorisoflavan A from licorice[J]. J Breath Res, 2012, 6(1): 016006.

結果，就是體重增加，所以如果長期服用甘草的同時發現體重增加了，可以懷疑有水腫的問題。

此外，過度使用甘草還會導致男性睪固酮平均值降低。有一例來自帕多瓦大學的報告，有位年輕人吃了 7 公克的甘草片（含甘草酸 0.5 公克），在短短四天後，他的睪固酮平均值下降了 44%。

不過這還不是最嚇人的。芬蘭有一項調查發現，孕婦過量食用甘草可能會導致早產 [75]。

卓別林是一個演員，而一般人如果不是為了演戲，千萬要慎重吃甘草，否則沒事也會吃出事來。

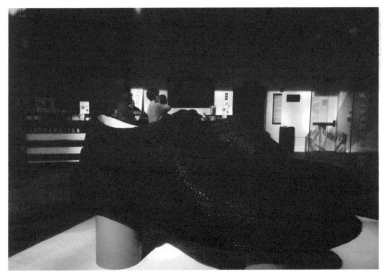

費城交響樂團基梅爾中心（Kimmel Center）展覽的用甘草做的巨鞋雕塑作品

[75] STRANDBERG T E, et al. Preterm birth and licorice consumption during pregnancy[J]. Am J Epidemiol, 2002, 156(9): 803-805.

4.5

像鹹魚一樣的纈草根

　　美國紐約州總檢察長抽查四大銷售健康食品的連鎖店的時候，目標百貨被抽查的一個纈草根（valeriana）產品，發現根本查不到纈草根的遺傳物質（DNA）。作為一種有輕度鎮靜作用的草藥，纈草根已經在各國民間使用了近千年，歷史比美國FDA更悠久，但是因為沒有一個嚴格的臨床試驗來證明其藥性，纈草根的產品也只當作健康食品銷售，不能當作藥品，所以任何相關的廣告都不能聲稱其有治療功能。

　　由於沒有一個專門針對健康食品的監管機構，這些產品的品質自然不能有保證，其中的活性物質到底有多少，基本是一筆算不清楚的帳。紐約州總檢察長決定管一管這件事，沒想到一查，情況比想像的還糟，他發現很多健康食品不是活性物質太少，就是連個鬼影子也沒有。

　　纈草根裡的活性物質是戊酸。除了鎮靜、幫助睡眠，民間還用此草藥作其他用途。比如，在伊朗就用纈草根來對付女性更年期症候群，有一個臨床試驗還證明纈草根可以緩解熱潮紅[76]。

　　纈草根的味道不好聞。如果要用一個詞來形容這股氣味，那就是「穿過的運動鞋」！但是老鼠喜歡這個味道。在歐洲的傳統故事《花衣魔笛手》裡，德國一個叫哈默爾恩的村子發生鼠疫，村民請來的魔笛手吹起了神奇的笛子，所有的老鼠都在

---

[76] MIRABI P, MOJAB F. The effects of valerian root on hot flashes in menopausal women[J]. Iran J Pharm Res, 2013, 12(1): 217-222.

笛聲的指引下走出了村子。但是，這個故事還有一個版本，解密說真正吸引老鼠的，其實是魔笛手口袋裡的纈草根。

纈草根嘗起來像鹹魚，所以貓也喜歡，要是花園有種這種植物，就會吸引貓來刨它的根。

鹹魚要翻身，可以考慮找貓來幫忙。看來以後到店裡買健康食品，也得找隻貓幫忙，聞聞那些纈草根的味道，看看成分有沒有問題。

敢用雷公藤減肥嗎？

變胖容易，瘦身難。

人瘦不下來，完全可以怪到瘦素（leptin）上。瘦素是一種抑制食慾的激素，通俗解釋一下它的功能，就是當食物被吸收進入體內，在身體感覺到獲得的熱量差不多的時候，會給人體一個溫馨提示：吃得差不多就行了。

這個瘦素的功能一開始是在老鼠體內發現的。如果把瘦素的基因消除掉，會注意到老鼠怎麼吃也吃不飽，體態自然越來越富態。

但是這個從老鼠體內發現的瘦素，用在人體身上就沒多大作用。曾經有個製藥公司想把瘦素開發成減肥藥，最後不了了之。對失敗的總結基本就是：胖子之所以是胖子，是因為對瘦素已經不敏感了，給再多也沒用。對於正常人，瘦素雖然還有點作用，但是效果也比較短暫。

因此科學家還在找能夠增加瘦素活性的東西。最新的發現是，從中草藥雷公藤中提取的三萜類化合物雷公藤紅素（celastrol）可以增強瘦素的作用，減少肥胖小鼠的食物攝取，使其體重下降 45% [77]。

雷公藤紅素還有很多功能。有一個蛋白叫 CIP2A（cancerous inhibitor of protein phosphatase 2A，蛋白磷酸酶 2A 的癌性抑制因子），本身是個癌蛋白，功能就是促進癌細胞的增殖。雷公藤紅素可以直接和 CIP2A 結合，導致其被迅速降

---

[77] LIU J, et al. Treatment of obesity with celastrol[J]. Cell, 2015, 161(5): 999-1011.

解清除。所以，雷公藤紅素能抑制癌細胞的活性，可以用動物試驗證實。同時，雷公藤紅素也能增強化療藥物順鉑的抗肺癌作用 [78]。

不過這些科學試驗都還處於實驗室階段，雖然帶來了希望，目前還不足以用來支持在臨床治療中讓胖子或癌症患者吃雷公藤紅素或者雷公藤，還需要正規的試驗來評估是否能找到一個可以讓人體耐受的有效劑量。尤其是關於雷公藤紅素與CIP2A 的結合，研究發現正是透過攻擊蛋白上的親核胺基酸而完成的，目前不知道這種攻擊的特異性如何，會不會也任性攻擊其他的蛋白而帶來安全性問題？

在中藥裡，雷公藤和同為衛矛科雷公藤屬的昆明山海棠都是常用來治療類風溼關節炎、紅斑性狼瘡等免疫疾病的草藥。關於類風溼關節炎的症狀，諸如關節疼痛、屈伸不利、紅腫熱痛等，中醫認定這些毛病都是因為人體經絡被風寒溼邪所痺阻，而認為這兩種植物具有祛風除溼、舒筋活絡之功效。

但是，雷公藤和昆明山海棠都有肝、腎、生殖毒性。由於患者一般需要長時間服用，毒副作用也就容易顯現。直接吃雷公藤的毒副作用，有月經不調、轉胺酶增加的風險，若長時間服用，可能導致肝損傷、胃出血。曾經有位育齡期婦女，由於手上有皮膚病，在皮膚科醫師指導下服用昆明山海棠片，手部病情倒是得到了有效控制，但是月經量變少，最後閉經。經婦科檢查，診斷為卵巢早衰，且無法恢復。

瘦身不容易。人的器官要是被藥物損傷了，恢復起來更不容易。

[78] LIU Z, et al. Cancerous inhibitor of PP2A is targeted by natural compound celastrol for degradation in non-small-cell lung cancer[J]. Carcinogenesis, 2014, 35(4): 905-914.

4.7

烏頭鹼：真的是不想讓你活到白頭！

2015 年 11 月 25 日中午，中國雲南雲安集團發布訃告，雲安會都董事長蘇雲安疑似烏頭鹼中毒去世。據轉載的報導，24 日凌晨，蘇雲安被送上救護車，當時人還是清醒的，但是嚴重心律失常，後轉送至昆明醫學院第二附屬醫院搶救，可惜最終搶救無效死亡。

讓蘇總中毒的烏頭鹼，一般來自草烏、川烏、附子等植物。雲南民間一直有冬季補食草烏的習俗。根據隔壁老王的介紹，草烏大補，冬天吃了不怕冷、不感冒，還可治療婦科病和風溼病。

2015 年 9 月，雲南大理賓川村村民煮食草烏燉豬腳，參加聚餐的親屬先後出現中毒反應，其中 6 人搶救無效死亡。

2013 年，根據新聞報導，玉溪市人民醫院已在一個月內接收到 35 名烏頭鹼中毒的患者。

2008 年，雲南玉溪 57 人食用草烏中毒。這些不幸的人到了一家叫「野生菜聚園」的餐館吃野菜，其中一道菜含有草烏。回家後不久，他們就出現了頭暈、手腳發麻（手腳上有螞蟻在爬的感覺）、嘔吐等，緊接著就被送進了醫院。

烏頭鹼有毒性，是因為它能影響細胞膜上對電壓敏感的鈉離子通道，以及引起神經傳遞物乙醯膽鹼的釋放，主要影響的組織包括神經、心肌和骨骼肌等。神經毒性的結果是局部感覺異常、麻木，心肌的毒性是心率失常、甚至心臟停止跳動，而

骨骼肌的毒性就是四肢肌肉無力、運動失常。烏頭鹼引起的乙醯膽鹼釋放，可以誘導迴腸強烈收縮，出現劇烈腹痛、腹瀉、噁心嘔吐等胃腸道毒性症狀，所以烏頭植物在有些地區也被稱為「斷腸草」。

這類含烏頭鹼的植物也用於很多傳統的中藥。雲南白藥就被香港衛生署強制下架，因為發現含有未標示的烏頭鹼。作為國寶級祕方的雲南白藥，在中國一直被允許可以不用標示藥物成分，但在此事件後，雲南白藥正式承認含有烏頭鹼，官方解釋是：「透過炮製，烏頭鹼水解成烏頭次鹼並進一步水解成苯甲醯烏頭原鹼，可使毒性大大降低。雲南白藥透過獨特的炮製生產工藝，在加工過程中，已使烏頭鹼類物質的毒性得以消解或減弱。」

當然烏頭鹼絕對不是雲南的特色，我在《吃什麼呢？》一書中講述的南京芝麻糊事件，也跟烏頭鹼中毒有關。

含有烏頭鹼的植物，草烏、川烏等名字裡都有個「烏」字，屬於溫馨提示，但是附子卻沒有，屬於暗藏殺機。到Google網站搜尋「附子燉雞」，能立即看到一堆美食的圖，仔細一看，基本都是各種養生、美顏的網站。

電視劇裡古代的宮鬥很厲害，尤其是各宮的皇后、妃子、娘娘。如果當年有智慧型手機，只要在社群網站上多發幾張強調美顏的附子燉雞圖，大概能消滅不少死對頭！

4.8

石斛的溫柔一刀

　　石斛是一種美麗的花。它本來可以安安靜靜地做一朵美麗的花，但是命運不允許它這樣。

　　在江湖上，石斛還有一個別稱，叫鐵皮楓斗。如果這個外號還沒讓你如雷貫耳，那麼恭喜你，江湖上的血雨腥風離你太遙遠了！

　　不像許多江湖的狠角色，鐵皮楓斗沒有什麼兇悍的殺傷力，作為一個標榜無毒性的植物草藥，它在江湖上行走了很多年，除了賺點錢，似乎真的沒害過什麼人，不見什麼血案。

　　但是鐵皮楓斗卻有一個不想讓人知道的祕密，這個祕密就藏在一篇 1995 年的論文裡 [79]。

　　這個試驗裡有兩組人，一組以插鼻胃管的方式進食鐵皮楓斗的提取物，另一組是對照，同樣被插管，但是鼻胃管的液體裡沒有鐵皮楓斗。為什麼要對照？因為要保證該試驗觀察到的結果是因為鐵皮楓斗引起，而不是插管這個過程。

　　試驗的結果，就是發現鐵皮楓斗插管三十分鐘後，血液裡的胃泌素增加了。一小時以後，胃裡的胃酸增加，而且持續到兩個小時以後。

　　胃泌素是做什麼的？胃泌素是由胃的壁細胞產生的肽類激素，用來進一步刺激胃酸的分泌。胃泌素還能刺激幽門括約肌的收縮，這是胃精巧的機制，相當於先關起門來消化食物，不

---

[79] CHEN S, et al. Effect of Dendrobium nobile Lindl. on gastric acid secretion, serum gastrin and plasma somatostatin concentration[J]. Zhongguo Zhong yao za zhi, 1995, 20(3): 181-121, inside front cover.

讓胃酸流到下面的腸道。

胃泌素過多會怎麼樣？幽門括約肌過分收縮，是胃痙攣的一個原因。

胃酸的作用不用多說，適當的胃酸本來是好的，幫助消化，但是太多就會造成胃及十二指腸表面的腐蝕，形成潰瘍。

有一類叫抗酸藥（antacid）的藥物，用來降低胃內酸度，是消化道潰瘍的主要治療藥物。2013 年，這類藥在美國的銷售額是 20 億美元，這些藥本身的價格並不高，可以想像一下有多少人有胃酸過多的問題。

如果胃酸已經過多了，鐵皮楓斗可以讓它更多，等於讓胃疼更糟糕！

如果你本來就有胃痛的毛病，還要補鐵皮楓斗，我只能祝你好運，希望能接住鐵皮楓斗的溫柔一刀！

你也許會說：如果鐵皮楓斗是一把刀，那也是一把見不了血的刀，有什麼好可怕的？

錯了，鐵皮楓斗還真的能見血，屬於見血不留名的刀，因為它能夠抗凝血。有人測試了十種石斛的提取物，發現其中八種有明確的抗凝血、抗血栓作用。對於一些容易發生血栓的人來說，這應該是一把好刀，能把堵塞的血管「挖」開。但是對於其他人，這刀就可以放血。

人在江湖行走，總有受傷時候。如果這個時候你還要補鐵皮楓斗，傷口會更加不易癒合，血也會越留越多！當然，江湖上的事也不能全用平常的邏輯解釋。電視劇裡也能看到，江湖上鬥狠的時候有人自己替自己放一點血，然後敵人就被這股強大的氣勢所震懾住！

　　即便遠離江湖爭鬥，人也有自然流血的時候，比如月經期間，還有生完孩子的時候。這時就必須遠離那些會抑制凝血的東西。

　　對於鐵皮楓斗的「溫柔一刀」，你準備好了嗎？

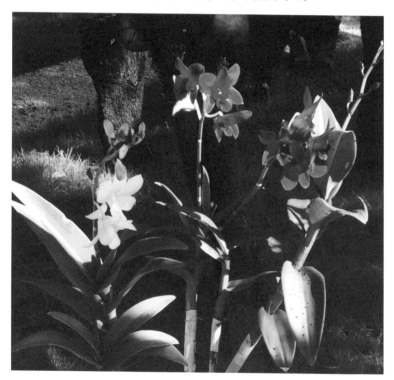

加勒比海的石斛

4.9

勵志的黃連

每個人都能講出一則勵志的故事。

我也有一則勵志的故事，跟黃連有關。有這樣一句老話：「啞巴吃黃連，有苦說不出。」小時候聽到這句話，就覺得沒有學識太可怕了，萬一不小心變成啞巴，吃了苦都說不出來！所以當時就立志要好好讀書，至少以後可以用文字吐槽！

其實吃黃連的人，並不是為了品嘗其中的苦，而是衝著它所含的黃連素。中醫裡關於黃連的功效，涉及各種經（「歸心、脾、胃、肝、膽、大腸經」），降各種火（「瀉火解毒，用於心火亢盛、清上焦火熱」），其實不外乎與黃連素的抑菌和抑制原蟲生長的作用有關。

可是隨著抗生素的突飛猛進，甚至氾濫到家畜、魚蝦蟹都在吃，味道又苦效果又有限的黃連，使用空間已經受到很大的打壓，若不是還有一些「天然產物」的鐵粉，黃連都要變成黃曆了。

不過，柳暗花明又一村。黃連素首先被發現有降血脂的功效，而且還跟目前普遍使用的他汀類藥物機制不一樣 [80]！隨後，黃連素又被發現可以減少 PCSK9[81] 的表現 [82]。PCSK9 的正常功能是降解低密度脂蛋白受體，一旦該受體減少，對健

---

[80] KONG W, et al. Berberine is a novel cholesterol-lowering drug working through a unique mechanism distinct from statins[J]. Nat Med, 2004,10(12): 1344-1351.

[81] PCSK9：一個可以結合低密度脂蛋白膽固醇受體的蛋白，結合 PCSK9 後的受體被細胞內吞，不能再繼續運作更多的低密度脂蛋白膽固醇。因此，PCSK9 抑制劑能夠增加受體的功能，可以降低血液中低密度脂蛋白膽固醇的濃度。

[82] CAMERON J, et al. Berberine decreases PCSK9 expression in HepG2 cells[J]. Atherosclerosis, 2008, 201(2): 266-273.

康不好的低密度脂蛋白就不能從血液中清除。所以，PCSK9是一個壞蛋（白）！要是能減少 PCSK9，對血脂自然是一件好事。2015 年，美國 FDA 批准了幾個 PCSK9 的抗體，作為降低低密度脂蛋白膽固醇的藥物，但是，這些藥物一年的費用大約是 14,000 美元。

所以，如果黃連素降血脂的功效能經受住臨床試驗的檢測，那它就可以成為一個神奇的藥。不過，降血脂的藥都要長期使用，目前知道長期使用黃連素可能破壞腸道的菌群，導致維他命 B 的吸收障礙，從而造成周圍神經損傷，也就是膝關節、腕關節感覺減退，並出現自發性疼痛。另外，長期使用黃連素造成的便祕，也跟菌群失調有關係。所以，使用黃連素必須慎重再慎重，不要以為是天然產物又不需要醫生處方就可以大吃特吃。

吃苦只是勵志的故事，聽聽就好。可靠的醫療資訊才是健康生活的基調。

第五章
美的代價

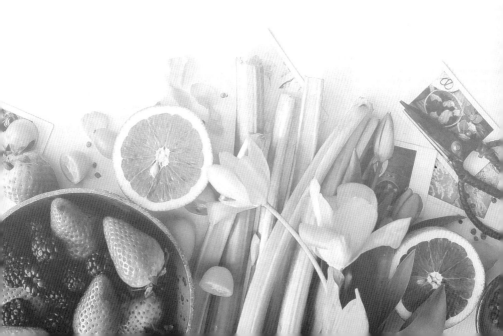

5.1

一針見白

　　華人社會有句老話：一白遮三醜。華人社會還有句話：沒有醜女人，只有懶女人。所以華人裡有很多怕醜的女人在勤快地做各種美白，恨不得從娘胎裡就開始敷面膜，以達到濾鏡APP的效果。

　　其實不只是華人社會，韓國、日本，甚至印度，都以白為美。印度對美白的追求，甚至擴大到了眾人看不見的部位。

　　以白人為主的歐美人，也曾經有過對美白的追求。最經典的例子就是英國女王伊麗莎白一世。她因為29歲時得了天花，所以要化妝品來維持形象。在莎士比亞的年代，王公貴族使用一種叫Venetian ceruse的產品，美白的效果可謂是耀眼奪目。Venetian ceruse的配方其實很簡單，就是白醋混鉛粉。但是用它來美白的代價就是鉛中毒，包括脫髮、肌肉麻痺、精神狀態變差。長期使用鉛粉還會腐蝕皮膚，導致美白產品越塗越厚。這種慢毒性的東西大概流行了三個世紀，不知道毒害了多少貴婦人，目前公認的伊麗莎白一世的死因也是鉛中毒。

　　現在的歐美時尚追求被太陽烤焦的褐色美，對白皙膚色的讚美僅僅停留在《白雪公主》的童話故事裡。但是，一個注射用西藥的副作用，卻給廣大追求美白的亞洲女性帶來了希望，那就是美白針的出現。

　　江湖上流傳的美白針有一個重要的成分，叫做還原型穀胱甘肽。這個注射型的藥主要是用來輔助腫瘤的化療，以及用來化解某些情況下的肝毒。但是有一些患者使用後，出現臉色蒼

白、血壓下降等不良反應。臨床醫生看到這些副作用，就會停止給患者用藥，但是，對於美容者而言，這不就是夢寐以求的美白效果嗎？

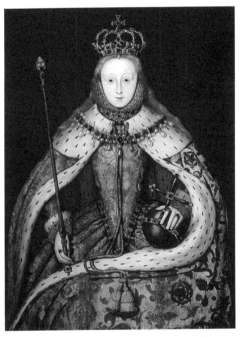

伊麗莎白一世的畫像（現藏於倫敦國家肖像館）

只是注射進來的穀胱甘肽，來也匆匆，去也匆匆。從動物試驗中發現，靜脈注射進去的穀胱甘肽，在體內會被快速氧化降解，而且注射的劑量越大，消失得越快，體內半衰期只有11.4分鐘[83]。穀胱甘肽在人體中也被嚴格調節，它的體內濃度基本被控制在很狹窄的生理範圍內。所以即便美白針有什麼效果，即便一針可以見白，也不見得能夠維持多久。

[83] AMMON H P, MELIEN M C, VERSPOHL E J. Pharmacokinetics of intravenously administered glutathione in the rat[J]. J Pharm Pharmacol, 1986, 38(10): 721-725.

　　除了人體本身的調節，一些藥物也會影響穀胱甘肽的體內濃度。在人體內，穀胱甘肽之所以重要，是因為它能與很多分子結合，然後一起代謝分解。這個「陪葬品」性質的功能也是穀胱甘肽解毒的原理。很多藥物分子都需要穀胱甘肽作為陪葬品，所以服用藥物後就會消耗穀胱甘肽。比如感冒發燒常吃的氫可酮，服用 0.5 公克以上就能明顯消耗穀胱甘肽 [84]。問題來了：有沒有人在感冒一場之後臉色變黑了？如果真的擔心這個，也有辦法能補救：膳食補充乙醯半胱胺酸，可以減少消耗穀胱甘肽。

　　需要說明的是，應該沒有哪個國家的藥監局正式批准過美白針。江湖上的美白針不只含有穀胱甘肽，還有其他的東西。如果廠商說有 FDA 批准，其實只是玩了一個文字遊戲，指的是美白針中的穀胱甘肽，但是其批准的適應症並非美白，而是比如癌症用順鉑化療時的輔助治療 [85]。

　　美白針的代價也不只是高昂的費用。有人使用後皮膚出現丘疹，還有一些極端的狀況，出現更嚴重的皮膚疾病，如史蒂芬強森症候群。

[84] SLATTERY J T, et al. Dose-dependent pharmacokinetics of acetaminophen: evidence of glutathione depletion in humans[J]. Clinical pharmacology and therapeutics, 1987, 41(4): 413-418.

[85] AEBI S R, ASSERETO B H. Lauterburg, High-dose intravenous glutathione in man. Pharmacokinetics and effects on cyst(e)ine in plasma and urine[J]. Eur J Clin Invest, 1991, 21(1): 103-110.

5.2
塗在臉上的痔瘡膏

有些人熬夜是為了生活，有些人熬夜是為了享受生活。不管是哪種，熬完夜的臉上都會有個標籤——眼袋。

有一個消除眼袋的「祕方」，就是痔瘡膏。

把痔瘡膏塗在臉上，這不是痔瘡膏說明書裡的使用方法，卻是一個在夜店族群裡口耳相傳的祕密，又被好萊塢的電影《選美小姐》大肆宣傳。甚至還有一句非官方的廣告台詞：把塗屁股的東西塗在臉上，可以讓你的皮膚像嬰兒的屁股一樣美好！

痔瘡發生的時候局部血管會發炎、腫脹，所以痔瘡膏的配方裡一般都有讓血管收縮的活性成分。只是 Preparation H 有好幾種配方，有的是以金縷梅為收斂劑的簡單保溼霜，也有的含去氧腎上腺素、普莫卡因和皮質醇等各種藥物。去氧腎上腺素也常見於感冒藥中，可以減少鼻竇中的血流量，從而減少鼻子分泌的黏液和水分，用在眼袋上大概也是希望減少水分。皮質醇也是一種激素，功能也是減輕腫脹和炎症。

對於偶爾熬夜造成的眼袋，這些藥物也許有促進恢復的作用，但對於長年累月積攢下來的眼袋不見得有用。電影明星說對熬夜熬出來的眼袋有用，最多算是使用者體驗，不能當作是有療效的證據。到底有多少效果，目前找不到一個有效的評估試驗。還需要注意的是，由於眼部的皮膚比較嫩弱，長期使用這些藥物可能造成損傷。

要是知道熬夜後臉上要塗痔瘡膏，你還會熬夜嗎？

5.3

減肥減掉的命

時尚女人的衣櫥裡，總是少一件衣服。

愛美女人的身上，也總是多一兩肉。

中國古代曾經有過以胖為美的時代，比如「環肥燕瘦」所指的楊貴妃的時代。當然，因為史書上沒有記載楊貴妃的身高和體重，如今無法計算她的體質指數（body mass index, BMI），不好斷定楊貴妃是真胖還是微肉。不過這不重要，重要的是如今胖已經是女人和男人的致命傷。歲月可以是殺豬刀，也可以是豬飼料。

過度的肥胖還會引起心腦血管疾病、糖尿病、高脂血症等慢性疾病。因此，醫生也會建議這些人減肥。

有人成功減肥了，但是也把命減掉了。

一名 26 歲的女子突然暴斃，驗屍發現體內有藥物氟西汀。原來事發前幾個月，該女子開始服用某 S 減肥膠囊，但是這款所謂的天然減肥健康食品裡就藏著化學藥物──氟西汀！

氟西汀（fluoxetine）是一種選擇性血清素再攝取抑制劑（SSRI），臨床上本來用來治療憂鬱症，商品名為「百憂解」（Prozac），後來在臨床使用中發現有 2％的患者服用後明顯甩掉了一些體重，進一步研究才發現這種藥有治療神經性暴食症的作用。但是這個能解「百憂」的藥物，卻是有風險的。根據製藥公司提交給 FDA 的統計顯示，從 1999 到 2004 年，全世界有 3,800 萬人服用了該藥，有 1,578 起超劑量服用事件，導致 195 例患者死亡。這 12％的超劑量病死率，在一些情況下

是因為患者同時服用了其他藥物。如果只看單獨服用氟西汀的案例，超劑量病死率為 5.4%。

還有一個叫西布曲明 (Reductil、Meridia) 的藥，它作用於神經中樞，抑制人的食慾，從而達到減肥的效果。這款減肥藥 1997 年被 FDA 批准上市，但上市之後，FDA 監測到了嚴重的不良反應：一些使用者產生嚴重心腦血管併發症。出於對安全的考慮，歐盟和美國相繼暫停了西布曲明的上市許可。

雖然有關部門不允許銷售，但很多減肥產品還是含有西布曲明，有的甚至打著「全天然」、「純中藥」的幌子。在美國 FDA 對市場的監測中，就發現來自中國的「靈芝纖美排毒茶」等減肥產品中偷加了西布曲明。

跟販賣這些混有西藥的所謂「天然」減肥產品相比，以前那些掛羊頭賣狗肉的商人簡直太有良心了，至少他們賣的都是肉。這些打著「天然」招牌的人，知道天然產品減肥效果極其有限，所以加入了合成藥。為了蠅頭小利，他們從兩個層面對消費者帶來傷害：一是隱瞞藥物的已知毒副作用，二是因為與混入其他成分和藥物，有可能增加合成藥物的毒性。

尤其是不明真相的買家還以為這是天然無副作用的膳食補充，因為減肥心切，很容易造成超劑量服用，產生不可逆轉的後果。

穿衣可以任性，減肥千萬慎行。

跟頭髮有關的那些藥

這個世界上沒有永遠的朋友。

歲月曾經是女人的朋友。歲月可以讓女大十八變，也可以讓女孩長髮及腰。

但歲月終將成為女人的敵人，把滿頭的青絲秀鬈換成一根根銀絲灰髮。

女人要抗爭，就要染髮，於是有了超市裡各種顏色的染髮劑。染髮不但可以讓女人恢復原來的髮色，還可以變出父母給不了的顏色。從某種意義上說，敵人其實是讓世界進步的動力。

畢竟是化學物品，染髮劑也給女人帶來不少麻煩。電視上有一些對染髮劑過敏的報導，嚴重的甚至會威脅性命。這些都是女人追求美的代價。

因為化學染髮劑有這些事故，便有人杜撰出「天然」染髮的優點，似乎化學合成的東西都是不好的，而天然的都是好的。

何首烏便是這種讓白髮變烏髮的天然偏方。在此我不討論何首烏的烏髮效果，我想說的只有何首烏的副作用。很多人長時間進補何首烏後，不管頭髮有沒有變黑，反正臉色已經變得蠟黃了。曾有人被醫院鑑定為肝炎，差點被當作病毒性肝炎進行隔離治療。幸虧在醫生的再三追問之下，患者才說出有在吃添加何首烏的「天然健康」食品。患者終於明白，自己從來不覺得是藥物的何首烏，原來也可以引起藥物性肝炎。如果

長期超劑量服用，何首烏會導致更嚴重的毒副作用，譬如肝衰竭 [86]。

任何讓白髮變黑髮的天然食補，如果沒有這何首烏，就是晴天；有了何首烏，就是晴天霹靂。

徐女士去山東觀光時路過一家藥局，看到阿膠促銷活動，不但買了阿膠，還順便買了店員推薦的制首烏。藥局的服務也很好，替顧客將制首烏和阿膠一起熬製。徐女士每日服用一小塊，轉眼就服了八十多天，因身體不適到醫院檢查，結果在醫院確診為亞急性肝衰竭、藥物性肝炎，被下了病危通知，接受血漿置換治療。該事件之所以被媒體報導，是因為徐女士半年後到該藥局門口擺攤抗議。值得一提的是，當時藥局經理回覆媒體：「制首烏、何首烏是保肝護肝的，絕不會傷肝。」經理的答覆是 2014 年 11 月的事，而早在同年 7 月，中國食品藥品管理監督總局（CFDA）已經發布了「關注口服何首烏及其成方製劑引起的肝損傷風險」的通報（2014 年，第 61 期）。藥局經理作出這種回答，讓 CFDA 情何以堪？

至於化學染髮劑產生的過敏副作用，一般都是可逆轉的，停用後就會好轉。那些極端的、危及性命的嚴重過敏，也是極罕見的例子。一般來說，大品牌的安全性高一點，而在市場上銷售了一段時間的產品，也比最新產品安全，因為如果安全性有問題，往往需要一段時間才能顯示出來。這些正規生產的外用化學合成品，不透過消化道吸收，一般來說不容易產生傷害肝腎的毒性。

如今藥物學上的研究，讓我們對頭髮變黑變白有了更

---

[86] 周桂琴等，七十四例中草藥引起肝損傷臨床分型及病理特點分析 [J]，中華中醫藥雜誌，2014 年，29(7)：2380-2382。

多的認識。有一個治療慢性骨髓性白血病的藥物伊馬替尼（imatinib），這是一個酪胺酸激酶抑制劑，結果在臨床使用中發現部分患者有灰髮變黑的現象。經研究發現，這個藥物應該是抑制了一個叫 c-KIT 的蛋白，該蛋白的一個功能是減少黑色素細胞產生黑色素。伊馬替尼能夠抑制 c-KIT 的活性，毛囊裡的黑色素幹細胞多製造一些黑色素，頭髮也會更黑一點。

另外一個治療腫瘤的藥物 Sugen，卻有相反的作用，在半數以上的患者中發現它會導致頭髮花白。幸好，Sugen 的這個副作用是可逆的，停藥後頭髮顏色又可恢復 [87]。

除了頭髮的顏色，脫髮也可以被一些藥物改變。現在研究顯示，脫髮的一個重要原因是人體裡某些失控的 T 細胞對毛囊進行發狂式的攻擊，如果有辦法制止這些免疫細胞濫用權力，脫髮的問題就可以得到解決。

在一個治療骨髓纖維化（myelofibrosis）的臨床試驗裡，招募的患者中有三個是脫髮的，但是在服用藥物 ruxolitinib 五個月之後，他們的頭髮幾乎全長出來了！ruxolitinib 是一個激酶 JAK 的抑制劑，本來就是用來限制免疫系統功能的，該藥物的副作用帶來的不是醫療事故，而是脫髮人的福音和奇蹟！同時，另外一個類似的藥物 tofacitinib 也有同樣的功能，它們促進毛髮生長的作用可以用動物實驗驗證，而且不需要口服用藥，只需要在皮膚局部塗用，動物的毛髮就能迅速長出。

對於女人而言，頭髮的長短不是什麼大問題，但是睫毛的長度卻很重要。有一種治療青光眼的藥水（Lumigan/

---

[87] MOSS K G, et al. Hair depigmentation is a biological readout for pharmacological inhibition of KIT in mice and humans[J]. The Journal of pharmacology and experimental therapeutics, 2003, 307(2): 476-480.

Careprost，含有比馬前列胺 Bimatoprost），本來是用來降低眼壓的，但是使用時會讓睫毛緩慢變長變密。這個消息傳到香港後，曾使青光眼藥水價格暴漲甚至缺貨。但是長睫毛的藥水的副作用不全然是可愛的，如果大量使用，會使眼皮色素沉澱，出現「熊貓眼」，更嚴重一點會導致失明。

其實毛髮的長短和顏色對人來說並不是疾病，甚至不是一個缺陷。有一朋友少年得志，創辦一間科技公司。幾年沒見，再見時已滿頭銀髮。詫異之間，朋友解釋說：「這樣好，顯得比較成熟。」我非常懷疑他是不是特意染了白髮！

5.5

「臭」美的耳環

因為有耳朵，人類多了一件可以臭美的事：穿耳洞、戴耳環。

但是常常有人戴了耳環之後，耳朵發紅發腫，甚至有臭水流出，當真成了「臭」美！

民間的智慧，就是在穿完耳洞之後一定要戴純金純銀的耳環，這招一般都很有效，但要是問起原因，很多人可能這樣回答：金銀貴啊，貴的東西就是好！

實際上，發紅發腫多半是對耳飾裡摻入的鎳過敏，尤其是在穿完耳洞有傷口的時候。所以如果遇到這類問題，可以買不含鎳的耳飾。因為鎳過敏的問題很普遍了，很多首飾的產家都會特意把不含鎳的產品做出標示。

除了耳垂穿耳洞的地方，戴項鏈的脖頸、戴手錶的手腕如果出現過敏反應，都要懷疑這些項鏈、手錶是否有鎳的成分。

對鎳過敏，不只是跟首飾有關係。美國加州一名 11 歲男孩，身上出現鱗狀皮疹，後來竟蔓延到全身各處。用一般的治療方式都沒什麼效果，最後醫生透過皮膚測試查出小孩對鎳過敏。過敏原是從哪裡來的呢？原來小孩每天把玩的 iPad（Apple 平板電腦）外殼有鎳的成分，家長替 iPad 加裝保護套後，小孩的皮膚炎明顯好轉。

很多硬幣裡也含有鎳，比如美國的 5 分、10 分，還有 25 分的硬幣都含有鎳。只要不是老把這些硬幣握在手裡，過敏的機率應該不大。不過有報導說有人把硬幣放在貼身的口袋裡，

結果天熱出汗，汗水滲透到口袋裡，接觸了硬幣，再轉移到身上，結果就過敏了。

　　也許該藉此機會感謝一下信用卡，一卡在手，可以遠離錢幣帶來的細菌和過敏原。

5.6
來自火星的水

2015 年，美國航空暨太空總署宣布在火星上發現可以流動的水。

看到這則新聞標題，我腦中只有一個想法：花了那麼多納稅人的錢，結果跑到火星上找水！他們怎麼不知道自己的腦子裡都是水？其實人家找的不是水，而是火星上的生命。水是生命之源，如果沒有水，就肯定沒有生命。

水對生命如此重要，於是有人用水做了噱頭。

噱頭之一就是所謂的負氫離子水。這種水的神奇之處是喝了能長壽，泡腳能除臭，洗臉能把斑洗走。這種水雖然神奇，但祕密早已被人揭穿，其實也就是電解的水。國中時應該學過，水電解產生氧氣和氫氣。氧氣的重要性不必多說，我們可以絕食，但是不可以缺氧。可是氧氣很難作為一種保健產品，因為對絕大多數的消費者而言，空氣裡面的氧已經足夠使用了。所以，要編出一個奇蹟，只能勞駕這種水解產生的氫出來製造話題。只是氫氣怎麼就變成負離子了？

不管負氫離子存不存在，重要的是這個市場得存在。這個市場的建立有兩個推手：

(1) 人體內的一些有機分子帶有很不穩定的正價氧原子，而這些氧原子的危害被某些文章無限放大；

(2) 人體內確實有氧自由基，是氧化劑，本來是負價的，結果被某些民間「科普」篡改成了正價。總之，如果有一個負價的氫，就可以成為超級抗氧化劑，正好中

和掉這些可以對人的細胞造成氧化、傷害的東西。

當然這種負氫離子水的小把戲是上不了台面的，令我驚訝的是在一個高級的電視節目上看到的表演。有專家出來介紹一種固態負氫離子，說對去除臉上的黃褐斑有奇效。作為健康食品，藥監局都不需要檢驗它的療效，所以在電視上，證明這種固態負離子氫效果的試驗就可以設計得隨心所欲。他們用一種白色的粉末（天曉得裡面到底是什麼物質）溶在水裡，水裡泡著一個裝有碘酒的塑膠瓶，結果隔著瓶子就能把碘酒的棕色去掉。由此他們證明，這東西也能把臉上的棕色斑點去除。

我看到這個試驗，想起小時候在街上看到的清潔劑廣告表演：一塊髒兮兮的抹布，泡在神奇的清潔劑裡，攪和攪和，拿出來就是一塊潔白的布了。

人臉若是擦桌布，何事秋風悲畫扇？一瓶清潔劑就可還原！

那個電視節目裡的專家沒有解釋這種白色粉末到底是什麼。有網友推測，這種白色含「負離子氫」的粉末遇到水可能產生了氯氣，而氯氣在造紙、紡織工業中曾經是比較常用的漂白劑。網路上還有一部影片，有人因為把潔廁靈和 84 消毒液混在一起清潔廁所，結果被產生的氯氣毒暈，送入醫院急救。

不過在英文網站搜尋的時候，倒是發現了有一種叫甲矽烷（silane）的白色粉末，這裡面的氫確實帶負電，也有強還原劑的能力，但是在醫學資料庫 pubmed 上沒有看到任何可以治療黃褐斑的文獻。

在大健康產業界裡，抗氧化劑這個概念已經被塑造成一個「凡是」了：凡是抗氧化的，都能修復細胞延緩衰老。我們在

化學課上確實學過，還原劑有抗氧化能力，但是如果沒有經過嚴格的試驗支持，隨便拿個還原劑過來就要抗衰老，就跟把地球還原成火星一樣難！

而當我們對遙遠的火星上的水那麼關心的時候，對我們身邊的水卻不怎麼在乎。

學術期刊《科學通報》有篇文章報導，中國地表水中含有68 種抗生素，且濃度較高，有些抗生素檢測出的濃度高達每公升幾百奈克。可以參照的是，在工業發達國家，這些濃度一般小於 20 奈克[88]。造成這些汙染的，一是企業廢水的排放，二是抗生素在水產養殖業中的濫用。

有人調侃：怪不得說生病不用吃藥，喝水就行了，因為水裡已經有藥了。但是水裡的抗生素離藥物劑量還差好幾個星座呢！以阿莫西林（amoxicillin）為例，如果水裡含量為每公升100 奈克，需要五千噸水才能達到平時一次服用 0.5 公克抗生素的劑量。五千噸水有多少？差不多是正常人花一萬年才能喝完的份量。

真正讓科學家擔心的是，超標的抗生素汙染可能培養出耐受抗生素的細菌，使得抗生素失效。養大閘蟹的池塘裡基本都有抗生素，這應該不是什麼祕密了。銷售禽畜水產抗生素的人已經注意到顧客對抗生素的要求越來越高了，以前隨便什麼抗生素都有效，現在都需要濃度高的，甚至是人用的才管得住。

可見，目前看到的汙染，也許不是悲劇的結局，而是悲劇的序幕。

關愛生命，要從關愛身邊的水開始！

---

[88] 王丹等，中國地表水環境中藥物和個人護理品的研究進展 [J]，科學通報，2014 年，9：743-751。

第六章
脂肪的那些事

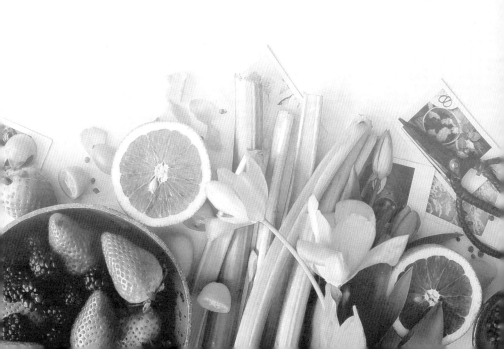

6.1

反式脂肪酸：藏在脂肪裡的害人精

　　脂肪雖然不是一個很大眾的詞，但是也不難解釋。如果有人不明白，把它替換成肥肉就是了，反正肥肉裡接近九成都是脂肪。

　　脂肪酸比較難解釋一點，它絕對不是指發酸的脂肪，而是一種有機分子，生物體把大量的能量儲存在這種分子裡。說到這，就應該明白為什麼吃了肥肉後比較能抗餓。

　　脂肪酸的種類決定了脂肪的模樣。當脂肪裡富含不飽和脂肪酸的時候，它在室溫下就以液態存在，比如大多數的植物油。倘若脂肪裡主要是飽和脂肪酸，室溫下就是固態，比如多數的動物脂肪（牛油、豬油等）。

　　我們今天要說的是反式脂肪酸，簡稱反式脂肪，是不飽和脂肪酸的一種，反式指的是它化學鍵的構造方向。天然的反式脂肪本來比較少，少到即便做了壞事也不會被察覺。但是，由於在二十世紀食品工業中開始的氫化脂肪的大規模生產，使得食物裡有了大量的反式脂肪。在一個美國人的標準飲食中，每一天反式脂肪的總攝取達到了 5.8 公克。

　　反式脂肪化學鍵是反的，吃到人體裡也要造反。大量食用這一類脂肪酸後，人類的心臟病、糖尿病等疾病的發生率和猝死率都大大增加了。

　　當然，當年之所以發明氫化脂肪，並不是出於一個想用飲食消滅西方人的陰謀，實在是因為來自肥肉的脂肪遠遠不能滿

足消費者的需求。當時的大豆已經成為美國重要的蛋白來源，但是大豆油只是一個副產品。老美喜歡的是能塗到麵包上的固體奶油，液狀的大豆油簡直沒有用處，也不容易存放，不像華人，液體油正好可以用來每天炒菜。氫化油的發明，簡直就是變廢為寶，不但可以把植物油變成固體的脂肪，味道也不錯，而且由於是植物來源的，聽起來好像很健康，素食者也能放心地吃，實在是皆大歡喜。氫化油也被叫做植物奶油、植物奶油、植脂末等，從此廣泛用於烘焙麵包、蛋糕和餅乾，也摻入奶酪、人造奶油等食品。

整體而言，氫化油的過程就是一個把脂肪酸從不飽和變成飽和的過程，但是由於反應不完全，會產生出反式脂肪，所以人工合成的反式脂肪也叫「部分氫化油」。吃入反式脂肪後，直接導致的後果就是人體血液裡的高密度脂蛋白減少，低密度脂蛋白卻增加了。在 1980 年代，哈佛大學的威利特（Willett）等就花了八年的時間，調查飲食中的反式脂肪對十萬名婦女健康的影響，結果發現，反式脂肪會讓冠狀動脈疾病的風險增加五成 [89]。後來的研究估算出美國每年飲食裡不完全氫化的反式脂肪造成了三萬人的死亡。

由於氫化油帶來的反式脂肪對健康造成危害，有人便開始攻擊這種西式飲食，建議我們應該回到過去，完全仰賴動物脂肪。想想臺灣的招牌美食滷肉飯，確實很香啊！

但是，這個提倡動物脂肪的人大概不知道動物脂肪裡也有反式脂肪。如果氫化油裡的反式脂肪是人造出來的，那動物脂肪裡的反式脂肪就是天然的。在美國人飲食中每天消耗的 5.8

[89] WILLETT W C, et al. Intake of trans fatty acids and risk of coronary heart disease among women[J]. Lancet, 1993, 341(8845): 581-585.

公克反式脂肪，雖然大部分來自氫化油，但還是有五分之一來自動物產品。最新的研究也發現，只要是反式脂肪，不管是來自氫化油還是動物，都有增加心血管疾病的風險，尤其是在女性中[90]。

所以如果要從根本上解決問題，應該是把反式脂肪從食物裡清除掉。但是由於反式脂肪天然存在於動物脂肪裡，要是立法完全禁用反式脂肪，意味著大家只能吃素。因此，禁止的東西只能改為「部分氫化油」，至少可以杜絕人工合成的反式脂肪。但是這個詞在中文裡是有歧義的，不了解情況的人會誤認為只是「一部分」氫化油被禁了，還有另外一部分氫化油可以用。這個英文單字是「partially hydrogenated oil」，中文應該確切翻譯為「不完全氫化油」。

在美國，紐約市於 2006 年開始禁止餐廳食品裡使用「不完全氫化油」，加州在 2008 年也做了同樣的規定。美國 FDA 有一個白名單，認為它是安全的食品添加劑，2013 年，FDA 宣布把「不完全氫化油」從這份安全名單上除去，含蓄地提醒了這個人工合成品的危險。

如今，所有在美國銷售的食品都要標識反式脂肪含量。不過，即便標籤上反式脂肪含量為零，也並不意味著就絕對不含反式脂肪，因為根據規定，只要每份食物的反式脂肪含量不到 0.5 公克，在營養成分含量上就可以標為零。根據估算，禁止使用部分氫化油之後，工業生產的反式脂肪的攝取量可以下降到約每天 1.3 公克，另外有 1.2 公克來自動物產品，反式脂肪

---

[90] BROUWER I A, WANDERS A J, KATAN M B. Effect of animal and industrial trans fatty acids on HDL and LDL cholesterol levels in humans—a quantitative review[J]. PloS one, 2010, 5(3): e9434.

的總攝取量為 2.5 公克，比禁止之前下降了 57%，反式脂肪的危害應該可以控制。

不過，現代疾病的發生率在反式脂肪攝取減少之後到底有沒有減少？也許要經過幾十年才看得出來。

感覺很多麻煩的疾病都是人類自找的。

6.2

肝是如何煉成脂肪肝的？

脂肪堆積在肝裡，就成了脂肪肝。

法國人追求美食，讓鵝不斷地進食，讓鵝得到脂肪肝，再把鵝肝料理成一道美味。

人的肝也能變成脂肪肝，不過那就是一種疾病了。

與肝炎、肝纖維化、肝硬化，甚至肝癌等其他肝病相比，脂肪肝算是比較輕微的。多數人在得了脂肪肝之後，不一定有很明顯的症狀。這些人也許會覺得容易疲乏、肝部不適，但一般要根據肝功能指標才能判斷是否有脂肪肝。

喝酒是脂肪肝的一個重要誘因，每天喝一兩以上酒、酒齡五年以上的人，有很大的可能性會有脂肪肝。在華人社會，喝酒是一種文化。有吃必有喝，要喝好了，事情才辦得好。事情辦好了，脂肪肝也就養成了。當然，喝酒的危害並不限於脂肪肝。大約有三分之一的酗酒者有酒精性肝炎，而這些患者中有一部分會發展成肝硬化。有研究發現喝咖啡有保護作用，可以大大降低酗酒者發展成肝炎的概率，尤其是那些屬於某種 PNPLA3 基因型的人。

酒精雖然會誘發脂肪肝，但多數的脂肪肝患者還是屬於非酒精性的。大多數的脂肪肝患者即便喝酒，每天喝的量也不多，因此酒精不是導致他們得脂肪肝的主因。如果這些人沒有糖尿病，那他們得脂肪肝的主要原因就是：胖！如果體內的脂肪多得無處安放，肝臟絕對不會倖免。

排除體重的問題，失眠也是得脂肪肝的因素之一，尤其是

中年女性。南韓一個對近七萬人的調查發現，每天少於五小時的睡眠，會讓中年女性得脂肪肝的風險增加 59%[91]。動物試驗已經證實，如果打亂睡眠的步調，膽固醇等跟脂肪相關的代謝會受到影響，膽汁的分泌也會受到影響，而這些影響一旦長期化，就會導致脂肪肝甚至肝癌[92]。

可見，想要防止脂肪肝，就要控制飲酒，避免過胖，還要維持良好的睡眠品質。關於肥胖的問題，除了運動不夠，飲食是導致肥胖的一個重要原因，而含糖飲料則完全是催肥良藥。來自塔夫茨（Tufts）大學人類衰老營養研究中心的研究人員發現，每天喝含糖飲料也可能引起非酒精性脂肪肝[93]，如果天天喝，發生率可以增加六成。唯一的例外是健怡可樂（Diet Coke），如果是喝這種飲料，則不見得有增加發病的危險。

既然酒精和含糖飲料會帶來脂肪肝的麻煩，喝茶就成了一個相對健康的選擇。

以茶代酒，肝不留油。喝茶不放糖，肝臟更健康！

[91] KIM C W, et al. Sleep duration and quality in relation to non-alcoholic fatty liver disease in middle-aged workers and their spouses[J]. J Hepatol, 2013, 59(2): 351-357.

[92] KETTNER N M, et al. Circadian Homeostasis of Liver Metabolism Suppresses Hepatocarcinogenesis[J]. Cancer Cell, 2016, 30(6): 909-924.

[93] MA J, et al. Sugar-sweetened beverage, diet soda, and fatty liver disease in the Framingham Heart Study cohorts[J]. Journal of hepatology, 2015. 63(2): 462-469.

6.3

卵磷脂真能做好血管清道夫嗎？

卵磷脂（lecithin）是一種喜聞樂見的健康食品，隨便上網搜尋一下，便能看到各種廣告、業配文和雞湯。

所謂「血管清道夫」、「健康守護神」，如果一不小心看到，感覺不趕緊買幾瓶給家裡的老人都說不過去。

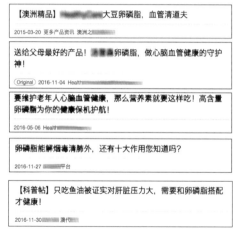

【澳洲精品】████大豆卵磷脂，血管清道夫
2015-03-20 更多产品资讯 澳洲之████

送给父母最好的产品！████卵磷脂，做心脑血管健康的守护神！
(Original) 2016-11-04 Health████

要维护老年人心脑血管健康，那么营养素就要这样吃！高含量卵磷脂为你的健康保机护航！
2016-05-06 Health████

卵磷脂能解烟毒清肺外，还有十大作用您知道吗？
2016-11-27 ████平台

【科普帖】只吃鱼油被证实对肝脏压力大，需要和卵磷脂搭配才健康！
2016-11-30 ████ 澳代█

各種卵磷脂廣告文章和「科普」文章的標題

但是標題裡的這些感嘆號，可以用來糊弄，卻改變不了卵磷脂的功能。

保護心血管功能的藥物，一般有防止凝血或降低血脂的功能，因為這些功能有助於防止血栓的形成。卵磷脂不在此列。儘管卵磷脂對心血管的「好處」在網路上隨處可搜見，醫學資料庫裡卻難以尋找支持這個「好處」的證據。

恰恰相反，有研究甚至發現過量補充卵磷脂有可能導致心

血管疾病[94]。這項發表在《自然》雜誌上的研究首先分析了血液中跟心血管疾病有關的標誌物，也就是那些在發病甚至死亡的人的血液中濃度比較高的物質，結果發現其中能確認的三個小分子化合物都是卵磷脂在體內的代謝產物。研究人員用動物實驗進一步證實，如果在老鼠的食物中增加卵磷脂，牠們血液中的這些分子會隨之增加。不過，卵磷脂要產生這些代謝產物，動物的腸道裡需要有一些特殊的細菌。

血液中的這些分子增加，到底會不會導致心血管疾病？目前還沒有定論，但是流行病學的調查結果也把卵磷脂和心血管疾病聯繫起來了。雞蛋蛋黃裡含有很多卵磷脂，如果飲食中雞蛋吃得多，意味著卵磷脂的攝取也多。有一個分析，總結了從1930至2014年間發表的相關研究，想弄清楚飲食中的雞蛋對心血管疾病和糖尿病究竟有多大的影響，結果發現一般人如果雞蛋吃得多，得心血管疾病的機率會增加19％，得第二型糖尿病的風險增加63％[95]；如果是已經有第二型糖尿病的人，多吃雞蛋會讓心血管疾病的風險增加83％。

當然，大家都知道雞蛋裡也有很多膽固醇，而膽固醇一直被認為跟心血管疾病有撇不開的關係。如果只是直接服用卵磷脂，到底會對心血管疾病帶來多大的負面影響？目前還是個疑問，但是這個問題也許永遠不會有確切的答案，因為這需要一個嚴格的臨床試驗來回答，而特意去做那個證明有害的試驗是違背醫學倫理的。

不管怎麼樣，這些說卵磷脂能預防心血管疾病的胡言亂語

[94] WANG Z, et al. Gut flora metabolism of phosphatidylcholine promotes cardiovascular disease[J]. Nature, 2011, 472(7341): 57-63.

[95] LI Y, et al. Egg consumption and risk of cardiovascular diseases and diabetes: a meta-analysis[J]. Atherosclerosis, 2013, 229(2): 524-530.

是千萬不能當真了，用卵磷脂來清血管可能會出大事。沒辦法知道腸道裡是否有那些特殊的細菌來加工卵磷脂，但是對於有糖尿病和血脂高的人，應該要遠離卵磷脂這樣的健康食品。如果真的有血脂方面的問題，真的要預防心血管毛病，最好還是去吃那些有確切效果又可靠的防凝血、防血栓的藥。

不過，也不能將卵磷脂一棍子打死，卵磷脂可能有益於腦部健康，目前的研究也支持這種可能性，只是還沒有得到確切的答案。之所以沒有確切答案，是因為不同的臨床試驗結果不太一致，有的試驗結論有效，有的結論無效。這可能是因為在不同試驗裡，卵磷脂的來源不同。在最早的試驗裡，卵磷脂多半是有效的，但是那時用的是從牛腦裡提取的卵磷脂。後來因為有狂牛症的疑慮，廠商停止把牛腦當作原料，現在卵磷脂的來源多是大豆。

除了來源的區別，不同的卵磷脂提取物在穩定性上也有區別，穩定性好的效果會好一點。作為一般的健康食品，卵磷脂的具體含量也沒有嚴格的規定和要求，這讓本來就混亂不清的局面亂上添亂。由於卵磷脂本來就是一類物質的總稱，一些研究乾脆就把研究對象定位到卵磷脂的某些成分，方便監測這類實驗物品的穩定性和品質。

在一個試驗裡，用來研究的是大豆卵磷脂提取物磷脂絲胺酸（PS）和磷脂酸（PA），服用兩個月後，老年人的記憶和「冬日憂鬱症」（winter blues）都有很好的改善。在阿茲海默症（俗稱老年痴呆）患者裡，服用卵磷脂提取物後雖然未發現任何改善，但是同期的對照組患者卻有明顯的惡化，說明卵磷脂可以

防止病情惡化 [96]。在另外一個研究裡，30 個有記憶問題的老年志願者在服用 PS 和 PA 12 週之後，記憶認知和記憶回想等指標都有明顯改善 [97]。更神奇的是，血壓也有明顯降低。

所以，健康食品雖然沒有藥品那麼嚴格，卻也不是誰都可以亂吃一通，都需要對症下「藥」。

即便健康食品有那些可能的好處，也不應該依賴健康食品，甚至把它們當作平時生活的首選，應該思索的是怎麼讓有關的食材進入飯碗。常見富含卵磷脂的食物有蛋黃及大豆，當然也包括豆腐等豆製品。與其去買健康食品來預防老年痴呆，把自己當作患者養，還不如在日常的飲食中就適當選擇這些食材。只有在飲食攝取不夠的特殊情況下，卵磷脂健康食品才可能成為一個選項。

[96] MORE M I, FREITAS U, RUTENBERG D. Positive effects of soy lecithin-derived phosphatidylserine plus phosphatidic acid on memory,cognition, daily functioning, and mood in elderly patients with Alzheimer' s disease and dementia[J]. Advances in therapy, 2014, 31(12): 1247-1262.

[97] RICHTER Y, et al. The effect of soybean-derived phosphatidylserine on cognitive performance in elderly with subjective memory complaints: a pilot study[J]. Clin Interv Aging, 2013, 8: 557-563.

6.4

三酸甘油酯可以抗癌嗎？

2015 年夏天來臨的時候，亞洲各路媒體傳來一個中藥的重大新聞：抗癌中藥——康萊特注射液在美國完成治療胰腺癌的二期臨床試驗，進入三期擴大臨床試驗。

美國 FDA 正式批准過一個「中藥」，或者確切一點說，是一個植物混合成分藥。所以，FDA 的大門就開在那裡，不管藥裡的有效分子是不是單一成分，只要有信心，都可以去申請。

當康萊特做完了一期臨床時，我覺得那間公司與其花錢來砸美國的市場，還不如盯好亞洲的市場。

看來我低估了康萊特的信心，如今康萊特默默地做完了二期臨床試驗。

這個做完的二期臨床試驗，是胰腺癌的治療。但是根據臨床試驗資料庫網站 ClinicalTrials.gov 的資料，康萊特還進行了兩個被中止的二期臨床試驗，分別是在肺癌和前列腺癌患者中。當然，這些在新聞裡不會提到。

在那兩個中止的試驗裡，康萊特是單獨使用的；而在這個完成的二期臨床試驗裡，康萊特是跟化療藥物一起使用的。根據廠商的資料，與單用化療藥物相比，康萊特聯合化療用藥後把無進展存活期從 57.5 提高到 114 天，最終存活期也從 162 天提高到 218 天，一年存活率從 9％提高到 27％。

與其他癌症相比，胰腺癌的有效治療手段非常少，如果三期臨床能夠確認這樣的效果，那確實是一個重要的進步。

　　這個康萊特注射液到底是什麼東西？它實際上就是從薏苡仁提取出的油脂乳劑。而文獻報導說薏苡仁油脂最主要的成分就是三酸甘油酯。

　　三酸甘油酯，這不就是驗血時經常要查的那個不健康的東西嗎？確實如此，只是人類的三酸甘油酯中所含的脂肪酸可能與來自薏苡仁的有點區別。

　　康萊特注射液能不能提高化療藥物的效果，這還需要三期臨床試驗去證實。中藥注射劑還有很多潛在的危險，現在最安全的作法，就是等待三期臨床結果。

　　根據中國醫院用藥的市場調查，康萊特注射劑在 2014、2015 兩年間在中藥類採購金額的排名都是第八，但是在 2016 年就提高到了第五。在 2019 年達到中藥類的首位，這個提升應該多少跟在美國的臨床研究進展有關。

魚油：美國的「土產」

魚油到底有什麼用？

這個問題的標準答案應該是：可以當伴手禮送人！

在美國的健康食品中，深海魚油是一個頗受歡迎的產品，許多華人都會把魚油當作伴手禮送人。管它到底有什麼好處，反正大家都說這個健康食品好，魚油似乎已經演化成美國土產了，要是換個 MIC 的牌子，很多人會覺得不好用吧！

至於魚油到底有哪些保健功能，我想沒有多少人能說清楚。其實也不怪大家，因為這件事情本來就不清不楚。

曾經有研究顯示，魚油可能有益於緩解急性肺部損傷。魚油中含有的 ω-3，在動物試驗裡可以抑制巨噬細胞引起的炎症，但是很難說在人體裡的效果如何。早期試驗發現，腸溶性的魚油 ω-3 脂肪酸能夠改善急性肺損傷患者的吸氧量[98][99]，但是在隨後更多患者中進行的臨床試驗裡，卻沒看到效果。有一個可能的解釋就是，在早期的試驗中，有的對照品是有問題的，很可能含有引起炎症的物質。如果這個對照品都已經是有害的了，無效的東西就可能顯得有效。就好比坐在一列本來靜止的火車上，如果旁邊火車突然往反方向發動，你就會有火車已經啟程的感覺。你之所以有這個錯覺，是因為用錯了

[98] PONTES-ARRUDA A, ARAGAO A M, ALBUQUERQUE J D. Effects of enteral feeding with eicosapentaenoic acid, gamma-linolenic acid, and antioxidants in mechanically ventilated patients with severe sepsis and septic shock[J]. Critical care medicine, 2006, 34(9): 2325-2333.

[99] SINGER P, et al. Benefit of an enteral diet enriched with eicosapentaenoic acid and gamma-linolenic acid in ventilated patients with acute lung injury[J]. Critical care medicine, 2006, 34(4): 1033-1038.

參照物。

魚油中的 ω-3 可能對冠心病有預防作用，但是依靠魚油來養生不見得是一個好辦法，首先該考慮的是含 ω-3 多的食物，比如大西洋鮭、金槍魚和 魚等。

在一個動物試驗中，魚油也可以影響免疫力，但卻是負面影響。這個試驗是用老鼠做的，先讓老鼠吃兩星期帶魚油的食物，再讓牠們接觸流感病毒。結果發現與吃對照食物的老鼠相比，吃了魚油的老鼠肺部的細胞炎症減少了，但是感染七天後肺部的病毒多了七成，病毒引起的病死率增加了四成！[100]

魚油對人的感冒到底有多大的影響，目前沒有確切的資料，但是作為一種非必需的東西，感冒時最好避免吃魚油，尤其是在感冒剛開始，需要免疫細胞殺死病毒的時期。

魚油最讓人擔心的是重金屬汙染的問題。由於魚油是從深海的魚提煉的，而這類魚會富集汞等重金屬，因此有汞超標的危險，如果誤食了汞超標的魚油，等於是對自己長期慢性下毒。雖然一些魚油產品有檢測出微量的汞，但是都沒到超標的程度，美國 FDA 也沒有抓到汞超標的魚油產品，所以只要不是拿魚油當飯吃或者炒菜，倒不至於帶來什麼嚴重後果。

魚油裡還有一個東西叫鯊烯（squalene）。在魚的肝油裡，鯊烯的含量最豐富。鯊烯本來是一個免疫佐劑，在製藥上用來提高疫苗的免疫性，但是科學界曾經發生對鯊烯安全性的爭論，因為美國大兵注射炭疽病疫苗後，有人感覺不舒服，結果查出這些人有鯊烯抗體。在動物試驗中，注射鯊烯也確實能誘導產生抗體，引起自身免疫疾病。鯊烯雖然會帶來安全性的擔

---

[100] SCHWERBROCK N M, et al. Fish oil-fed mice have impaired resistance to influenza infection[J]. J Nutr, 2009, 139(8): 1588-1594.

憂，但絕對是替炭疽病疫苗背了一個黑鍋，因為後來調查發現
炭疽病疫苗裡並沒有鯊烯成分。

既然不是來自疫苗，這些鯊烯就是來自食物。由於食物中
多少含有鯊烯，人體就有可能緩慢地產生相關抗體，老年人中
也因此有更多的抗體。所以，如果因為補魚油而食入過量鯊
烯，應該不是一件好事。

補食鯊烯還有一個問題，就是血脂會增高，這是因為鯊烯
是合成膽固醇的原材料。研究顯示，哪怕只吃了一次鯊烯，也
能檢測出膽固醇合成的增加 [101]，所以對於已經有高血脂的人
來說，見了鯊烯，最好繞道避開。

目前唯一透過臨床試驗證明效果的，是一個 FDA 批准的
魚油處方藥，叫 Vascepa，用來降低三酸甘油酯。既然是藥，
成分就比較純，是 ω-3，沒有鯊烯，汞的含量也不用擔心。但
因為它是處方藥，不能在健康食品店隨便買到。

此外，丹麥的一個臨床試驗發現，魚油可以作為讓孕婦補
充 ω-3 多元不飽和脂肪酸（包括 EPA 和 DHA）的健康食品，
如果孕婦的體內 EPA 和 DHA 過低，在懷孕最後三個月內補充
魚油可以減少新生兒得氣喘的風險 [102]。對於 EPA 和 DHA 正
常的孕婦，魚油則沒有明顯的預防氣喘的效果。

不管有效無效，魚油還有一個麻煩，那就是很多人不能忍
受它的味道，有些人吃了甚至會反胃，所以很難讓人多吃。

[101] RELAS H H, GYLLING T A. Miettinen, Dietary squalene increases cholesterol synthesis measured with serum non-cholesterol sterols after a single oral dose in humans[J]. Atherosclerosis, 2000, 152(2): 377-383.

[102] BISGAARD H, et al. Fish Oil-Derived Fatty Acids in Pregnancy and Wheeze and Asthma in Offspring[J]. N Engl J Med, 2016, 375(26): 2530-2539.

6.6

脂肪和膽固醇帶來的難題

小時候，朋友都特別羨慕脂肪多的人，認為脂肪可以禦寒，游泳的時候就不覺得水冷。

後來才知道脂肪太多會生病，要吃藥，比如降血脂的藥。血脂裡的脂，指的主要是膽固醇和三酸甘油酯。

慢性病可以慢慢治，讓人心碎的是「環肥燕瘦」裡的楊貴妃顯然不能引領時尚的潮流，各種濾鏡 APP 只能改變照片上的模樣，去不了現實中的脂肪。一時間，各種飲食療法、抽脂療法，都在搶占減肥消脂的市場。

但是脂肪真的需要消掉嗎？

有的東西放在那裡你覺得它礙事，可能要在它的好處被挪走之後才會意識到。

1968 至 1973 年，美國明尼蘇達州的精神病院及護理之家做了一個隨機、雙盲、有對照組的試驗（minnesota coronary experiment, MCE），約 9,400 人被隨機分成兩組，其中一組的飲食裡以植物油代替飽和脂肪，另一組則吃動物脂肪。由於某種原因，這個試驗的完整結果一直沒有被報導，直到 2016 年，終於有人把資料挖了出來並整理報導於世界權威醫學期刊——《英國醫學期刊》。這份作業交得太晚，結果卻是驚人的：吃植物油確實能降低膽固醇，但是膽固醇的降低並沒有帶來人們所預期的心血管疾病的收益。對 65 歲以上年齡的人來說，膽固醇低的人反而有更多的死亡風險：血液中膽固醇每下降 30mg/dL（0.78mmol/L），死亡風險就增加 35％。

　　膽固醇是人體合成性激素的原料。使用他汀類降脂藥物，膽固醇是降下來了，但是雄性激素的平均值也會降低 [103]。不但降脂藥物會影響激素，為減肥採用的低脂飲食也會有影響。有一個針對健康女性的研究發現，在採用了一種低脂、高植物纖維的飲食之後，參見試驗的志願者雌激素平均值下降了 7.5％ [104]。所以，如果有女性說開始減肥後月經不來了，一定不要覺得奇怪。

　　有一個 20 歲的年輕女性，因為一直進行長跑鍛鍊，並且一直對脂肪退避三舍，居然長達三年的時間沒有來月經！這麼年輕就體驗停經，感覺一定很糟。後來，在食物中增加了椰子油和健康的動物性脂肪，終於在一個月後成功找回月經。

　　不過，那個當年沒能完成的研究，也無法用來證明過高的膽固醇有益於健康，因為那個試驗本身是有問題的。比如，雖然該試驗剛開始的時候有 9,400 人，但是多達 75％ 的人被排除在統計結果外，因為他們在第一年內就出院了。任何試驗出現這種情況都要謹慎解讀結果，因為得出的結論可能已經被局限住了，只適合一個特殊的族群。另外，這項研究裡涉及的植物油，在當時的條件下主要是不完全氫化油，我們現在知道那裡面的反式脂肪對健康是有害的。所以，對這個試驗的正確解讀是：不應該執著追求替換動物性脂肪，也許這些用來替換的東西會適得其反。

　　2016 年，美國的最新膳食指南不再限制每日的膽固醇攝

[103] KOSTIS J B, DOBRZYNSKI J M. The effect of statins on erectile dysfunction: a meta-analysis of randomized trials[J]. J Sex Med, 2014,11(7): 1626-1635.

[104] GANN P H, et al. The effects of a low-fat/high-fiber diet on sex hormone levels and menstrual cycling in premenopausal women: a 12-month randomized trial(the diet and hormone study)[J]. Cancer, 2003, 98(9): 1870-1879.

取量,但是,這並不表示脂肪的好處可以被誇大,可以肆無忌憚地吃肉了。指南雖然取消膽固醇攝取的限制,卻仍然限制著飽和脂肪酸的攝取量,其實這兩個東西在肥肉等食物裡是被捆綁在一起的。如果飽和脂肪酸不超標,膽固醇也應該不超標,同時,人體攝取的膽固醇其實只占體內積累量的一小部分,主要還是人體自己合成出來的。與其限制膽固醇的攝取量,還不如合理調整飲食,做到飲食均衡,讓體內的膽固醇達到一個合理的平均值。

脂肪既然是身體的一部分,那它總有一定的好處和正常的生理作用。用不著把全身堆滿脂肪,也不需要極端地拒絕攝取脂肪。

第七章
讓人不放心的飲品

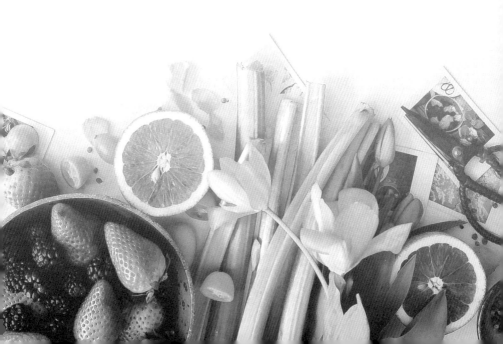

7.1

蜂蜜裡的那些毒

　　陽光以最明亮最透澈的方式，與鮮豔的花朵交流。花的清香喚醒蜂巢中的生命，完成和花朵的約定。蜂蜜無疑是花朵和蜜蜂愛情的結晶。面對野生蜂蜜，村民敏銳地覺察到，這是大自然發出的信號。香甜穿越唇齒，完成生命的輪迴。

　　這段「舌尖體」文字，描述的依稀是《舌尖上的中國》的場景，結局卻不相同。2014 年，《舌尖上的中國二》裡講述了野生蜂蜜的美味，但就在播出之後的那年 6 月，福建泰寧縣朱口鎮渠高村村民採自家野生蜂蜜，與鄰里分享，結果 19 人中毒，3 人死亡。中毒者年齡最大的 83 歲，最小的僅 1 歲。

　　這個蜂巢由野生蜜蜂築巢在農家，已有五年。應該也不是第一次吃，為什麼這次會中毒？經過檢驗發現，這個讓人中毒的蜂蜜含有來自雷公藤和博落回的花粉，而且濃度很高。據當時吃過蜂蜜的村民說，這次的蜂蜜有明顯的苦澀味，有人也正是因為其苦澀的味道沒有多吃，才保住了性命。

　　距該村不到兩公里處，有大面積種植的雷公藤。在福建，雷公藤花期始於 5 月底，盛於 6 月中下旬，所以當時正好是雷公藤花開的時候。雷公藤屬於衛矛科，全株劇毒，主要有毒成分是雷公藤鹼，中毒症狀為嘔吐、腹瀉、急性腎功能損傷。雷公藤鹼曾被研究用來治療類風溼關節炎，美國有一公司試圖開發作為治療性藥物，無奈毒性太大，雖然做到臨床試驗，但是很多患者都忍受不了其毒副作用，導致臨床試驗夭折，那家

藥物研發公司也瀕臨破產。中國也做了一項臨床試驗[105]，採用雷公藤內酯（20豪克，每天三次），發現治療類風溼關節炎的效果比常規的胺甲蝶呤效果還好。但是在服用雷公藤內酯的138人中，有兩人因為轉胺酶升高而退出試驗，另外有12人月經不規律。

博落回是罌粟科博落回屬的一種多年生草本植物，有劇毒，中醫裡只可外用，有麻醉作用，被用來治療跌打損傷和蜂螫傷等。如果人誤食了博落回的花蜜，會有腹痛、心悸乃至死亡等後果。

《舌尖上的中國二》是一個美食節目，當然不可能科普蜂蜜的各種潛在危險。蜂蜜最大的危險——尤其是野生的蜂蜜——就在於花粉來源的不可控性。除了雷公藤和博落回，其他一些植物的花粉也有問題。杜鵑花（rhododendrons）及其他同科植物（山月桂、木藜蘆、馬醉木、杜香等）有一種毒素叫梫木毒素（grayanotoxins），是鈉離子通道的抑制劑，也能透過蜜蜂進入蜂蜜。含有該毒素的蜂蜜又稱「瘋蜜」（mad honey），主要出產在土耳其黑海一帶，因為當地的杜鵑花整片整片地開，每逢花開時節，蜜蜂幾乎沒有機會採其他花的蜜，瘋蜜裡的毒素因而瘋狂累積。

瘋蜜的正確食用方式是少量，比如滴幾滴入酒中稀釋，喝下去後食客會微微頭暈並產生些微幻覺。如果用兩個字描述，那就是：陶醉！所以瘋蜜一直有很大市場，當然價格也高。如果有人把瘋蜜當一般的蜂蜜吃，也不用太多，只要一勺就會

---

[105] LV Q W, et al. Comparison of Tripterygium wilfordii Hook F with methotrexate in the treatment of active rheumatoid arthritis(TRIFRA): a randomised, controlled clinical trial[J]. Ann Rheum Dis, 2015, 74(6): 1078-1086.

有中毒現象，比如流口水、出汗、嘔吐、頭暈、虛弱、四肢和嘴角周圍麻木等，嚴重時有心臟問題，但是一般不會有死亡風險。

瘋蜜的毒性已由戰爭寫入史冊。在古希臘時代，羅馬軍隊入侵黑海地區，當地人就是使用這種瘋蜜引誘入侵的敵軍，士兵吃了以後果然中毒昏迷，失去戰鬥力的軍隊只能任人宰割。

在香港，也有蜂蜜中毒的報導，不過吃的是來自尼泊爾的蜂蜜。

其他能夠導致有毒蜂蜜的植物還有很多，包括紐西蘭的馬桑和蜜茱萸屬的植物 wharangi bush（*Melicope ternate*），墨西哥和匈牙利的曼陀羅、顛茄和天仙子，巴西的一種無患子植物（*Serjania lethalis*），美國西南部的卡羅萊納茉莉等等 [106]。

除了來自花粉的毒素，蜂蜜裡還可能混有蜜蜂從其他昆蟲的分泌物收集來的毒素，也會混入肉毒桿菌的孢子。這種肉毒桿菌的孢子對成人影響不大，但是如果被嬰兒吸入，就容易在腸道扎根生長，引起嬰兒肉毒桿菌中毒，造成肌肉鬆弛、呼吸困難。基於這個原因，美國的育兒指南一般都不建議讓未滿一歲的嬰幼兒食用蜂蜜，最好是遠離蜂蜜。

蜂蜜是一種甜蜜的誘惑，但在甜蜜之中隱藏著風險。

---

[106] ISLAM M N, et al. Toxic compounds in honey[J]. J Appl Toxicol, 2014,34(7): 733-742.

7.2

損肝的茶

聽到茶會損肝,相信不少人會大吃一驚吧?

2003 年,一款名為 Exolise 的綠茶提取物的減肥產品在法國和西班牙成了網紅。有 13 個消費者因為飲用這個產品造成轉胺酶增高,有的人只喝了九天就發病,也有的是在五個月之後才出事。幸好其中 12 人在停用之後身體恢復,唯有一人最後出現肝衰竭。這個肝衰竭的患者有飲酒習慣,也許肝臟本來就因為酒精受到了損傷。肝損傷的危害被曝光後,該網紅產品自然被禁止在法國和西班牙銷售。

2015 年,美國 FDA 也對消費者發布了警告,希望慎用一款叫 Hydroxycut 的膳食補充劑。這也是一個含有綠茶提取物的減肥產品,但是有 23 個消費者使用後出現了轉胺酶增高、黃疸、癲癇發作、心血管疾病和橫紋肌溶解等病症。

有研究仔細查詢了從 2008 至 2015 年的醫學文獻,總共發現 19 例跟綠茶提取物產品有關的肝毒報導,不過仔細分析一下,這些事故都不是因為單純喝了綠茶提取物而導致的。其中的 12 個病例,飲用的產品是複方成分;另外 7 個病例,雖然產品僅含綠茶提取物,但是這些消費者同時期還服用其他藥物。在所有這些病例中,有四例比較嚴重,患者最後不得不接受肝移植。值得一提的是,這四例患者服用的都是減肥、消脂產品,有兩個患者同時使用了美托洛爾、舍曲林等藥物,另外兩人服用的產品都含有左旋肉鹼(L-carnitine)成分。美托洛爾、舍曲林等單獨使用就會導致輕度的轉胺酶增加,但是鮮有

肝衰竭的報導。

　　所以，綠茶成分沒什麼問題，問題出在摻入的其他成分。

　　網路上經常看見這樣勵志的口號：養顏美容，減肥塑身，不做黃臉婆！

　　但是，減肥可能恰恰是變成黃臉婆的一個原因。除了減肥中過度節食造成營養不良，這些減肥產品導致的肝損傷、黃疸，反應到臉上就是膚色變黃。

　　在亞洲也有許多類似產品，有的乾脆省掉了綠茶的外衣，直接提供減肥藥物。某女總嫌自己太胖，便服用「左旋肉鹼膠囊」的減肥藥，雖然體重減掉了 5 公斤，但是發現自己原本白皙的臉一天天地發黃，常常覺得身體無力、食慾下降，進了醫院檢查發現肝功能明顯異常，被診斷為「藥物性肝炎」，及時停用左旋肉鹼後才幸運地讓肝功能恢復。

　　左旋肉鹼是一種加速體內脂肪轉化為能量的類胺基酸物質，這種東西說起來其實是天然產品，在紅肉裡最多，一般來說對人體無毒副作用，所以深受減肥人士追捧。但是，以含量最為豐富的牛肉為例，每 100 公克肉裡含有 100 毫克左旋肉鹼，而減肥藥裡一粒就含 500 毫克，相當於 0.5 公斤牛肉裡的含量，顯然一般飲食中不會一下子就有這麼多的攝取量。所以，再天然無害的東西，過量了就不一定安全，尤其原本肝、腎就有點問題的人，這麼多左旋肉鹼進入人體後加快了脂肪的代謝，也會增加肝和腎的負擔，就容易出事。

　　減肥產品裡把左旋肉鹼混入茶，應該是為了讓效果明顯一點。其實綠茶本身就有一定的減肥的效果，用不著添加亂七八糟的東西。在奧克拉荷馬大學健康科學中心的一項臨床試驗

裡，肥胖並有代謝問題的患者每天飲用四杯綠茶或者同等劑量的綠茶提取物，堅持八週之後，體重都有明顯降低，平均減少了 2.5 公斤 [107]。

茶本來是好物，但若混進左旋肉鹼這樣的東西，就會背上損肝的汙名。

[107] BASU A, et al. Green tea supplementation affects body weight, lipids, and lipid peroxidation in obese subjects with metabolic syndrome[J]. J Am Coll Nutr, 2010, 29(1): 31-40.

7.3

血染的果汁

　　美國有一個水果榨汁機的牌子叫「忍者」（NinJa）。聽名字就能聯想到日本武士的快刀。果然，這台榨汁機的刀片真的很快，有人第一天用，就割傷了自己的手指。

　　人的指腹神經很敏感，受了刀傷自然是無比疼痛。對於這種「十指連心」的痛，貼上 OK 繃似乎無濟於事。情急之下，想到好久以前從中國帶來的雲南白藥，可拆開一看，竟然是口服的膠囊。只有掰開膠囊，把藥粉撒到傷口上，再把 OK 繃貼上，並口服一顆布洛芬（ibuprophen）。一陣手忙腳亂之後，傷口也沒那麼痛了。

　　小說裡有人用香灰來止血，雲南白藥粉怎麼也該比香灰的效果好吧？雲南白藥的配方本來屬於保密級，但是出口後被發現含有烏頭鹼。中國 2014 年開始實行了必須標識有毒成分的政策，雲南白藥也就標出了草烏的成分。草烏裡的烏頭鹼，其毒性之一便是神經毒性，但在少量使用的時候有麻痺神經的作用，所以用在傷口上，正好可以止痛。

　　喝果汁受傷，這應該是個個案，但是也有集體「中槍」的事件。2013 年，美國發生了 A 型肝炎流行事件，這是十年來美國首次大規模 A 型肝炎流行，在中西部十個州，共有 165人感染 A 型肝炎，69 人需要住院治療，其中一人需要進行肝移植，所幸無人死亡。因為影響太大，美國 CDC[108] 和 FDA 都參與了調查。感染的源頭指向 Costco 連鎖店裡銷售的一種冰

[108] CDC：Centers for Disease Control and Prevention，疾病控制和預防中心。

凍水果。這種標注為「抗氧化」的有機食品，是各種水果的混搭：草莓、紅樹莓、藍莓、櫻桃、石榴籽。顧客買來這種有機食物，一般是用來打成果汁飲用的。產家說這些水果來自不同的中間商，而具體水果的原產地全世界都有，但是其中石榴籽嫌疑最大，因為其他水果也供應到其他商店，都沒發現什麼安全問題。石榴籽的原產地是土耳其，當地正好流行過同樣的 A 型肝炎病毒，再一查，連病毒株都是一樣的，說明就是石榴籽被汙染了 A 型肝炎病毒，然後又傳入美國。

後來商家下架了有問題的商品，當地政府替接觸病毒的幾千人進行了預防性治療，零售商支付了十萬人接種疫苗的費用。這一波 A 型肝炎的流行，終於在五個月後塵埃落定。

可見在這世上，做什麼都有風險，哪怕只是喝營養果汁。

人生不缺風險，需要加強的是危機意識。

7.4

餞行酒與生存技能

歷史上有很多未解之密。

比如餞行酒。自古以來，送朋友出遠門，都要喝酒餞行。

人類到底是從什麼時候開始喝酒的？只因為有曹操的代言：「何以解憂？唯有杜康！」杜康便被尊為中國的釀酒始祖，但是難不成杜康之前的人都是因為沒有酒可以解憂才憂鬱死的？

如今在針對人類基因進化的研究中，發現一些很有意思的事情。有一項研究比較了七千萬年以來不同時期靈長類動物的一個乙醇脫氫酶（ADH4），發現大約在一千萬年前，出現了一個遺傳突變，而人類的祖先因為有了這個突變，大大增強了分解代謝乙醇、把酒精轉化為能量的能力[109]。

人類祖先有了這個基因突變後，應該不是忙著鬥酒、玩千杯不醉。那時候沒有杜康，甚至連盛酒的杯子都沒有，有的只是原始森林以及那些無法保鮮的水果。時間一久，水果發酵產生酒精。那時的人類祖先，正好開始直立行走，面臨食物短缺的窘境。因為有這個基因突變，突然可以食用已經熟過頭的、酒味濃重的水果。其他的動物因為受不了這股酒味，一般會避免這樣的水果，人類祖先突變出來的這個能力，無疑讓食物來源更加廣泛，多了一種被自然選擇的優勢。從那時起，酒就存在於人類的食物裡了。

---

[109] CARRIGAN M A, et al. Hominids adapted to metabolize ethanol long before human-directed fermentation[J]. Proc Natl Acad, 2015, 112(2): 458.

　　如果能不懼發酵水果裡的酒精是一種選擇優勢，那出遠門時能不懼餞行酒，也許就可以說明這個人的生存能力還不錯。

　　中國有酒文化，很多事情需要先把酒喝好才能辦好。所以，能喝酒在現今社會仍然是一種選擇的優勢。這種優勢也許可以帶來事業上的好處，卻要付出健康的代價。

　　我們在後面的章節會討論更多酒精帶給健康的危害。在此，我們主要關注一下酒精裡的熱量問題。如果餞行的時候才來討論一個人的能力，是不是有點勉強？如果該上路了，不管生存能力如何，都得上路，容不得回頭。這個時候，大家還是希望要遠行的人吃飽一點。餞行酒應該不只有酒，還有其他下久的飯菜。飯菜裡的熱量大家都了解，但是很多人沒意識到──酒本身也有熱量。

　　需要控制飲食的人都該注意酒的熱量問題。比如白酒，一兩酒大約有 150 大卡 [110] 的熱量，一瓶 12 盎司（355 毫升）的啤酒，也有約 150 大卡的熱量。這個熱量聽起來也不算很高，但如果是喝啤酒之類的淡酒，因為不容易醉，比較容易豪飲，酒裡的能量就會被吸收，以脂肪形式儲存起來，也就是「啤酒肚」形成的原因之一。

　　說起啤酒，我不禁想起了發明避雷針的富蘭克林。當年富蘭克林從美國漂洋過海到倫敦的時候，一貧如洗，只能在印刷廠打工。當時是用鉛字印刷，很重，英國工人多半要兩手才能抱起一版鉛字，非常吃力，但是富蘭克林可以兩手各拎一版鉛字，上下樓梯仍然行走自如。為什麼會有這樣的區別？在他的自傳裡，富蘭克林說英國工人都靠喝啤酒來提供熱量，而啤

---

[110] 1kcal=4.186J

酒在當時就有液體麵包一說。但是相比之下，直接吃麵包更實惠，花同樣的錢，吃麵包會有飽足感，喝啤酒卻不能獲得足夠的熱量。這樣比較下來，富蘭克林選擇用微薄的薪水買麵包，保證他有足夠的體力做這些苦力。

可見，即便同樣做最平凡的工作，能不能用科學知識思考問題，也許就決定了一個人的未來。其他的鉛字工也許一輩子都在為啤酒打工，而富蘭克林與其他人的區別則是讓他的大頭照最終印在了一百美元的鈔票上。

餞行酒只能澆出離別愁。餞行時最好的祝福，是希望遠行的人能有一個科學的同伴。

7.5

能把白宮燒掉的酒精

　　許多人泡酒吧的醉翁之意不在酒，自然不會注意酒裡乙醇的含量和度數。

　　關於酒的度數，有這樣一個典故。在以前沒有飛機、只有航海的時代，因為在海上漂流時間太久，而那時不但沒有手機、Wi-Fi，連電視連續劇也沒有，水手唯一的娛樂就是喝酒。酒喝太多，水手一個個成了酒鬼，這樣太影響工作了！所以船長就讓酒家往酒裡加水，當然酒保也樂意，水畢竟比酒便宜，至少可以多賣點錢。只是加了水的酒很容易被喝出區別，水手當然不高興，買酒的時候要酒家證明酒沒加過水。當時唯一能做的技術鑑定是點火，只要乙醇含量達到57％，酒就能被點燃，這樣才能百分百證明沒加水。於是英文裡「證明」的單字 proof 便成了酒的度量單位，一直在美國被使用。57％乙醇含量也順理成章成為100度（proof）。對數字一向不靈光的美國人後來把它簡單化，把50％乙醇含量定為100度，而純的乙醇就變成了200度。所以，如果聽到美國人說酒的度數，最好對照看看乙醇體積比含量，只有體積比數值才跟我們的度一樣。

　　美語裡有一個俚語詞彙「八六」，是清除、踢出的意思。這個俚語的來源據說跟乙醇有關。以前在酒吧裡，如果哪個客人的酒量不行，酒保就會停止給他100度酒，只會上86度，也就是乙醇含量43％的酒，比如一般的威士忌。

　　實際上，酒不需要達到57％的乙醇含量就可以燃燒。貴

州茅台的乙醇含量為 53％，也是能燒起來的。當年尼克森到中國訪問，周恩來秀了一個火燒茅台的小把戲。尼克森把茅台帶回白宮，也想秀給女兒看，把酒倒在盤子裡點火，結果廚房燒起來了，幸好沒把白宮燒掉。

其實乙醇的危險並不是能燒燬白宮！如果長期飲酒，甚至酗酒，會帶給健康很多危害。比如有調查發現，每天哪怕只是喝一杯白酒，也會增加婦女罹患乳癌的風險。而飲酒過多也會導致脂肪肝、肝硬化等疾病。

中國人喜歡喝藥酒，其實世界各地的傳統裡也有各種藥酒，比如可口可樂本來想做的產品就是藥酒，只是當時老美追求的是精神刺激的「藥」酒，而中國的藥酒多半是為了養生保健。但因為酒精對健康造成的負面影響，那些所謂的藥酒對健康的好處非常值得懷疑，反倒像酗酒者的藉口和通行證。有人喝草烏的藥酒中毒身亡，就是養生適得其反的最好實例。

所以，如果想要真正養生，想要善待自己，就千萬不要執著追求酒的烈度。

也有一些藥物，因為名字裡沒有酒，很多人都沒意識到是藥酒。比如藿香正氣水，其乙醇含量可達 40％～ 50％，也幾乎是能燒得起來的。

酒本來是飲料，一不小心就會變成燃料！

7.6

酒精過敏

　　先講一個真實的故事：有這樣一個女性，曾經是餐桌上的巾幗英雄，一瓶 53 度飛天茅台幾口乾了，但是最近突然不行了，一喝酒就會臉色紫紅、眼皮紅腫。

　　這個故事裡面有很多資訊，很多問題可以思考：

(1)　為什麼人喝酒會醉？

(2)　為什麼有的美女特別能喝？

(3)　不是說喝酒是基因決定的嗎？為什麼以前能喝現在不能喝了？

　　這些問題得看問誰。如果問一個文藝女青年為什麼有人容易醉，她肯定會告訴你：有心事的人喝酒容易醉。

　　想要從理科男的角度回答這些問題，需要先補充一下關於酒的基本生化知識。喝進去的酒精（乙醇）到了人體內，主要在肝臟有兩步重要的變化（專業詞叫代謝），先變成乙醛，再變成醋（乙酸）。變乙醛靠的是體內的乙醇脫氫酶（ADH），變醋靠的是乙醛脫氫酶（ALDH）。當然，乙酸最終會被轉化成二氧化碳和水，並產生熱量。

　　一個人能不能喝酒，喝完酒是什麼樣的感覺，完全取決於酒精入口之後到底是哪種分子比較多。如果代謝比較慢，酒還是酒，那就是醉的感覺；如果乙醇脫氫酶比較強，乙醛脫氫酶又不太明顯，體內的乙醛就會比較多，那就是喝酒比較容易臉紅的，不過其實不容易醉；如果兩種酶都比較多，那就是一個能喝的神：喝進去的是酒，很快變出來的是醋。

宋詞裡有一句：今宵酒醒何處？楊柳岸曉風殘月。（柳永〈雨霖鈴·寒蟬淒切〉）

即便沒見過酒醉的人，讀了這段詩詞也應該能體會到酒促進睡眠的作用。酒後酣睡與酒醉是有關的，助眠的應該是乙醇，而不是其他代謝產物。果然，只有酒精可以和一個叫做GABA受體的重要蛋白結合，相當於增加了人體內GABA這種讓人鎮靜、安眠的特殊分子的活性。很多安眠藥的作用機制，也是透過啟動GABA受體實現的。

因為醉的感覺可以讓人上癮，所以喜好喝酒的人，多半是酒精代謝比較慢的人。看看周圍的人，男士一般比女士喜歡喝酒，酒精在男人身體裡似乎比較不容易代謝。

也許正是因為代謝的問題，酒更容易讓男性上癮！不但上癮，還喜歡比酒量：其實比的不是酒量，是比誰更有男人味！在華人的文化裡，酒量大一般會和英雄氣概聯繫在一起。

金庸筆下的大英雄北喬峰就是一個能喝酒的人。你看他，跟人結拜兄弟要喝酒，跟丐幫的人絕交也要喝酒，準備打架的時候要喝酒，打架中場休息時也要喝酒，總之是一言不合就要喝酒，用他自己的話說，是「越喝越能打」。

喬峰是小說中的人物，但是歷史上也有一代梟雄曹操，留下了「對酒當歌，人生幾何」的豪邁詩句，在暴露自己語文、數學、音樂都學得不錯的時候，也表示自己是一個無酒不歡的人。

男女有什麼區別可以造成對酒的代謝不同？

雄性激素可能是一個答案。有動物試驗證明，雄性激素睪

固酮能夠抑制乙醇脫氫酶，使得酒精不容易被代謝[111]。

人體裡是不是有同樣的效果呢？如果是，那睪固酮多的人酒精就會存留得久一點，就會上癮，喜歡喝酒也許就能成為睪固酮多的一項指標。

但是要用人來做試驗證明這點還真不容易，總不能隨便抓個人過來就讓他施打睪固酮吧！

不過真的有人願意自己替自己注射睪固酮，比如一些喜歡健身的人，因為它可以讓肌肉長得更快。所以，如果聽到有人抱怨說打了睪固酮以後喝酒容易爛醉如泥、不省人事，你一定不要覺得奇怪。

女人因為睪固酮比較少，相對來說比較不容易體會醉的滋味。所以女人喝酒多半是為了情調，比如那夜光杯盛的葡萄酒，她們往往更在乎一起喝酒的對象，或者一起喝酒時缺了誰。如果女人的乙醛脫氫酶少一點，那就比較容易成為女神，因為幾口酒喝下去，必面如桃花豔。

不過睪固酮只有調節作用，一個男人的睪固酮再高，如果乙醛脫氫酶也很高，酒精終究會化為醋流走。對於女性而言，雖然沒有睪固酮抑制乙醇脫氫酶，酒精代謝比較快，但是也有劑量的問題。楊貴妃把酒當水喝，終有醉酒的時候。

既然酒精的代謝主要是靠那兩個酶，而現在 DNA 定序的技術已經很厲害了，有人就打算招募公關人員的時候先查一下基因，這樣就可以知道能不能勝任喝酒的任務。但是這一招有濫用科學知識之嫌！基因再容易測，也不如面試的時候一杯酒

---

[111] MARDH G, et al. Testosterone allosterically regulates ethanol oxidation by homo- and heterodimeric gamma-subunit-containing isozymes of human alcohol dehydrogenase[J]. Proceedings of the National Academy of Sciences of the United States of America, 1986, 83(9): 2836-2840.

簡簡單單搞定。查基因驗酒力，大概只有在兒童中篩查喝酒天才時才會有用。

　　但是人體總會比想像的還要複雜，比如基因論就絕對解釋不了為什麼有人會變得不能喝酒了。這時候需要免疫學來幫忙，因為這可能是一起酒精過敏的例子。

　　酒裡有很多導致過敏的因素，比如釀酒過程帶入的一些物質，又比如酒精的代謝物乙醛。乙醛在肝臟裡很容易和其他蛋白質發生加合反應，加合在蛋白上的乙醛容易被當成過敏原誘導產生抗體[112]。在一些對酒敏感的人裡，能檢測到高濃度的抗乙醛加合物的特異性抗體[113]。因為誘導產生抗體要一段時間，不同的人情況也不一樣，所以有的人很快就不能喝酒了，有的人會等很長時間後才發生這個變化。因為這些被誘導產生的抗體會對肝臟進行攻擊，逐漸演變成肝臟的損傷。

　　喝酒可以給你「嗨」的感覺，思考喝酒卻可以讓你明白人生：你與生俱來的東西，不見得可以天長地久。

　　珍惜你被賜予的能力，感恩默默為你工作的肝臟！

[112] CLOT P, et al. Cytochrome P4502E1 hydroxyethyl radical adducts as the major antigen in autoantibody formation among alcoholics[J]. Gastroenterology, 1996, 111(1): 206-216.

[113] ISRAEL Y, et al. Hypersensitivity to acetaldehyde-protein adducts[J]. Mol Pharmacol, 1992, 42(4): 711-717.

7.7

讓人面若桃花的乙醛

面若桃花應該是許多白皮膚女性的追求。

要達到白裡透紅的臉色，有很多種辦法。最直接就是化妝時來點腮紅，跟今天話題有關的，是飲酒之後的面若桃花。

酒精的中間代謝物乙醛可以擴張人的血管，讓臉部的血流量增加，因此有面紅耳赤的效果。所以，如果一個人喝酒後容易面紅耳赤，那他很可能是體內缺乏乙醛脫氫酶。相反，對於體內乙醛脫氫酶豐富的人，乙醛很快就會被分解掉，不容易出現血管擴張，而且可以有「千杯不醉」的英雄海量。

武俠小說裡，說武功高強者，比如練六脈神劍的段譽，飲酒後可以把酒逼出體外，這簡直是誤導。因為從理論上來說，被逼出來的應該是水。小說裡的大俠如果都是靠神功逼出水，然後繼續大碗進酒，體內只會累積更多酒精，應該醉得更厲害。

不管大俠能不能把酒精逼出來，一般人卻可以透過皮膚來吸收酒精。SARS（嚴重急性呼吸道症候群，severe acute respiratory syndrome）期間，臺灣一名45歲女性為了預防SARS，泡在40％的酒精裡洗消毒澡，結果第二天家人發現她已身亡。死者頭並非浸在水裡，驗屍也發現不是溺亡，但是血液中乙醇濃度高達1.35％ [114]。一般情況下，血液乙醇濃度0.4％就可致死，因為死者胃裡沒有過多的液體，法醫的結論

---

[114] WU Y L, GUO H R, LIN H J. Fatal alcohol immersion during the SARS epidemic in Taiwan[J]. Forensic Sci Int, 2005, 149(2-3): 287.

是皮膚吸收乙醇而中毒。

據美國學者菲利普・J・布洛克斯（Philip J. Brooks）研究，亞洲人體內的乙醛脫氫酶基因（ALDH2）容易發生變異，因而導致體內乙醛脫氫酶平均值較低，所以一般而言，歐洲人比亞洲人還會喝酒。此外，乙醛脫氫酶缺乏的人，女性的比例高於男性，南方人的比例高於北方人，這也就是女性喝酒更容易臉紅、北方人比南方人能喝酒的原因。如果詩人的靈感來源於生活，這樣的研究結果就能解釋一個問題：為什麼美酒醉紅顏的詩詞，更容易出自中國的江南。

研究還發現，酒量大小以及有無酒癮絕非後天鍛鍊的結果，而是由先天基因決定的。除了 ALDH2，人體 15 號染色體上部分基因與飲酒後醉酒程度緊密相關，也可以代代遺傳。

ALDH2 基因有變異的，不只是喝酒臉紅，如果強行飲酒，還會增加罹患食道癌、酒精性肝炎、肝癌的風險。這是因為酒精的半代謝物乙醛在人體裡的濃度比較高，而乙醛容易和 DNA 修飾反應，導致癌症的突變。比如針對食道癌來說，ALDH2 基因變異能讓癌症發生率增加十倍以上 [115]。

其實不管 ALDH2 基因有沒有變異，飲酒都必須適量。

不管什麼酒，不管其有什麼保健作用，都抵不過酒精帶來的傷害。酒那些被吹噓出來的保健功效，即便蓋世如東方不敗的武功，也不值得為之揮刀自宮。

喝酒可以談情懷；如果要談健康，還是免了吧！

---

[115] BROOKS P J, et al. The alcohol flushing response: an unrecognized risk factor for esophageal cancer from alcohol consumption[J]. PLoS medicine, 2009, 6(3): e50.

7.8

雌性氣場極其強大的啤酒花

有的啤酒喝起來會有一點苦味，這股苦味其實是來自釀造啤酒時使用的啤酒花（hops）。

啤酒花，正名為蛇麻（學名：*Humulus lupulus*），《本草綱目》上稱為蛇麻花，為大麻科葎草屬多年生蔓性草本植物，雌雄異株，釀酒所用的是雌花。

釀造啤酒時加入這個成分是為了抑制細菌的生長，同時，它的苦味也可以中和酒裡麥芽糖的甜味。此外，啤酒花還能讓啤酒增加一點特殊的香氣。

既然蛇麻入了《本草綱目》，從某種意義上來說啤酒也可以是藥酒了。如果你正好有啤酒癮，而又不知道怎麼跟人解釋，你不妨試著用溫和的口氣說：其實我一直有病，而啤酒就是我的藥。

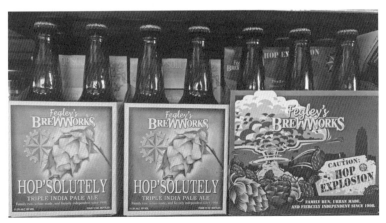

用來釀酒的啤酒花，在很多啤酒的包裝上可見

　　確實，長期以來，蛇麻在民間一直被當作草藥，以解決各種問題。它的主要功能是鎮靜，所以被用來對付各種歇斯底里的情緒、不安、失眠。在試驗中，蛇麻提取液對中樞神經系統有明顯的作用，小劑量時鎮靜，中等劑量用來催眠，大劑量甚至可以麻痺神經系統。鎮靜作用的活性成分是蛇麻酮、葎草酮，還有異戊酸（isovaleric acid）。類似的植物纈草根，也作為輕度的鎮靜、助睡眠的健康食品在一些商店銷售（見前面「4.5像鹹魚一樣的纈草根」一節）。

　　蛇麻還含有一種雌激素 8-prenylnaringenin，這是目前發現最厲害的植物雌激素，是大豆中香豆雌酚（coumestrol）活性的 7.5 倍，更是異黃酮（genistein）的 50 倍。蛇麻裡的激素活性到底有多厲害？可以厲害到改變婦女月經的地步！有報導說採集蛇麻的婦女，在接觸蛇麻花兩到三天後，月經大多會隨之而來。正因為這個厲害的雌激素活性，一直有人研究用它來治療婦女經痛以及更年期的問題。

　　蛇麻的雌性激素活性成分在用酒花釀造的酒裡也能檢測到，只是濃度比較低。每瓶啤酒最多幾微克[116]，要想靠喝啤酒在體內積攢一個雌激素的活性濃度，大概需要喝上幾千瓶。

　　所以，要是喝了一瓶啤酒就覺得有催眠的效果，那可能是因為醉了。

　　而喝了一瓶啤酒就覺得補了雌激素、氣色好了，也同樣可能是醉了。

---

[116] MILLIGAN S, et al. Oestrogenic activity of the hop phyto-oestrogen,8-prenylnaringenin[J]. Reproduction, 2002, 123(2): 235-242.

比酒更傷人的抗生素

有人感覺有點感冒，自己服用了抗生素，又喝了酒，結果人就走了。

喝酒雖傷身，但不至於馬上要人的命。抗生素是藥，不能隨便亂吃，但也不至於是毒藥。這裡要命的錯誤，是因為在錯誤的時間服用了頭孢菌素類抗生素。

醫學上有個專有名詞，叫類二硫龍反應（Disulfiram-like），說的便是吃了頭孢類抗生素後又喝酒的奪命效果。這類抗生素可以抑制肝臟中的乙醛脫氫酶，結果就是酒精在人體內轉化累積成乙醛，不能進一步代謝為二氧化碳和水排出體外。乙醛是毒性物質，當體內濃度升高時，可以讓體內的蛋白質、磷脂、核酸等物質失去活性，從而引起身體的多種不適，表現出類二硫龍反應。這個反應最典型的就是胸悶氣喘、心跳加快、口唇發紺等。

有人下午請朋友吃飯，並用家中自釀的葡萄酒招待大家。當天晚上，此人突然感覺心跳加快、胸悶，並且視力模糊。家人發現他全身發抖，嘴唇發紫，立即撥打了急救電話，將他送醫救治。因救治及時，無性命之險。這則新聞的標題相當博人眼球：「喝自釀葡萄酒＝慢性自殺」，果然迅速得到很多媒體的轉載。

該新聞的一個解釋是，自釀葡萄酒因條件不嚴格，容易產生超標甲醇，飲用就會甲醇中毒。確實，自釀的葡萄酒，如果葡萄黴變、雜菌汙染，會有產生甲醇的可能，但是新聞裡所

描述的症狀都是類二硫龍反應。如果是急性甲醇中毒,應該有 8 到 36 小時的潛伏期,中毒早期呈酒醉狀態,出現頭昏、頭痛、乏力、嗜睡或失眠,而且中毒的也應該不止主人。顯然甲醇有可能純屬躺槍,媒體應該調查一下患者是否用抗生素下酒了。

二硫龍(disulfiram)本來是一種橡膠的催化劑,但是 1948 年丹麥的科學家雅各布森(Jacobsen)等發現,人體吸入二硫龍後,會出現面部潮紅、頭痛、腹痛、出汗、心悸、呼吸困難等,而且這些在飲酒後會更加明顯。之後,二硫龍被開發成一種戒酒藥物,要的就是那種難受的感覺,讓人酒後身體嚴重不適,從而達到戒酒的目的。當然,這個劑量是被嚴格控制的,否則戒酒就會變成戒命。

許多抗生素具有與二硫龍相似的作用,除了前面提到的頭孢菌素類,還有咪唑類抗生素。咪唑類最著名的抗生素是甲硝唑,常用於緩解牙痛。如果服用這些抗生素,不只要避免喝酒,也要注意其他含酒精的食物或藥物,比如酒心巧克力、藿香正氣水。藿香正氣水裡的乙醇含量很高(四成到五成),有人服用藿香正氣水後駕駛被警察取締酒駕。

讓人背酒駕黑鍋的,不只是藿香正氣水,還有荔枝。中國福建福州鼓山派出所警察設站查車時,發現一名男性司機有酒駕嫌疑,只是司機體內酒精值沒到酒駕標準。按照規定,警方不予以處罰,但必須暫扣車輛。司機很委屈,申明絕對沒有喝酒,只是吃了幾顆荔枝。幸虧警察執法公允,幾分鐘後再次進行檢測,發現體內酒精值為零,予以放行。

之後,安徽亳州市交警分隊警察和當地電視台進行了驗證

試驗，發現被測試者吃了三顆荔枝後，警用酒精檢測儀能檢測到其體內酒精含量高達 46mg/100mL。

荔枝被採摘後，在運輸、儲藏的過程中，如果在相對密閉缺氧的環境下，會發酵「釀酒」。蘇東坡寫下「日啖荔枝三百顆，不辭長作嶺南人」的詩句，也許是想告訴世人自己真的喜歡喝酒。三顆荔枝已經達酒駕標準，三百顆必定爆表。幸虧那時沒有酒駕的可能，也沒有頭孢類抗生素，不用擔心類二硫龍反應。

7.10
葡萄酒到底有多少保健功效？

　　說到葡萄酒，大家似乎都推崇法國的，所以有錢的人都會去法國圈個酒莊，沒聽說有人到美國做這種事。其實純粹的歐洲葡萄品種可能已經沒有了，如今的品種都是嫁接在美洲品種上的。在十九世紀，葡萄根瘤蚜蟲（phylloxera）開始大規模肆虐歐洲，導致法國七成葡萄樹死亡，法國農業部不得不重金懸賞根治葡萄根瘤蚜蟲的辦法，但是一直沒有人有能力領這個獎。雖然無法根治，但有人想出了一個預防的辦法，而這個辦法就跟美洲葡萄有關。

　　蚜蟲其實原產於美洲，流竄到歐洲是因為有英國人收集美洲的葡萄品種，結果順帶把蚜蟲也移民到了歐洲。蚜蟲跑到歐洲鬧事，為什麼在原產地美洲卻鬧不起事來？這和蚜蟲吃什麼有關係，不過不是因為歐洲的葡萄比較好吃，而是因為這種蚜蟲是根瘤蚜蟲，以吃葡萄藤的根為主，而美國葡萄的根部會分泌出黏性的樹脂，蚜蟲要是吃了，後果就是吞也吞不下去、吐也吐不出來。中文裡有「雞肋」一詞，指食之無味，棄之可惜。跟蚜蟲吃到的樹脂比起來，吃到雞肋可以算是一件幸福的事。總之，因為美洲葡萄藤根有樹脂的保護，蚜蟲在美洲一直不得志，非法移民到歐洲後才找到感覺。

　　基於對這美洲葡萄根樹脂的研究，法國人朱爾斯·埃米爾·普朗雄（Jules Émile Planchon）和美國人查爾斯·瓦倫丁·賴利（Charles Valentine Riley）想出了一個預防的辦法：把法國葡萄藤嫁接在美國葡萄的根上。法國人一開始對這個辦法應該也

是抵制的，就像對待如今的基因改造作物，後來覺得要是再抵制下去，結果就是沒有葡萄酒喝了，只好接受這個現實。

不過，這裡真正要討論的不是如何根治蚜蟲，而是喝葡萄酒有什麼好處。葡萄美酒夜光杯，葡萄酒本是用來醞釀詩情畫意的，但是一不小心就會變成藥酒。

網傳的葡萄酒的保健效果，基本都跟葡萄酒裡含有的白藜蘆醇有關。如果能證實白藜蘆醇的功效，葡萄酒就可以是藥酒了，而且是很有品味的藥酒。

白藜蘆醇到底是什麼？白藜蘆醇目前發現的幾個功能，不外乎抗氧化、能刺激 SIRT1 以及雌激素活性。當然，還有最新的研究發現白藜蘆醇能影響腸道細菌，從而改善肥胖小鼠的葡萄糖耐受性，但是這個腸道細菌的問題太複雜，似乎目前還沒有哪家酒廠準備推出益生菌紅酒，我們還是先側重討論一下白藜蘆醇普遍被認同的功能吧。

抗氧化這個概念似乎已經被玩膩了，滿街都是抗氧化產品，如果不是後來發現能夠刺激 SIRT1，白藜蘆醇也只像街上的白菜。SIRT1 是一個組蛋白脫乙醯酶，能夠調節基因的表現。當年哈佛大學一項研究發現透過白藜蘆醇刺激 SIRT1 會有延長壽命的功能 [117]，從此引起了從科學界到商界再到養生大師的極大關注。不過仔細看一下，那篇論文裡延長的是真菌酵母的壽命，要把這個在真菌裡的效果推論到人，可不只是有點勉強。隨後該實驗室又發表了一篇文章，說白藜蘆醇能把老鼠的壽命延長 31 % [118]。這個結果出來時，感覺世界已經沸騰

---

[117] HOWITZ K T, et al. Small molecule activators of sirtuins extend Saccharomyces cerevisiae lifespan[J]. Nature, 2003, 425(6954): 191-196.

[118] BAUR J A, et al. Resveratrol improves health and survival of mice on a high-calorie diet[J]. Nature, 2006, 444(7117): 337-342.

了，似乎每個人都想趕快搭乘奔向 130 歲的列車，不但一般人如此期待，連一個藥企巨人也按捺不住了，花七億美元購買了這間開發白藜蘆醇技術的公司。

假設白藜蘆醇在老鼠身上的成功可以在人體裡複製，我們不妨先計算一下人需要吃多少白藜蘆醇才能把平均壽命延長三成，到 100 歲甚至 130 歲。在那個老鼠的試驗裡，有效劑量是每天服用 22 毫克。換算成人的劑量，一個成人每天需要服用 88 毫克的白藜蘆醇。

葡萄皮裡白藜蘆醇含量比較高，每公克葡萄皮含 50 到 100 微克。粗略折算一下，一個人每天需要吃幾公斤葡萄皮，或者幾十公斤帶皮的葡萄。還好，這也並非完全做不到，只是比較困難。

那要喝葡萄酒達到這個效果得喝多少呢？比較各種用來做葡萄酒的葡萄，赤霞珠葡萄（cabernet sauvignon）裡的白藜蘆醇含量最高，每公克乾葡萄皮可達到 255 微克，但是，在釀造葡萄酒的過程裡，葡萄皮很早就被去除了，最後酒裡的白藜蘆醇含量都不高。一般說來，黑皮諾是葡萄酒裡白藜蘆醇含量最高的，平均不到每公升 5 毫克，最多也只能達到每公升 10 毫克[119]。推算一下，要達到那個老鼠實驗裡的劑量，每天至少需要喝幾十公升紅酒。如果這樣還能活到 130 歲，一定是酒仙！

看來要完成補白藜蘆醇的大業，吃葡萄有點困難，喝葡萄酒更是不可能的任務！

---

[119] STERVBO U O VANG, BONNESEN C. A review of the content of the putative chemopreventive phytoalexin resveratrol in red wine[J]. Food Chem, 2007, 101(2): 449-457.

　　而那間花七億美元買來的公司 Sirtris，也確實只能賣健康食品，因為一開始承諾的活性能提高千倍的新化合物，並沒有被合成出來。Sirtris 合成出來的那個叫 SRT2104 的化合物，在老鼠試驗裡只能增加 9.7％的平均壽命和 4.9％的最高壽命 [120]。一個堂堂的製藥巨頭，做一個賣健康食品的直銷商在做的事，確實有點令人搖頭。

　　白藜蘆醇當不成長生不老的藥，並不能否定它可能帶來的其他好處。白藜蘆醇有雌激素活性，只是這個活性比真正的雌激素低百萬倍 [121]。有人說低一點不要緊，只要有就行，正好可以養顏，於是在社群網站上時不時就能看到葡萄酒養顏的業配文。但這也就是垃圾業配而已！葡萄酒養顏的功效沒有什麼確鑿證據，養出乳癌的可能性卻已經得到流行病學的研究資料支持。在一項對美國 88,084 位女性的調查發現，每天哪怕只喝一杯酒（約 15 毫升酒精），也會增加罹患乳癌的風險。

　　但那是酒，如果在酒裡加了白藜蘆醇變成藥酒，效果會不會就不一樣了？答案是否定的。有一項在瑞士的調查發現，平時攝取白藜蘆醇較多的人，患乳癌的風險確實會降低 [122]。但是，怎麼補充白藜蘆醇還有講究。如果按飲食中的來源區分開，靠吃葡萄補白藜蘆醇的人罹患乳癌風險降低 36％～45％，而靠喝葡萄酒來補白藜蘆醇的，喝得越多乳癌風險越高，最多可增加 60％的風險！

[120] MERCKEN E M, et al. SRT2104 extends survival of male mice on a standard diet and preserves bone and muscle mass[J]. Aging Cell, 2014,13(5): 787-796.

[121] GEHM B D, et al. Resveratrol, a polyphenolic compound found in grapes and wine, is an agonist for the estrogen receptor[J]. Proceedings of the National Academy of Sciences of the United States of America, 1997, 94(25): 14138-14143.

[122] LEVI F, et al. Resveratrol and breast cancer risk[J]. Eur J Cancer Prev, 2005, 14(2): 139-142.

把葡萄美酒當藥酒的期望又一次破滅了！

這個研究告訴我們，白藜蘆醇的正確補充方式是吃葡萄、不喝酒。需要說明的是，這是一個相關性的調查，嚴格來說葡萄裡還有其他的成分，這個結果也不能用來作為白藜蘆醇提取物功效的鐵證。但作為一種水果，葡萄應該可以多吃一些。

因為白藜蘆醇主要存在於葡萄皮裡，吃葡萄還真不該吐葡萄皮！

7.11

讓人傾家蕩產的咳嗽藥

　　這年頭藥都很貴，尤其是治療癌症的藥，連美國人都覺得按目前的發展趨勢，健康保險系統說不定會崩潰。所以，如果聽說有人為了治療腫瘤花了幾十萬，我一定不會覺得奇怪。但是如果有人花上百萬吃咳嗽藥就比較奇怪了。

　　根據新聞報導，有一個年輕人，幾年間花費了一百多萬吃咳嗽藥。

　　聽著這件不太可靠的事，仔細看看確實不可靠！這位年輕人吃藥不是為了治療咳嗽，而是因為上癮了。一開始一瓶兩瓶，然後發展成一天十幾瓶。喝了，做什麼事情都比較高興；不喝，年輕人就很煩躁，做什麼事情都不安心。

　　這種叫「立健停」的處方藥，其實是複方磷酸可待因的口服液，含有麻黃鹼和可待因成分。磷酸可待因又叫磷酸甲基嗎啡，一聽就知道跟嗎啡出自一個家族，可直接抑制延腦的咳嗽中樞，有鎮咳和止痛作用，效果雖然沒有嗎啡強，但是臨床上足以用來治療中度的感冒咳嗽。而另一個成分麻黃鹼，本來已經可以用來提取冰毒了，再加上可待因，簡直就是讓人上癮的雙保險。

　　只是這個藥除了能止住咳嗽，也會止住嬰幼兒的呼吸，所以從 1997 年開始，美國兒科學會就反對讓兒童使用這個藥。

　　因為是處方藥，銷售又受到嚴格控制，成人因為咳嗽遵醫囑服用不至於上癮，更不至於傾家蕩產。很顯然有不法分子看到了因為管制而產生的商機，把咳嗽藥當毒品銷售了。

　　由於嗎啡類藥物的止咳鎮痛作用，在其他止咳藥裡也會有類似的成分，比如含有鴉片成分的複方甘草片、含有罌粟殼成分的強力枇杷露等。如果將這些東西帶入美國海關，則屬於違禁行為，後果可能很嚴重。

　　咳嗽不是什麼大事，亂吃咳嗽藥，卻可能惹上大麻煩！

咖啡真的能壯陽嗎？

看到一個新聞標題，「研究顯示男性飲用咖啡好處多：防勃起功能障礙」。

我發表過的文章中已經給了咖啡很多讚譽之詞，但跟這生猛的新聞比，那些讚譽之詞只能算是謙謙君子的按讚。可是，如果咖啡有良知，看到這則新聞應該會感到害羞。一般來說，如果一件事情好到難以置信的程度，那最好不要相信它。

我發揮科學的精神，把這篇關於咖啡研究的原文找來看了一下。研究收集了 3,700 名男性的資料，內容涉及他們的飲食、鍛鍊、酒精攝取、咖啡因攝取等資訊，當然還有最關鍵的是有無勃起障礙。經過相關性分析，發現跟不喝咖啡因飲料的人相比，每天攝取 85 到 170 毫克咖啡因的人遭遇勃起功能障礙的概率要少 42％。85 到 170 毫克咖啡因相當於一兩杯咖啡，但是這項研究也發現，如果咖啡因攝取達到兩三杯咖啡的量，「壯陽」的效果反而會變弱。這項研究其實還比較了其他的飲料，發現喝能量飲料的人，發生勃起功能障礙的風險更低。

在此之前，已經有兩項研究發現咖啡有類似的效果，但也同樣有另外兩項研究說沒效果。現在這一篇文章的作者認為，他們的研究之所以能看到效果，一是歸功於樣本比較多，二是對飲料中的咖啡因估算比較認真。文章甚至提到咖啡因對血管功能的影響，幾乎就是在說咖啡是飲料裡的藍色小藥丸。

不過，根據這項研究，咖啡的「壯陽」效果只在超重和肥胖的族群裡明顯，在正常體重的族群裡不明顯；在高血壓的族

群裡效果明顯，但在糖尿病患者中就不明顯。不用說，新聞報導是不會提到這些研究資料的。

看來順著這個研究結果的思路，正常體重的男性想要享受咖啡的「壯陽」好處，還得先去增肥一下！

需要特別說明的是，這項研究只是相關性分析。兩個事件有相關性，不等於它們之間就有因果關係。這項研究發現的咖啡和「壯陽」的相關性，可能有很多原因。比如那些不喝咖啡的胖子，可能因為喝了其他不健康的碳酸飲料，或者根本就是飲水量不夠，才導致普遍性的勃起障礙問題，相比之下才顯得咖啡有了「壯陽」效果。要想證明咖啡的功能，必須找來兩組情況相似的志願者，一組喝水，另外一組喝咖啡，喝一段時間之後再看這兩組人勃起障礙有沒有區別。

因此，在看到更多資料之前，我覺得喜歡喝咖啡的人還是應該把它當飲料喝。

不過，如果有人喜歡用虎鞭、鹿鞭來壯陽，我倒覺得可以放過野生動物，衝著咖啡來吧！

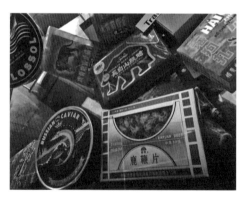

美國波士頓洛根機場展示的不允許帶入境的動物製品，其中就包括號稱有壯陽作用的鹿鞭

7.13

蔓越莓汁與尿道感染

　　人體裡的細菌不是有點多，簡直就是太多！多到什麼程度？細菌的數目可以多達人體細胞數目的十倍。

　　當然，雖然都是細菌，它們喜歡待的地方、喜歡做的事都不一樣。

　　比如有的細菌，不喜歡待在營養豐富的腸道，偏偏愛好待在尿道，這些可算是口味比較重的細菌。細菌一在尿道落地生根，就容易引起尿道感染。

　　飲用蔓越莓汁一直是一個防止尿道感染的偏方。對於復發性尿道感染，有臨床試驗發現蔓越莓提取物可以降低 73％的復發，而對照組試驗只能降低 15％ [123]。

　　婦科手術有導致細菌感染的危險，有一項臨床研究，要看蔓越莓汁能不能減少手術後發生的尿道感染。這個隨機、雙盲、有對照組的試驗使用蔓越莓汁膠囊，結論是它能降低一半的術後感染事件 [124]。當然，這個膠囊的劑量有點高，換算成一般的蔓越莓汁，應該是每天 2.5 公升。

　　需要說明的是，並非在所有的臨床試驗裡，蔓越莓或者蔓越莓提取物都能有很好的效果。作為天然產物，蔓越莓中的有效活性物質的效果其實是有限的，只有在大劑量的時候才能看到效果。一般的患者如果要求大量飲用蔓越莓汁，比如每天喝

[123] LEDDA A, et al. Cranberry supplementation in the prevention of nonsevere lower urinary tract infections: a pilot study[J]. Eur Rev Med Pharmacol Sci, 2015, 19(1): 77-80.

[124] FOXMAN B, et al. Cranberry juice capsules and urinary tract infection after surgery: results of a randomized trial[J]. Am J Obstet Gynecol, 2015, 213(2): 194 e1-8.

2.5 公升,是很難遵循的;如果使用蔓越莓提取物,活性物質的量及活性又不一定能夠保證。這些都成為影響臨床試驗結果的因素。

由於需要大劑量蔓越莓汁,治療成本也成為一個不得不考慮的問題。有一項研究得出結論,臨床上如果靠蔓越莓來對付尿道感染,需要花費 3,800 歐元才能完全治好一個患者 [125]。

目前認為蔓越莓裡的活性物質是原花青素,它不能殺死細菌,但是可以防止細菌在尿路上皮細胞和膀胱壁上黏附。活性最好的 A 型原花青素,在體外試驗中抗細菌黏附的有效濃度是 60μg/mL [126]。當然,只有體外試驗不能說明太多問題,所以一不怕苦、二不怕髒的研究者還收集了志願者的尿液,證明在喝了蔓越莓汁之後,A 型原花青素確實能進入尿液,也只有這個帶有蔓越莓味道的尿液才能防止細菌黏附 [127]。

作為一種水果,雖然蔓越莓的安全性和耐受性都沒有什麼問題,但也不可以毫無顧忌地大吃大喝,因為它會增加腎結石風險,也能間接增加抗凝藥物的活性 [128]。所以,對於腎結石高風險和服用抗凝藥物的族群,要慎用蔓越莓。

[125] VAN DEN HOUT W B, et al. Cost-effectiveness of cranberry capsules to prevent urinary tract infection in long-term care facilities: economic evaluation with a randomized controlled trial[J]. J Am Geriatr Soc, 2014,62(1): 111-116.

[126] HOWELL A B, et al. A-type cranberry proanthocyanidins and uropathogenic bacterial anti-adhesion activity[J]. Phytochemistry, 2005,66(18): 2281-2291.

[127] 細菌表面有一個叫 FimH 的蛋白,細菌就靠它吸附在尿道的上皮細胞上 , 而細胞表面的甘露糖就是細菌的吸附點。2017 年,《自然》雜誌報導了一個經過化學修飾的甘露糖苷分子,其對黏附素 FimH 的親和力比天然甘露糖高出十萬倍!動物口服後,這個分子能夠完全清除膀胱內的致病菌,並將腸道中尿道致病性大腸桿菌的數量降低一百倍。同時,研究證明了該藥物的治療不會打亂腸道菌群平衡,也不存在引發抗藥性的問題。{Spaulding, 2017 #1188} https://mp.weixin.qq.com/s/X-i5zeFlWcifrWBj5Op9gg

[128] SYCHEV D A.Cranberry preparations in urological practice: view of a clinical pharmacologist[J]. Urologiia, 2011(6): 97-8, 100-103.

7.14

甘菊茶與酒：誰能預防甲狀腺癌？

　　甘菊茶能大大降低甲狀腺癌的發生！這是一項來自希臘的臨床研究結論。

　　這項研究召集了 113 位確診為甲狀腺癌的患者和 286 位確診為良性甲狀腺結節的患者，同時對應年齡和性別召集了 138 位健康人作為對照組進行問卷調查，結果發現每週喝二到六次甘菊茶，能把甲狀腺癌的風險減少 70％，也能把患良性甲狀腺結節的風險降低 74％ [129]。

　　什麼藥都不要吃，安安靜靜地喝茶，癌症風險就降低了七成！茶水喝進口，癌症一邊走！天底下真的有這樣的好事？

　　如果仔細讀一讀這篇論文的原文，對甘菊茶的信心就降低了大半。

　　首先，每週喝甘菊茶兩次以上的，對照組 138 人中達到這個標準的只有 20 人；癌症組 113 人中只有 13 人；每天至少一次的，對照組只有 4 人，癌症組有 8 人。細分之後，每組的人數太少，統計出來的結果缺少可信度。另外，根據這項研究的資料來看，每週喝二到六次能降低患癌症風險，但是對於每週喝七次的人（每天至少一次），患癌症的風險就增加了一倍（OR = 2.12）。

　　你也許認為別喝太多就沒事，但關鍵是看和誰做比較。這組資料裡最大的問題是對照。在用健康人做的對照組裡，有

---

[129] RIZA E, et al. The effect of Greek herbal tea consumption on thyroid cancer: a case-control study[J]. Eur J Public Health, 2015, 25(6): 1001-1005.

77％是喝酒的；在甲狀腺癌組，只有51％的人喝酒。顯然，對照組裡喝酒的人太多！

對照組選得不好，得出的結論就不可靠。就像分析乳癌，如果對照組找來的都是男士，你覺得這分析出來的結果會有意義嗎？

也許你覺得我的比喻太過分了，不就是喝酒的比例高了點，有必要那麼小題大做嗎？

一點都不過分！因為喝酒很可能影響要考察的結果。查一查其他文獻，會發現喝酒可以減少甲狀腺癌的發生！

減少癌的發生？竟然是有好處？確實有不止一項研究是這個結論。

有一個召集了百萬多人（實際人數1,280,296）的前瞻性研究顯示，喝酒明顯降低了罹患甲狀腺癌的風險[130]。另外一個前瞻性研究也有近五十萬的研究對象，隨訪了七年半，同樣發現每天喝一兩杯酒，甲狀腺癌的發生明顯減少[131]。

回到這個希臘的甘菊茶研究，它本來想說的是健康人中喝甘菊茶的比較多，而有甲狀腺毛病的人喝甘菊茶的少，由此可以建立起喝甘菊茶和減少甲狀腺毛病的相關性。但是，仔細思索這份資料後發現，有一個非常大的可能就是所謂甘菊茶的好處其實是假象，很有可能是因為這些人喝酒的比例比較高。當然，也存在一種可能性：喝酒、甘菊茶和甲狀腺毛病之間只是存在相關性，並沒有因果關係。

要把流行病學的研究結果解釋清楚，首先需要了解其研究

[130] ALLEN N E, et al. Moderate alcohol intake and cancer incidence in women[J]. Journal of the National Cancer Institute, 2009, 101(5): 296-305.

[131] MEINHOLD C L, et al. Alcohol intake and risk of thyroid cancer in the NIH-AARP Diet and Health Study[J]. British journal of cancer, 2009,101(9): 1630-1634.

方法。流行病學的研究一般有兩種方法，一種是回顧性的，比如前面喝甘菊茶的調查，找來的考察對象已經知道是否生病，透過比較生病和不生病的人，從他們之前的生活飲食習慣推測出影響發病的原因。第二種是前瞻性的，比如後面這兩項喝酒的研究，找來大量的考察對象，在研究開始的時候他們都沒有生病，然後長時間的隨訪，看有沒有一個生活習慣可能影響了發生率。

顯而易見，回顧性研究非常不可靠，考察自願者就像是面對著熟飯，卻要猜測煮成熟飯之前生米的想法，確實不容易。再加上研究的對象人數稀少，如果選人稍有不恰當，結果更不可靠。研究史上一個最著名的回顧性研究的例子，是關於左撇子壽命的調查，1991 年發表在《新英格蘭醫學雜誌》上 [132]。這項研究根據美國南加州的死亡記錄，對兩千位死亡者的家人進行調查，以確定這些人是左撇子還是右撇子。結果發現，左撇子平均壽命為 66 歲，比右撇子的平均壽命（75 歲）少了 9 歲，左撇子似乎比較短命。

之所以得到這個詭異的結果，就是因為這是一個回顧性調查，而且正好老年人裡左撇子的比例非常少。統計發現，左撇子在 1920 年之前不到人口的 5％，但是 1950 年以後增加到了 10％。因此，參加統計調查的左撇子本來就比較年輕，死亡時的平均年齡低也就不奇怪。如果真要回答左撇子是否短命，必須要進行前瞻性的研究，先把左撇子、右撇子找齊，平均年齡相當，若干年後再調查這些人中左撇子是否比右撇子的死亡率更高。

---

[132] HALPERN D F, COREN S. Handedness and life span[J]. N Engl J Med, 1991, 324(14): 998.

不管是回顧性的還是前瞻性的研究，能看到的只是一種相關性。就像先聽到公雞鳴叫，然後看到天亮，雖然這兩者之間有某種關聯，但是沒有直接的因果關係，至少雞鳴不是天亮的原因。所以這個前瞻性的試驗，還必須有一個 2.0 版本，就是干預性的研究，需要選擇同樣背景的族群，隨機入試驗組或者對照組，試驗組給要考察的東西（比如茶或者酒），對照組給參照物（比如同樣體積的水），然後再看試驗組患病率有沒有改變。這也是現代醫學臨床試驗的指導思想。

當然，羅馬不是一天建成的，科學研究總有個出發點，也會有糾錯的過程。而科學不是用資料就能堆砌而成的，即便把資料發表在專業雜誌上，對資料的判讀其實才是最重要的科學研究的過程。

第八章
有關癌症的吃喝

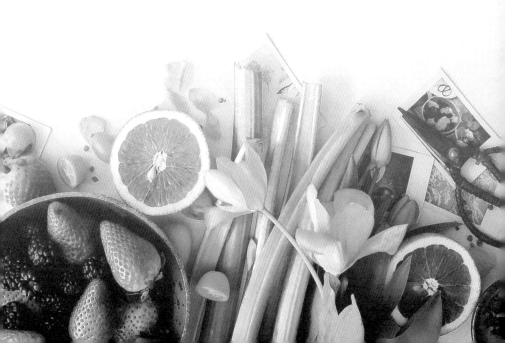

8.1
瞄向肺癌的標靶治療

人體的器官基本都是勞動模範，它們默默無聞正常工作的時候，你幾乎都不會感覺到它們的存在。只有在生了病、出了問題之後，才體會到它們的重要。

肺就是這樣一個器官。它的重要性可以和心臟相提並論，以至於有「沒心沒肺」一詞。但是，心臟沒有癌症，肺卻會得癌症。

肺癌是一種多發性的癌症，也是死亡數最高的癌症。每年死於肺癌的患者數，占惡性腫瘤死亡人數的 25％～ 30％，而且每年的發生率以 26.9％的速度高速成長。

對於肺癌的治療，最近幾年由於標靶治療藥物的發展而有所改進。埃克替尼（凱美納）是浙江貝達藥業所研發的創新抗癌藥，於 2011 年獲得中國食品藥品監督管理總局頒發的新藥證書，臨床用於治療晚期非小細胞肺癌。貝達藥業的研發團隊，從一開始回中國創業到凱美納在中國成功上市，歷經了十年。十年對於一種現代藥物的研發來說，其實不算太久，甚至可以說是比較快的。這個藥能在這麼短的時間研發出來，除了研發團隊的努力，也得益於標靶治療這一領域所積累的知識。

事實上，國際上對於同一靶點的小分子藥物，已經有吉非替尼（Gefitinib，商品名：艾瑞莎，Iressa）和厄洛替尼（Erlotinib，商品名：特羅凱，Tarceva）。既然是針對同一個標靶，這兩個同一代的藥物免不了有一場 PK，看看誰的效果更好。臨床治療 PK 的結果直到 2017 年才正式發表，結論是兩

者差不多，厄洛替尼的效果要稍稍好一點，如果看接受治療後中晚期患者存活時間的中位數，厄洛替尼是 22.9 個月，吉非替尼是 20.1 個月 [133]。這個存活時間中位數是一個衡量癌症治療效果的金標準，時間越長自然治療效果越好。以厄洛替尼療效為例，意味著有一半患者在接受治療後能夠存活 22.9 個月以上。 他們在正式用在臨床治療之前，這些病人的存活預期只有 13 個月，在日本的一個調查發現，在 EGFR 標靶藥物問世之後，攜帶 EGFR 突變的晚期肺腺癌病人的總存活中位數從 13 個月提高到了 27 個月 [134]，所以第一代的標靶藥物為這些病人延長了大約一年的生命。

　　埃克替尼和厄洛替尼的結構很相似，唯一的區別就是厄洛替尼的分子結構上有兩條分開的腿，而埃克替尼最後被一條繩牽住了兩條腿。牽住的代價就是藥物分子在體內的代謝、降解加快。厄洛替尼的體內半衰期是 36 小時，而埃克替尼只需要 6 小時，體內濃度就衰減過半。不過這也不是太大的問題，患者每天多吃幾次藥就能解決。這是埃克替尼每天要吃三次，而厄洛替尼每天只需吃一次的原因。

　　體內主要代謝降解這兩個藥物的蛋白是 CYP3A4。此外，CYP2C19 也參與了對埃克替尼的降解。因此，飲食中任何能增加這些酶活性的物質，都必然減少藥效。紅酒、人參皂苷（Rc 和 Rf）、山茶酚（kaempferol）、連翹、烏龍茶等，都有會增加 CYP3A4 活性的成分，所以服藥期間要避免吃這些東西。

[133] YANG J J, et al. A phase III randomised controlled trial of erlotinib vs gefitinib in advanced non-small cell lung cancer with EGFR mutations[J]. Br J Cancer, 2017, 116(5): 568-574.

[134] Takano, T., et al., EGFR mutations predict survival benefit from gefitinib in patients with advanced lung adenocarcinoma: a historical comparison of patients treated before and after gefitinib approval in Japan. J Clin Oncol, 2008. 26(34): p. 5589-95.

對埃克替尼的藥代動力學的研究還發現，這個藥在開始進食半小時內吃，比空腹吃的效果還好。

不過，患者首先需要知道的是，不是所有的患者都能從這些標靶藥物獲益，只有癌細胞中帶有某些 EGFR 基因突變的人（主要是在第 19 外顯子的缺失突變或者在第 21 外顯子的點突變 L858R），才有比較好的效果。事實上，當年在臨床試驗的時候，那兩個海外的藥因為沒有太好的效果，幾乎被製藥公司放棄，幸虧有一組在日本治療的患者效果不錯，進一步分析才發現在亞洲人中的敏感型 EGFR 突變比較多，這才看出 EGFR 基因突變和藥效的相關性。從臨床治療的結果上看，第一代標靶藥對有 EGFR 外顯子 19 缺失突變的腫瘤患者效果要更好一點。

如果癌細胞沒有分子靶標，卻任性地使用這些藥物，無疑是在燒錢換來安慰劑的效果。有這兩個敏感型突變的人，一般只占非小分子肺癌的 15％。這個比例在亞洲要高一點，在不抽菸的女性患者中比例也高，但也只有 30％～ 40％，沒有多到可以隨便盲試的程度。

當然，癌細胞是很狡猾的，即便是對標靶藥物有很好效果的患者，很多在用藥一年左右就產生抗藥性。因為癌細胞的 EGFR 產生了一個抗藥性的突變 T790M。原來的靶點還在，但是這一代的藥都沒用了。幸虧研究藥物的人也沒閒著，針對新的突變研究出來一種新藥 AZD9291（奧希替尼，Osimertinib，商品名：泰格莎，Tagrisso），於 2015 年年底在美國獲得批准臨床使用。說到 AZD9291，它在美國的新藥批准上是史無前例的，從開始臨床試驗到藥物批准只花了兩年半的時間。之所

以能這麼快，藥的效果好是一個原因，但是也得益於新的審查機制，AZD9291 拿到四張藥物審議評定的通行證：快速通道、突破性治療、優先審議評定、加速審查批准，也正因為如此，AZD9291 才能在完成二期臨床試驗後就獲得 FDA 批准正式成為治療藥物。當然，雖然批准了，三期臨床還是不能少，需要補做，如果發現有問題，FDA 會立刻收回批准。

從最早的 EGFR 標靶藥物算起，AZD9291 已經是第三代藥物了，但癌細胞還是不會被輕易擊敗，已經有患者對AZD9291 產生耐藥性。這意味著還需要繼續尋找新的藥物來針對更新一輪的突變。

癌症治療的靶，看來是一個移動靶！

（注：AZD9291 已在臺灣獲得批准上市，商品名「泰格莎」。）

8.2

花生與癌糾纏不清的關係

　　如果有一種食物跟癌症有扯不清的關係，那麼這種食物可能就是花生。

　　花生一開始是替黃麴毒素背了黑鍋。很多年前的一個流行病調查，發現吃花生醬的人容易得肝癌。幸虧做研究的人很聰明，發現致癌的原因不是花生，而是花生裡容易生長的黃麴菌！

　　把發霉的不良花生做成花生醬，不良廠商覺得人不知鬼不覺！可是，癌症知道！

　　黃麴菌裡的罪魁禍首是黃麴毒素，1993 年世界衛生組織（WHO）認定黃麴毒素為致癌物，對人和動物的肝組織都有破壞作用，嚴重時會導致肝癌甚至死亡。

　　既然有黃麴菌汙染的危險，那我們不吃花生了好不好？

　　其實也用不著那麼緊張，總不能因為害怕空氣中的病毒而停止呼吸。在亞洲，肝癌主要的致病因素是 B 肝病毒感染，而非黃麴菌。只要避免吃品質不好的花生，就不會有太大的危險。況且花生的優點還不少。

　　臺灣的一個疾病調查發現，在經常食用花生的女性中，大腸癌的發生率顯著降低了 58 %[135]。在男性中，這個發生率降低得不是很多，只有 27 %。不過，上天製造一個帶來好處的食物，也會製造一個帶來危害的食物：在吃泡菜的女性中，大

---

[135] YEH C C, et al. Peanut consumption and reduced risk of colorectal cancer in women: a prospective study in Taiwan[J]. World journal of gastroenterology : WJG, 2006, 12(2): 222-227.

腸癌的發生率增加了一倍。

回到黃麴菌的話題，人類要怎樣才能發現花生被黃麴菌汙染了？對於沒被特殊加工過的花生比較容易做到，一是眼睛識別，二是透過味覺。眼睛識別，自然是買花生之前仔細看看是否發霉；而味覺，則是在吃到有異味的花生時堅決吐出。對於有問題的花生，千萬不要冒險食用。但對於加工過的花生製品，眼睛就沒辦法看了，只能透過檢測黃麴毒素來看有沒有被汙染。黃麴毒素含量的單位一般使用 ppb，1ppb 相當於 1t 糧食中含有 1mg。臺灣的現行標準是花生製品中不能超過 15ppb 的黃麴毒素。

一般來說，如果食物中的黃麴毒素低於這個標準，就可以認為是安全的。如果被汙染了，這個指標能到多少？在一份報告中，花生黃麴毒素汙染高達 5,500ppb，如果用有機溶劑浸取的方法來得到花生油，油中的黃麴毒素含量可達 120ppb，也大大高於安全標準。在榨完油剩下的花生餅中，黃麴毒素的含量更高，達 11,000ppb。這麼高濃度汙染的花生餅如果拿去做飼料，動物有可能死亡。如果乳牛吃了被黃麴毒素汙染的飼料，牛奶裡的黃麴毒素也會超標。

讀到這裡，有沒有感覺很嚇人？需不需要擔心一下這些年喝過的牛奶裡到底有多少黃麴毒素？

其實真的不用過度擔心，因為人不只吃花生、喝牛奶，在正常的飲食裡，很多蔬菜都有保護作用。真正導致肝毒性的物質，是黃麴毒素在體內被一個叫做 CYP1A2 的酶加工後的產物，有研究發現傘形科的蔬菜，比如胡蘿蔔、歐防風、芹菜、香菜等，含有的補骨脂、芹菜素、槲皮素等都能有效抑制

CYP1A2 的活性，從而降低黃麴毒素的毒性 [136]。所以，與其整天緊張兮兮，不如好好盤算一下該補充哪些蔬菜！

對於品質好的花生，也不是任何人都可以無憂無慮地吃。花生裡有個稱為花生凝集素的蛋白，可以結合一個特殊的多醣。不巧的是，癌細胞表面有很多這種多醣，科學家發現，花生凝集素結合到癌細胞後，癌細胞表面會發生變化，也就會更容易黏附在血管上，同時，癌細胞也容易集結成團，增加癌轉移的可能性 [137]。一般來說，食物裡的蛋白基本在胃裡就被分解掉了，但是花生凝集素是例外，有研究顯示它耐蒸煮、抗消化！在一份報告中，一個人吃了 200 公克的花生後，血液中的花生凝集素可以達到 5μg/mL ！[138]

所以，對於體內有癌細胞的人而言，吃了花生，花生凝集素就能進入體內和癌細胞親密接觸。花生凝集素對癌細胞的影響是一個比較新的發現，它在人體內會增加多少癌轉移的風險，目前還不清楚，但是，因為花生只是一種非必需的食品，癌症患者應該小心一點，盡量減少食用花生。

[136] PETERSON S, et al. Apiaceous vegetable constituents inhibit human cytochrome P-450 1A2(hCYP1A2)activity and hCYP1A2-mediated mutagenicity of aflatoxin B1[J]. Food Chem Toxicol, 2006, 44(9): 1474-1484.

[137] ZHAO Q, et al. Peanut agglutinin appearance in the blood circulation after peanut ingestion mimics the action of endogenous galectin-3 to promote metastasis by interaction with cancer-associated MUC1[J]. Carcinogenesis, 2014, 35(12): 2815-2821.

[138] WANG Q, et al. Identification of intact peanut lectin in peripheral venous blood[J]. Lancet, 1998, 352(9143): 1831-1832.

8.3

紅肉的致癌風險

　　豬肉和牛肉都算紅肉，因為這些肉生的時候是紅色的，煮熟了也不白。禽類以及魚肉，煮熟以後肉是白的，故稱為白肉。

　　紅肉在人類的食物中占了很大的比重，以前生活窮困的時候，不能夠每天吃，但是過年必須有。

　　只是如今生活水準提高了，紅肉吃多了，麻煩也來了。之前有研究發現，紅肉吃太多是許多疾病的導火線。

　　2015 年，世界衛生組織直接把紅肉列為有致癌嫌疑的食物。比如肺癌，有研究指出每天如果多吃一兩紅肉，得肺癌的可能性就增加兩成 [139]。營養專家建議千萬不要餐餐吃紅肉，每天每人食用的紅肉千萬不要超過二兩。

　　以前的研究認為紅肉在燒烤過程中產生了致癌物質 HCA（多環胺類，heterocyclic amines），而且燒烤的溫度越高，HCA就越多。老美喜歡吃半生的烤肉，其實除了對味道的追求外，大概也有健康方面的考量。不過生肉裡太容易有細菌了，所以有人認真研究了到底什麼樣的溫度既可以殺死細菌，又能避免大量產生 HCA[140]。結果發現，只要烤肉時肉中心溫度達到70℃，就可殺死細菌！如果在燒烤時經常翻面，肉中心的溫度

[139] XUE X J, et al. Red and processed meat consumption and the risk of lung cancer: a dose-response meta-analysis of 33 published studies[J]. Int J Clin Exp Med, 2014, 7(6): 1542-1553.

[140] SALMON C P, et al. Minimization of heterocyclic amines and thermal inactivation of Escherichia coli in fried ground beef[J]. Journal of the National Cancer Institute, 2000, 92(21): 1773-1738.

就能盡快達到目標溫度，這樣烤出來的肉裡就不會產生太多致癌物。

原本以為有了這個結果，科學家該做的事就做完了，只需要烹飪達人登場負責健康美食就行。但是最新的研究發現 [141]，紅肉裡的致癌物 HCA 可能只是幌子，真正有問題的是一些特殊分子，比如 N- 羥乙醯神經氨酸（Neu5Gc），如果進入人體，免疫系統就會當作外來物質進行攻擊，引發細胞炎症，而學術界早已知道，長期的慢性細胞炎症會導致腫瘤的形成。

在白肉裡，比如魚肉和雞肉，就沒有 Neu5Gc，這就能解釋為什麼同樣在燒烤過程中也能產生致癌物的烤魚和烤雞，並沒有增加癌症的風險。

與白肉相比，紅肉最大的好處是可以補鐵！但是鐵也可以從其他食物和蔬菜裡補，所以紅肉不是人體必需品。少吃紅肉的同時，雞、鴨、魚肉可以輪流著都來一點。

除了紅肉外，全脂牛奶、某些奶酪和魚卵也帶有 Neu5Gc，這些食物也應該減少攝取。

飲食要均衡，風險少幾成。

---

[141] SAMRAJ A N, et al. A red meat-derived glycan promotes inflammation and cancer progression[J]. Proc Natl Acad USA, 2015, 112(2): 542-547.

8.4

雌激素與乳癌

幾年前有一個響遍大地的口號：把吃出來的毛病，再吃回去！2015 年有一篇美國某著名大學的論文，給旁觀者這種感覺：得了癌症，只是因為運氣不好！

這兩種觀念都是比較極端的。（也許觀點極端一點才能吸引眼球。）

癌症的發生多少跟飲食、環境有點關係。但是飲食中的各種危險因素，尤其是那些還沒被科學考證過的疑似因素，很容易被過分放大。如果癌症能靠三餐飲食就吃回去，那宣布向癌症開戰的美國總統和這五十多年來研究癌症的科學家都是腦子進水了？

第二個觀念給人的感覺，則是人在癌症面前只是呆呆的木雞！既然防癌完全靠運氣，吃什麼喝什麼都不能改變癌症來臨的概率，人又何必研究癌症預防呢？但只要仔細讀一下那篇文章，會發現其實它所說的運氣，只是跟癌症有關的基因突變的機率，不能簡單等同於得癌症的運氣，而且文章中也表示了「運氣」只能解釋大部分基因突變。環境因素和生活習慣也會影響罹癌風險。

要了解乳癌和吃之間的關係，必須先了解乳癌患者都是什麼樣的人。

乳癌是女性中最常見的癌症。得乳癌的患者，5％～ 10％家裡都有這個病史，算是家族遺傳，而占 90％的患者歸結於後天的因素。跟乳癌有關的基因突變，最著名的是 BRCA 基

因突變，就是大影星安潔莉娜·裘莉（Angelina Jolie）有的那個。這裡有一個觀念要弄清楚，不是所有帶乳癌遺傳基因突變的人都會得乳癌，只是她們罹此癌的概率比其他人高很多。至於後天得了這個病，可以很簡單地理解成運氣不好、倒霉，但實際上是因為環境、吃喝等因素。所以，你不可以選擇父母，但是可以透過後天的努力降低得乳癌的概率！

乳癌雖然主要是婦女病，但與其說婦女有發病的器官，不如理解為婦女中導致發病的激素（雌激素）比較高。雌激素和乳癌的相關性是一個關鍵，在 1950 年代，就有幾個乳癌自癒的報導，而這些患者又都正好在發病的時候進入更年期，趕上體內雌激素突然下降；在 1990 年代，又發現在更年期長期補充雌激素的婦女患乳癌的風險有一定程度的增加 [142]。當然，這並不意味著檢查出乳癌後可以什麼都不做，就等著更年期可能帶來的自癒。乳癌的原因有很多，自癒的乳癌都是個案，而乳癌在更年期後更容易爆發才是趨勢。

在現代醫學中，針對雌激素的治療已經成為臨床治療乳癌的一個主力軍。抓住這個重點，也可以很好地理解乳癌的風險因素，因為它們都跟體內的雌激素增加有關。針對這些風險因素，女士們才能採取相應的措施，降低得這種癌症的可能性。

（1）要想遠離乳癌，必須要有好身材

體重跟乳癌的發病是有相關性的，研究發現停經後過胖的女性，患乳癌的風險會比正常或瘦的女性高出三成到六

[142] ROSSOUW J E, et al. Risks and benefits of estrogen plus progestin in healthy postmenopausal women: principal results From the Women's Health Initiative randomized controlled trial[J]. JAMA, 2002, 288(3): 321-333.

成 [143]。體重怎麼會跟雌激素扯上關係呢？一般認為胖的人脂肪細胞多，而脂肪細胞現在知道是可以製造雌激素的小作坊。停經後，脂肪細胞是雌激素最主要的來源，所以更年期女性如果太胖，體內的雌激素就會過多，得乳癌的風險就會加大。所以，胖真的不是一件好事，尤其是在停經後。

你也許注意到前面說的是停經後，那停經前有什麼影響？同一個研究裡發現，停經前過胖的女性，得乳癌的風險會降低兩成到四成！這是什麼意思？吃能變胖，難道年輕一點就真的可以把乳癌「吃」回去？

非也！對於更年期前的女性來說，用體重來抵抗乳癌並不是一個很好的辦法，因為即便能讓乳癌的概率減少一點，其他癌症、其他疾病的概率會增加更多！而且大家都懂，一旦體重上來，想要減下去就不容易，而乳癌的高峰期是更年期後，前面的利好注定會成為後面的利空。進一步研究還發現，最初用來衡量胖瘦的體質指數（BMI）並不是一個理想的指數。如果用肚子上的贅肉來衡量，那停經前多出的每一寸贅肉，都能增加一寸乳癌的風險 [144]。

（2）少喝一點酒，癌症要分手

再比如飲酒問題，有研究比較了飲酒和不飲酒女性，發現飲酒女性中雌激素平均值更高 [145]，所以飲酒多少都會增加乳癌的風險。偶爾來幾口問題還不大，但是如果已經變成一種生

[143] REEVES G K, et al. Cancer incidence and mortality in relation to body mass index in the Million Women Study: cohort study[J]. BMJ, 2007,335(7630): 1134.

[144] RENEHAN A G, ZWAHLEN M, EGGER M. Adiposity and cancer risk: new mechanistic insights from epidemiology[J]. Nat Rev Cancer, 2015,15(8): 484-498.

[145] KEY T J, et al. Circulating sex hormones and breast cancer risk factors in postmenopausal women: reanalysis of 13 studies[J]. Br J Cancer, 2011, 105(5): 709-722.

活方式了，哪怕每天就只來一杯酒，風險就有了；如果到了酗酒的程度，則風險可增加一倍到一倍半。酒精之所以帶來風險，是因為可以減慢體內雌激素降解的速度，導致血液中雌激素平均值上升。

控制飲酒量，對健康還有其他好處，比如減少脂肪肝、肝硬化等，還可以避免酒後胡言亂語。

（3）不抽菸、多運動

抽菸和缺乏運動也是乳癌的危險因素。研究發現在停經前女性中，抽菸者的雌激素比不抽菸或已戒菸的人高，而缺少體力活動的人，雌激素也相對高 [146]。這完全可以解釋為什麼戒菸、運動都可以讓女性更健康！有一個隨機對照的試驗，甚至量化了運動對雌激素的影響：每一百分鐘跑步機上的鍛鍊，可以讓卵泡期雌激素降低 3.6％ [147]。當然，運動對身體的影響很廣泛，不只局限於雌激素。有研究發現，人在跑完半程馬拉松之後，免疫 T 細胞增加，同時，限制免疫活性的 Treg 細胞減少 [148]。這樣的改變，應該有利於體內的免疫系統清除癌細胞。

（4）少補雌激素

[146] VERKASALO P K, et al. Circulating levels of sex hormones and their relation to risk factors for breast cancer: a cross-sectional study in 1092 pre- and postmenopausal women(United Kingdom)[J]. Cancer Causes Control, 2001, 12(1): 47-59.

[147] SCHMITZ K H, et al. Dose-response effects of aerobic exercise on estrogen among women at high risk for breast cancer: a randomized controlled trial[J]. Breast Cancer Res Treat, 2015, 154(2): 309-318.

[148] ZIMMER P, et al. Impact of a half marathon on cellular immune system,pro-inflammatory cytokine levels, and recovery behavior of breast cancer patients in the aftercare compared to healthy controls[J]. Eur J Haematol, 2016, 96(2): 152-159.

　　既然雌激素過多會導致乳癌，食物裡自然要適當避免一些含有雌激素功能的東西。目前比較懷疑的東西有蜂王漿、高麗人參、鹿茸等。

　　蜂王漿曾經流行一時，家長都喜歡買這個給孩子當營養補品。如今各種營養品選擇太多，家長可能都陷入了混亂，不過還是有不少蜂王漿的鐵粉，大概是小時候吃太多，蜂王漿的影響已經深深植入腦海中。

　　但是吃了蜂王漿，就等於補了雌激素！由於蜂王漿裡雌激素含量非常低，最有可能的是含有其他具有雌激素活性的物質。有人認為蜂王漿跟蜂蜜一樣，甜食吃太多容易讓人變胖，而胖才是導致雌激素增加的原因。但這個理論缺乏證據，因為蜂王漿的糖分只有 15％ 左右，遠遠低於蜂蜜的 80％。另外，有一個伊朗的臨床試驗發現在第二型糖尿病患者中，每天吃 1 公克蜂王漿並沒有讓試驗者的體重有任何增加 [149]。

　　最近的研究發現，蜂王漿裡的一些脂肪酸有增加雌激素的功能 [150]。重要的是，蜂王漿的脂肪酸含量真的不低！沒吃過蜂王漿的人以為它會像蜂蜜一樣甜，吃過的人才知道味道是酸的。這酸味，就是來自蜂王漿裡的大量脂肪酸。

　　某一腫瘤醫院就收診過一個七歲的惡性乳癌患者，而且是男童。根據家長的說法，孩子日常飲食和生活作息與其他兒童沒有差別，只是因為身體不好，長期服用蜂王漿等補品。一般說來，男性也會得乳癌，只是發生率比較低，只有女性的百分之一。兒童則更少見了，全世界報告的案例屈指可數。嚴格說

[149] POURMORADIAN S, et al. Effects of royal jelly supplementation on body weight and dietary intake in type 2 diabetic females[J]. Health Promot Perspect, 2012, 2(2): 231-235.

[150] MOUTSATSOU P, et al. Fatty acids derived from royal jelly are modulators of estrogen receptor functions[J]. PLoS One, 2010, 5(12): e15594.

來，這個病例並沒有排除其他可能引起癌症的原因，但感覺真沒必要冒著罹癌的風險去跟蜜蜂搶食這個東西！

至於高麗人參，經過研究發現，它可能帶有的雌激素其實不是來自人參本身，而是那些汙染附著在人參上的真菌[151]。人參的主要成分人參皂苷（ginsenosides）測不出有任何雌激素活性。

鹿茸裡的激素來自鹿，不但有雌激素，也有雄激素，不過含量比較低。其他中草藥中，柴胡裡的柴胡皂苷 d（saikosaponin-d）、杜仲裡的黃酮類化合物在體外試驗和動物試驗中都能測到雌激素活性[152][153]，所以柴胡、杜仲常出現在用來調節婦女月經的「益經湯」中。

除此之外，市面上的各種天然美容產品，很多時候都會打著天然雌激素的旗號，但凡看見這些，千萬要謹慎使用。在一些精油裡也有雌激素的活性，比如薰衣草精油和茶樹精油，有幼童塗用之後，導致乳房發育[154]。

（5）葡萄柚少吃

是的，沒錯，吃了葡萄柚，也相當於補了雌激素！有研究顯示長期服用葡萄柚，人體內的雌激素確實會升高。葡萄柚不含雌激素，怎麼會有這種情況？原來，人體中天然產生的雌激

[151] GRAY S L, et al. Mycotoxins in root extracts of American and Asian ginseng bind estrogen receptors alpha and beta[J]. Exp Biol Med(Maywood), 2004, 229(6): 560-568.

[152] WANG P, et al. Estrogen-like activities of saikosaponin-d in vitro: a pilot study[J]. Eur J Pharmacol, 2010, 626(2-3): 159-165.

[153] ZHANG W, et al. Eucommia leaf extract(ELE)prevents OVX-induced osteoporosis and obesity in rats[J]. Am J Chin Med, 2012, 40(4): 735-752.

[154] HENLEY D V, et al. Prepubertal gynecomastia linked to lavender and tea tree oils[J]. N Engl J Med, 2007, 356(5): 479-485.

素會有正常的降解，但葡萄柚含有的成分可以抑制雌激素的降解，結果就是體內累積的雌激素增加。但是長期食用葡萄柚與乳癌發病之間的關係，目前還沒有相關資料。

（6）天然抑制雌激素產生的食材，可以有！

雌激素增加乳癌的風險，如果有什麼食物成分能抑制雌激素在人體內的合成，就會降低雌激素的平均值。芳香化酶是體內將睪固酮轉變為雌激素的重要催化酶，在乳癌治療中使用的來曲唑等抗雌激素藥物，實際上就是芳香化酶的抑制劑。在許多蘑菇裡（餡蘑菇、香菇、洋菇、褐菇、小褐菇等）都發現了芳香化酶的抑制物質 [155]。這種天然的抑制物質耐熱、溶於水，意味著能夠經受住烹煮過程的考驗，且很容易進入湯水。一項在韓國的研究發現，飲食中如果有比較多的蘑菇，更年期前患乳癌的風險會有所降低（減少65％～70％）[156]。

由於其他的婦女病，如卵巢癌，也跟雌激素有關，食用這些蘑菇同樣有益於預防卵巢癌。有一項關於卵巢癌患者的飲食調查發現，跟同一地區的其他人相比，得卵巢癌的患者吃的洋菇明顯比較少 [157]。

有鑑於食用蘑菇本來就是味道鮮美的食物，飲食裡多來點蘑菇一定是好的！同時要記住，如果用蘑菇煮湯，一定要連湯也喝下去，因為其中的芳香化酶抑制劑是溶在水裡的。

[155] GRUBE B J, et al. White button mushroom phytochemicals inhibit aromatase activity and breast cancer cell proliferation[J]. J Nutr, 2001,131(12): 3288-3293.

[156] SHIN A, et al. Dietary mushroom intake and the risk of breast cancer based on hormone receptor status[J]. Nutrition and cancer, 2010, 62(4): 476-483.

[157] LEE A H, et al. Mushroom intake and risk of epithelial ovarian cancer in southern Chinese women[J]. International journal of gynecological cancer : official journal of the International Gynecological Cancer Society, 2013, 23(8): 1400-1405.

（7）還能不能安心吃點既能養顏又不會增加乳癌風險的東西？

　　雌激素雖然會增加罹患乳癌的風險，但不能果斷認為它就是壞東西，畢竟女人的青春和美麗就是靠這個激素來維持。在一些化妝品中就摻有雌激素，也有追求美麗的女人冒著得乳癌的危險，補那些從馬尿裡提取的雌激素。這會帶來一個難題，美麗和健康似乎就像魚和熊掌的關係。確實，在小說裡，能夠紅顏永駐又不生病的女人，一般都有這個名字：妖精。

　　為了預防乳癌，菸不能抽、酒不能喝、塗點化妝品還得擔心裡面有沒有添加雌激素，日子還能不能好好過了？而且，總不能餐餐吃蘑菇吧！

　　其實平平淡淡地吃點家常菜，也許比刻意追求那些昂貴的補品有用！只是食物來源需要豐富，飲食不能單一。對乳癌發生率的研究發現，多吃水果、蔬菜、豆製品的族群，乳癌的發生率減少 [158]。其中，豆製品含有異黃酮，是植物來源的雌激素，被認為有雙重功效，既可競爭性地干擾人體內源性雌激素，同時又能擔當起人體雌激素的一些功能，維持女性的正常需求。

　　因為豆製品作為食物在世界各地都被廣泛食用，它所含的雌激素活性自然帶來安全性的擔心，所以很多研究都考察了豆製品究竟是否會誘發乳癌。這些研究太多，橫跨幾大洲的國家，縱跨幾十年，可是飲食裡各種干擾的因素太多，很難憑藉一兩項研究就得出結論。最近有不少對各研究結果的元分析，

---

[158] WU Y C, et al. Meta-analysis of studies on breast cancer risk and diet in Chinese women[J]. Int J Clin Exp Med, 2015, 8(1): 73-85.

總體上沒有發現大豆製品會導致乳癌 [159]。恰恰相反，食用大豆還有可能降低乳癌的發生率，尤其是在東方人和更年期婦女中。比如，在日本的一項研究中發現，更年期女性食用大豆製品（包括豆腐、豆漿、納豆、味噌等），乳癌的風險能減少三成 [160]。

當然，在各種大豆製品中，異黃酮含量的差別很大，大豆裡自然最多，納豆、味噌裡也不少，豆腐、豆漿裡比較少一點。如果要有選擇，應該選擇豆腐、豆漿，因為那項日本的研究發現，對於更年期前的女性，尤其是胖一點的，異黃酮太高反而看不到什麼抵抗乳癌的好處。

有人擔心大豆食物中的嘌呤，怕吃太多會導致尿酸增高，引起痛風。其實，在製作豆腐的過程中，一大部分嘌呤已經流失了，因此吃豆腐不需要擔心嘌呤。

總體上，跟其他各種奇奇怪怪、成分複雜的補品相比，豆腐、豆漿是安全的食物，應該在飲食中占一定比例。

（8）常規檢查不能少

吃雖然是一件重要的事，但是乳癌的早期診斷對於治療非常重要。美國癌症協會建議 45 歲以上的婦女定期進行乳房攝影術檢查。現代醫學對乳癌的治療比較有效，越早發現乳癌，治療的效果越好。

[159] CHEN M, et al. Association between soy isoflavone intake and breast cancer risk for pre- and post-menopausal women: a meta-analysis of epidemiological studies[J]. PLoS One, 2014, 9(2): e89288.

[160] WADA K, et al. Soy isoflavone intake and breast cancer risk in Japan: from the Takayama study[J]. Int J Cancer, 2013, 133(4): 952-960.

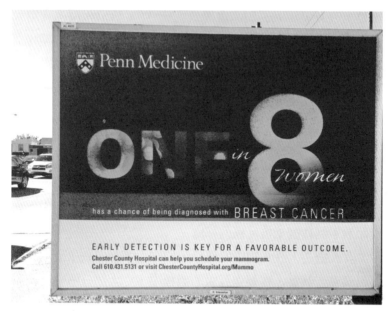

一個有關乳癌的廣告牌：每八個婦女中就有一個會遇上乳癌

8.5

裘莉的選擇

乳房是一個很神奇的器官。

對於嬰兒來說，它只是一個食物的容器；對於女人來說，可以當作挺胸做人的資本。男人想看，可是法律規定不能光明正大地看，在路上看多了又怕引起家庭糾紛。

對於醫生來說，這可能就是一個讓患者得癌症的器官。乳房切除手術就是一種預防高危族群罹患乳癌的辦法。但是，這樣一個類似「堅壁清野」的抗戰手段似乎過於殘忍。到底是切還是不切？

好萊塢女星安潔莉娜·裘莉（Angelina Jolie）的選擇是切。朱莉帶有 BRCA1 的基因突變，而且家族裡也有乳癌的病史，有很高的乳癌風險。2013 年，裘莉毅然決然接受預防性雙側乳房切除。雖然叫乳房切除，不過她這個手術主要去除的是乳腺，保留了乳頭、乳暈、皮膚、和胸壁肌肉，以便術後乳房再造。

預防性切除，意思就是說她當時沒有乳癌，只是因為有家族性遺傳基因。支持她做這個決定的，不是恐懼，而是資料。

有一項研究 [161]，涉及了歐洲和北美的 22 個臨床遺傳學研究中心，考察有 BRCA1 或 BRCA2 基因突變的女性，其中一些女性在沒有發現癌症的時候就進行了預防性的乳房切除術或輸卵管卵巢切除術。結果在平均三年左右的觀察期內，所有

[161] DOMCHEK S M, et al. Association of risk-reducing surgery in BRCA1 or BRCA2 mutation carriers with cancer risk and mortality[J]. JAMA : the journal of the American Medical Association, 2010, 304(9): 967-975.

247 名進行乳房切除的女性全都沒有發現乳癌；而作為對照組的 1,372 名沒有進行預防手術的女性，有 98 名得了乳癌。

從這個研究來看，帶 BRCA 突變的女性在僅僅這段考察的時間內，就有 7％的機會患上乳癌，而進行乳房切除手術後，乳癌的風險變成了零，相當於 100％減少了罹癌風險。正是這項重要的研究結果，讓安潔莉娜·裘莉和其他 BRCA 突變帶原者做出預防性雙乳切除的選擇。她們需要的只是走進醫院的勇氣。

但是裘莉做了手術兩年之後，媒體報導她「接獲醫生告知最近一次的驗血結果，得知罹患初期癌症。在醫生建議下，她已先動手術摘掉卵巢及輸卵管」。聽到這個新聞感覺有點像打臉，說好的乳房切除可以降低癌症風險呢？怎麼那麼快就發現癌症了？

不過仔細閱讀相關報導，發現這件事其實只是媒體的誤讀：裘莉目前根本沒有查出癌症，她只是有幾項炎症指標偏高而已。她驗了血，只憑一個血液檢測的指標，目前不可能確診癌症。

那裘莉這個預防性的輸卵管卵巢切除術能帶給她什麼樣的效果呢？前面提到的那個大型調查也有資料：可以把得卵巢癌的風險從 5.8％降低到 1.3％，也可把各種癌症的綜合病死率從 5.9％降到 1.8％ [162]

這個獲益應該也是不錯的，雖然不像乳房預防性全切的預防效果那樣奪目。也正是因為這些資料，美國國家癌症資訊

---

[162] DOMCHEK S M, et al. Association of risk-reducing surgery in BRCA1 or BRCA2 mutation carriers with cancer risk and mortality[J]. JAMA : the journal of the American Medical Association, 2010, 304(9): 967-975.

網（National Comprehensive Cancer Network, NCCN）指南才建議已經生育過的 BRCA 帶原者接受輸卵管卵巢切除手術。需要指出的是，由於卵巢還具有產生女性所需要的激素的功能，而且這些手術也不能絕對避免將來得癌症的風險，BRCA 突變帶原者需要有更大的決心和勇氣才能做出手術的選擇。至於新聞中提到的那個癌症的血液檢查，本來是要讓這類高危族群篩查卵巢癌的，結果發現這個檢測真的沒有什麼用，主要是假陽性太高，所以 NCCN 指南已經不建議進行這項檢查。有趣的是，有的醫院發現停止做這項檢查後，接受手術的 BRCA 突變帶原者反而更多了。也許很多人本來難以做出選擇，希望有篩查結果促使自己下定決心，現在失去了那個希望，反而容易鐵下心來做選擇了。

還需要指出的是，不管做出什麼樣的選擇，不能只是因為盲目追逐偶像，必須根據資料和醫生的建議，還要立足於自身的情況。比如現在的調查發現，對於一般的早期乳癌患者，如果只是採取保乳手術和全乳放射治療，治療效果甚至可能比乳房全切除還好一些 [163]。

一個人不能選擇有什麼樣的基因。科學的進步提供更多治療的選擇，讓不幸的人可以選擇遠離癌症。當然，做出這樣的選擇，還是需要勇氣。

---

[163] VILA J S, GANDINI O, GENTILINI. Overall survival according to type of surgery in young(≤40 years)early breast cancer patients: A systematic meta-analysis comparing breast-conserving surgery versus mastectomy[J]. Breast, 2015, 24(3): 175-181.

8.6

骨質疏鬆和乳癌

發表於《自然》雜誌上的一項研究發現，乳癌細胞能分泌一種叫 lysyl oxidase（賴胺醯氧化酶，LOX）的蛋白，這個蛋白透過血液循環到達骨骼後，做的一件壞事就是讓骨質疏鬆[164]。

關於癌症，有一個「土壤和種子」的理論，意思就是癌細胞像種子一樣，遇到合適的「土壤」環境就能生根發芽。

早期的乳癌，如今基本已是一個可以控制的癌症。但是有一部分人會復發，產生癌轉移。一旦發生癌轉移，治療效果就非常有限。骨骼就是乳癌常轉移的部位。

如今發現 LOX 蛋白就是一頭做壞事的耕牛，把「土壤」疏鬆好了，靜靜等待癌細胞來「掃蕩」。

順著這個思路，如果把骨質弄得結實一點，可以對癌細胞「反掃蕩」，減少癌轉移的發生。

這就需要增加骨密度的藥物，不過這類藥對乳癌患者已經不是一個新鮮事物。有一種治療乳癌的藥物，叫芳香酶抑制劑，實際結果是減少雌激素。婦女在進入更年期後，自然產生的雌激素減少，如果再使用芳香酶抑制劑，雌激素可以低到「接地氣」，直接的副作用就是骨質疏鬆。因為這個原因，提高骨密度的雙磷酸鹽藥物已經在這部分患者中使用。有研究發現，在停經後的婦女中，雙磷酸鹽可以減少乳癌的復發，也能

---

[164] COX T R, et al. The hypoxic cancer secretome induces pre-metastatic bone lesions through lysyl oxidase[J]. Nature, 2015, 522(7554): 106-110.

降低病死率[165]。

不過雙磷酸鹽畢竟是藥物，是藥三分毒。不是每個人都需要那麼厲害的效果。

維他命 D 也可保護骨密度。有研究發現在癌轉移的乳癌患者裡，血液中維他命 D 濃度都很低[166]。在動物試驗裡，補充維他命 D，可以減少癌轉移。

與雙磷酸鹽不同，人體自己就能合成維他命 D，但是有個條件是要有陽光，必須在光天化日之下。對流行病學的調查發現，在陽光充足的地方，乳癌的發生率都有減少的趨勢[167]，畢竟人體八成到九成的維他命 D 都需要透過晒太陽來補充。同時，膳食中補充維他命 D 的人，乳癌的發生率也有降低的趨勢。

不過不能一直在烈日下曝晒，否則乳癌沒有來，皮膚癌卻來了。

合適的陽光可以讓每一根毛孔都舒服，可以讓骨頭更結實，更重要的是，可以讓癌細胞生不了根。

[165] COLEMAN R, et al. Zoledronic acid(zoledronate)for postmenopausal women with early breast cancer receiving adjuvant letrozole(ZO-FAST study): final 60-month results[J]. Annals of oncology, 2013, 24(2): 398-405.

[166] MAWER E B, et al. Serum 1, 25-dihydroxyvitamin D may be related inversely to disease activity in breast cancer patients with bone metastases[J]. The Journal of clinical endocrinology and metabolism, 1997, 82(1): 118-122.

[167] JOHN E M, et al. Vitamin D and breast cancer risk: the NHANES I Epidemiologic follow-up study, 1971-1975 to 1992. National Health and Nutrition Examination Survey[J]. Cancer epidemiology, biomarkers & prevention, 1999, 8(5): 399-406.

8.7

怎樣享用橄欖油的好處？

　　說癌症是一個吃出來的毛病，可能有點誇張，但是一些飲食習慣確實增加了罹癌風險。

　　要把癌症吃回去，也是很不容易的事。如果癌症已經被診斷出來，不要說任何食物的所謂療效都很有限，即便是 FDA 批准的癌症藥物，也很難達到廣告上神藥的效果，很少能一下子就把癌症治好。但是保持良好的飲食習慣，可以減少或推遲癌症的到來。比如地中海式飲食，外加特級初榨橄欖油（extra virgin olive oil），在一個試驗中可以降低乳癌的發生率 [168]。這是在西班牙做的飲食干預試驗，一共招募 4,282 名 60 ～ 80 歲的女性，隨機分成不同組，觀察飲食的影響，平均隨訪時間為 4.8 年。跟對照組相比，享用配有特級初榨橄欖油的地中海式飲食可以減少七成的乳癌發生率。

　　四千多人聽起來很多，但對這種試驗而言只是勉勉強強，因為整個試驗只有發生 35 例乳癌，而且不是嚴格的雙盲試驗。要做一個完美的試驗不容易，追根究柢，一個嚴格的臨床試驗必須靠錢堆起來，但對於橄欖油這種無法獲得專利、無法控制生產量的食用材料或輔料，任何製藥公司從商業的角度來看，都不會有興趣去燒這個錢。這個四千多人的試驗雖然不是很完美，但結果應該可以說明地中海式飲食和特級初榨橄欖油對健康的益處。

[168] TOLEDO E, et al. Mediterranean Diet and Invasive Breast Cancer Risk Among Women at High Cardiovascular Risk in the PREDIMED Trial: A Randomized Clinical Trial[J]. JAMA Intern Med, 2015, 175(11): 1752-1760.

　　橄欖油裡的主要成分是油酸（oleic acid），在其他動植物（包括人體）裡也存在。油酸占橄欖油的 55 ～ 80％，花生油的 36 ～ 67％，芝麻油的 15 ～ 20％。有體外試驗證明，油酸能增強化療藥物對乳癌細胞的殺傷力 [169]。油酸還可以誘導乳癌細胞表現一個抑制性的轉錄因子，減少乳癌細胞表面的癌蛋白 HER2 的表現 [170]，而特級初榨橄欖油甚至可以誘導 HER2 的降解 [171]。HER2 是一個癌蛋白，癌細胞裡這個蛋白的減少會讓癌細胞的生長不那麼失控，即便產生腫瘤也不會太惡性。此外，橄欖油還有降低血壓的作用，有研究顯示該功能與橄欖油提供了更多的油酸給人體細胞膜有關 [172]。

　　當然，上面提到的這些橄欖油好處的研究，只屬於機制性，並不能當作支持把橄欖油當藥喝的證據。攝取過量的油脂會導致心血管疾病以及肥胖，而肥胖又是明確的乳癌高風險因子。過多的油酸也會成為癌細胞的能量來源。因此最佳的選擇，還是按照飲食指南所建議的油脂攝取量，同時適當用橄欖油替換其他的油。以每天需要的 1,600 大卡的熱量計算，肉類、油脂來源的熱量不應該超過 500 大卡。如果每天要吃 100 公克肉和一顆雞蛋，那用來做菜的油不能超過五小勺（25g/

[169] MENENDEZ J A, et al. Effects of gamma-linolenic acid and oleic acid on paclitaxel cytotoxicity in human breast cancer cells[J]. European journal of cancer, 2001, 37(3): 402-413.

[170] MENENDEZ J A, et al. A genomic explanation connecting 「Mediterranean diet」, olive oil and cancer: oleic acid, the main monounsaturated fatty acid of olive oil, induces formation of inhibitory 「PEA3 transcription factor-PEA3 DNA binding site」 complexes at the Her-2/neu(erbB-2)oncogene promoter in breast, ovarian and stomach cancer cells[J]. Eur J Cancer, 2006, 42(15): 2425-2432.

[171] MENENDEZ J A, et al. tabAnti-HER2(erbB-2)oncogene effects of phenolic compounds directly isolated from commercial Extra-Virgin Olive Oil(EVOO)[J]. BMC Cancer, 2008, 8: 377.

[172] TERES S, et al. Oleic acid content is responsible for the reduction in blood pressure induced by olive oil[J]. Proc Natl Acad Sci U S A, 2008,105(37): 13811-13816.

mL）；如果肉和蛋吃得多，油的量還得再減少，不管這種油有
多優質。

8.8

碘鹽和甲狀腺癌

碘鹽會不會導致甲狀腺癌？這一直是個敏感的話題。要把這件事說清楚，得先講講碘是怎麼跑到食用鹽裡來的。

因為缺碘會導致地域性甲狀腺腫，中國在二十世紀中期開始在河北、東北等地區試行食鹽加碘，然後推廣到全國的發病區，後來考慮到在病區以外的地區也有缺碘的情況，中國正式統一推廣碘鹽。

世界衛生組織（WHO）也建議成人每日最低碘攝取量為 150 微克。由於其他食物中也有碘，比如海藻、魚肉、牛奶、雞蛋裡，食鹽裡到底要加多少碘，得要摸索才能知道。

人體攝取的碘有九成會隨尿液排出，測量尿裡的碘含量就成為一個非常有效的衡量碘攝取量的辦法。一般認為，如果一個人尿裡的碘含量為 100μg/L，那他每天就攝取了大約 150 微克碘，也就達到了 WHO 推薦的碘攝取量標準；如果尿碘低於 100μg/L，那表示攝取的碘不夠。

由於碘對兒童智力發展很重要，兒童也需要比較高的碘攝取量。在一個對中國各省兒童的智力調查中發現，在碘攝取量不超標的前提下（尿碘 < 300μg/L），兒童智商跟尿碘濃度基本保持正相關性 [173]。當然，不能從相關性推斷出因果關係，但是在實行碘鹽政策之後，兒童智商（intelligence quotient，簡稱 IQ）的提高就成為一個重要的證據，說明補碘有益於兒

---

[173] 李穎等，2005 年全國碘缺乏病監測八到十歲兒童智力測定結果分析 [J]，中國地方病學雜誌，2006 年，25(4)：430-433。

童智力。

中國廣東地區於 1996 年開始實行碘鹽的政策，在此後的 6～15 年裡，全省學齡兒童有三次智商調查，發現學生平均 IQ 逐年增加[174]。嚴格來說，智商評估是一個複雜的問題，教育發達程度和營養程度等都會對此造成影響，比如都市學生的平均程度比鄉下學生高。但是，這段時間內教育和營養程度的提高應該不是導致 IQ 增加的原因，因為非碘鹽銷售地區學生的平均 IQ 基本沒什麼改變。

中國在制定了最初的食用鹽碘含量標準之後，根據對全國碘營養資料的檢測結果，對標準做了三次大幅度的調整修改，最後在 2012 年實施的標準是 20～30mg/kg，並允許每個省根據實際情況選擇使用 20mg/kg、25mg/kg 或者 30mg/kg，並可以在此基礎上上下波動 30％。修改碘鹽標準的專家探求一個最合適的標準，主要是因為過量的碘不利於人體。根據世界衛生組織的資料，如果尿碘超過 200μg/L，某些敏感族群就會出現甲狀腺功能異常；而如果超過 300μg/L，連普通人都會出現甲狀腺功能異常。

在治療都要個性化的時代，如果食用鹽要弄一個大一統的標準來達到皆大歡喜，簡直是一項不可能的任務。最關鍵的問題是，每個人口味不一樣，有些人吃得鹹，有些人吃得淡。鹽攝取過多對健康的影響在其他章節裡有討論，在這裡，我們看到的一個危險就是增加了碘的攝取。如果參照世界衛生組織的建議，碘鹽中的含碘量應該根據食用鹽的多寡來決定。比如說，如果每天攝取 5 公克鹽（這是最合理的食鹽量），碘鹽中

[174] 劉禮平等，廣東省補碘十五年後兒童智商水平分析 [J]，華南預防醫學，2015 年，41(1)：65。

碘含量應該是 39mg/kg。但是如果每天攝取的鹽增加到 10 公克，碘鹽中碘含量應該下調至 20mg/kg。(http://www.who.int/elena/titles/guidance_summaries/salt_iodization/en/)

還有一個問題，因為主要監測的是兒童的攝取量，所以即便這個標準能讓兒童達到最好的碘攝取量，對其他族群卻會有誤差。兒童應該是補碘的重點族群，但是孕婦及產婦也應該是重點。對於孕婦，碘的需求要高一點，尿碘適宜範圍應該在 150 ～ 250µg/L。

當然，不可否認推行碘鹽後產生的社會效益，比如先天性碘缺乏症候群被消滅了，青少年的甲狀腺腫發生率也大幅降低。不過，也許現在已經到了個性化補碘的時候。

回到碘鹽跟甲狀腺癌的話題。流行病學的調查資料認為，大多數國家每十萬人中有一到四個甲狀腺癌的病例。在中國，甲狀腺癌的發生似乎越來越多，有一個理論認為是由碘鹽引起的。有一項在廣東省佛山市高明區的調查，根據當地病理科的資料，以 1997 年開始食用加碘鹽為分界線，在此之前十年間甲狀腺癌共發現 42 例，加碘鹽之後十年間共發現甲狀腺癌 88 例 [175]。這期間當地人口應該有所成長，但是不應該翻倍。根據中國人口的普查資料，廣東從 2000 至 2009 年這十年人口成長為 20.69％。所以，即便把人口成長率考慮進去，甲狀腺癌的發生率還是增加了。不過，當地人口為 20 萬人，這估算出來的每年發生率也就是 4.4 人／ 10 萬人，不算太離譜。但是在河北省的黃驊市，這是一個本來就高碘的地區，1993 年實行了食鹽碘化以後，甲狀腺癌的發生率達到 13 人／ 10 萬人，

[175] 陸國超，李春雨，吳遠冰，食鹽碘化對甲狀腺癌發病的影響 [J]，河北醫學，2008 年，11(4)：450-451。

遠高於同時期低碘和碘適當的地區 [176]。這些資料顯示，至少在高碘地區，食用碘鹽跟甲狀腺癌有相關性。不過這些相關性不能等同於因果關係。

甲狀腺癌病例的增加，也可能跟更多的放射線照射有關。美國有個節目《奧茲醫生》，提到現在在醫院做 X 光檢查身體的時候，很少有人會使用脖子的護套，儘管這種護套本來就是設計出來保護甲狀腺免受放射損傷的。一般說來，醫用 X 光的輻射量屬於安全範圍，目前沒有確切的證據證明輻射和甲狀腺癌的因果關係，但多一些小心總是好的，下次遇到醫院做這種檢查時，可以要求戴脖子護套。

不過甲狀腺癌的病例大幅增加，其實主要跟如今檢查手段靈敏度的提高有關。早在 1981 年就有人報導了在正常人驗屍中發現的甲狀腺結節 [177]。注意，這項研究裡進行驗屍的都是「正常人」，也就是他們的死亡都跟甲狀腺沒有任何關係。所以，甲狀腺的病變在很多人身體裡都有，而且隨著年齡增加，甲狀腺病變的比例會越來越高，只是大家一直不知道而已。在這個驗屍的調查中，30 個人中共發現 6 個甲狀腺結節，其中 5 個人是 50 歲以上。

目前超音波檢查已經是對甲狀腺的常規檢查了。臺灣有一個報導，發現做超音波檢查的 3,657 人中，共有 378 人發現甲狀腺有問題，占 10.3％，但只有其中的 109 人被進一步的病理檢查確定是惡性的癌變 [178]。香港也有一個研究，對沒有任

---

[176] 關海霞等，不同碘攝取量地區甲狀腺癌的流行病學研究 [J]，中華醫學雜誌，2001 年，81(8)：457-458。

[177] GIBSON W C, PENG T C, CROKER B P. C-cell nodules in adult human thyroid. A common autopsy finding[J]. Am J Clin Pathol, 1981, 75(3): 347-350.

[178] LIN J D, et al. Thyroid ultrasonography with fine-needle aspiration cytology for the

何甲狀腺的 1,140 人進行了超音波檢查，發現 45％的人都有結節！最終經過病理確診是甲狀腺癌的只有 14 人，占 1.2％ [179]。所以，即便超音波檢查出甲狀腺有問題，也不用恐慌，到底是不是癌症，要做甲狀腺細針穿刺抽吸，用得到的活檢組織進行病理鑑定。這些經由超音波檢查出來的癌症，還有那些小一點的結節，在以前都是無法被發現的，現在透過新的靈敏的診斷技術發現了，不能等同於真實的發生率也增加了。

不只亞洲甲狀腺癌的病例越來越多，全世界都這樣。要確切知道甲狀腺癌的真正發生率到底有沒有增加，有一個辦法就是比較不同年代的驗屍報告。如果甲狀腺癌的發生率真的增加了，那驗屍中發現甲狀腺癌的比例應該也增加。有項研究分析了從 1949 至 2007 年間在非甲狀腺患者中驗屍檢出甲狀腺癌的醫學報導，總共涉及了 40 份資料、12,834 個驗屍報告，結果發現在 1970 年後，甲狀腺癌的發生率沒有任何增加的趨勢 [180]。

美國預防服務工作隊 (The United States Preventive Services Task Force , USPSTF) 是一個預防和循證醫學專家組成的獨立組織，負責為美國國會提供關於篩查和預防性藥物方面的建議。USPSTF 所提供的建議，並非基於經濟方面的考慮，而是基於目前醫學證據的含金量，考量預防性服務所能帶來的利益和危害。關於甲狀腺癌，2017 年 USPSTF 仍然不建議在沒有任

diagnosis of thyroid cancer[J]. J Clin Ultrasound, 1997,25(3): 111-118.

[179] YUEN A P, HO A C, WONG B Y. Ultrasonographic screening for occult thyroid cancer[J]. Head Neck, 2011, 33(4): 453-457.

[180] FURUYA-KANAMORI L, et al. Prevalence of Differentiated Thyroid Cancer in Autopsy Studies Over Six Decades: A Meta-Analysis[J]. J Clin Oncol, 2016, 34(30): 3672-3679.

何症狀的族群中進行普查。USPSTF 認為，雖然甲狀腺癌發生率在過去十年中保持每年 4.5％的增速，但死亡率沒有相應的增加，在 2013 年仍是每十萬人中只有 0.5 人，所以這些增加的病人數完全是因為檢查靈敏度提高了。最明顯的甲狀腺癌過度診斷證據來自南韓，在 1999 年實行大規模的超音波篩查甲狀腺癌之後，甲狀腺癌診出率增加到了 15 倍，而南韓的總體死亡率並沒有在甲狀腺癌方面有所改變[181]。還有關鍵的一點是，甲狀腺癌患者的預後通常都非常好，五年總體存活率為98.1％。

不管碘鹽到底會不會增加罹患甲狀腺癌的風險，過量攝取碘還是會影響甲狀腺的功能。作為食用碘鹽的人，該如何面對碘鹽潛在的負面作用？從普查的情況看，有一成到兩成的人屬於碘過量（尿碘 > 300μg/L）。如果自己不屬於需要補碘的族群，又擔心碘攝取過多，最好的辦法就是減少鹽的攝取。如果口味實在無法一下子降下來，可以考慮配一些無碘鹽。如果已有甲狀腺功能亢進、甲狀腺炎、橋本氏甲狀腺炎等，則需要遵醫囑食用無碘鹽。在高碘地區，食物和飲用水中已經有比較多的碘，也應該吃無碘鹽。

還需要說明的是，碘的攝取量過高不一定代表會出大事。有調查發現，日本人的尿碘高達 1000μg/L，推算出來的每天碘攝取量可以達到 1 ～ 3 毫克[182]。一般公認的碘攝取安全上限為 600 微克，但是這個結果超過安全上限 2 ～ 5 倍的攝取量，也沒為大和民族帶來災難。日本人攝取碘的來源主要是海藻。

[181] Ahn, H.S., H.J. Kim, and H.G. Welch, Korea's thyroid-cancer "epidemic"--screening and overdiagnosis. N Engl J Med, 2014. 371(19): p. 1765-7.

[182] ZAVA T T, ZAVA D T. Assessment of Japanese iodine intake based on seaweed consumption in Japan: A literature-based analysis[J]. Thyroid Res, 2011, 4: 14.

每 1 公克的乾海藻，可含高達 3 毫克的碘！當然，海藻裡也有更多的溴，目前有理論認為溴會與碘競爭，阻止碘被吸收。

在一些蔬菜食物中，比如十字花科的蔬菜和大豆，有一些成分可以抑制碘的吸收。可見，不管是有碘鹽還是無碘鹽，都只能當作調味料，而這些蔬菜，卻應該實實在在地攝取。

8.9

疱疹能為腫瘤帶來免疫治療嗎？

　　馬原，中國當代知名作家，「先鋒文學」的開拓者。我之所以知道這個名字，是因為在網路上看到一篇文章：「當發現肺部那塊 6.5×6.7cm 的腫塊後，時任上海同濟大學文學院教授的馬原，出人意料地放棄手術和藥物治療，帶上新婚的妻子，遠走海南、雲南，踐行最後的三年之約。他另闢蹊徑，依靠運動和潔淨的環境奇蹟般完成了身體的復甦。」

　　這是一篇文科生寫的文章，裡面有兩個很大的疑問：肺部的腫塊到底是不是腫瘤？後面只說是身體康復了，有沒有確定肺部腫塊消失？

　　根據文中的敘述，馬原根本沒有等到確診是否罹患肺癌就去了海南。

　　現在有一種面對癌症的特別「正能量」的心態，可以稱作「癌症旅遊」，就是知道自己得了癌症，乾脆不去治療了，恨不得花光積蓄，旅遊全世界，回來病就好了。網路上隨便搜尋一下，可以看到好多這種故事。

　　不可否認，一個好的環境，對於任何疾病的康復都有極大幫助，但是純粹依賴環境就治療癌症，這真的有可能嗎？且不說環境裡可能就有其他因素跟癌症的發生有關。在網路上流傳的一份癌症村名單，中國海南就有兩個地方上榜：

(1) 樂東黎族自治縣鶯歌海新村，有報導該村在 2010 年有
　　 118 人因癌症死亡，引起省、縣兩級疾控單位重視，
　　 經過普查，兩級疾控部門初步認定 2011 年癌症患者為

104 人，但該結果引發村民質疑，自發重新調查，發現有漏報癌症患者人數 62 人（包括死亡及外出人員）。

(2) 萬寧市新群村，當地村民使用的生活飲用水受到不同程度的汙染，該村的肺癌病死率是全中國肺癌高發地區的九倍。至於雲南，有調查發現肺癌發生率比全中國的平均值要高一倍，專出火腿的宣威更名列全中國肺癌榜首。

作為一個在文學史上有點地位的作家，我不覺得馬原會編出一個子虛烏有的故事。如果他真的得了肺癌，但是又自癒了，到底會是什麼樣的原因呢？

作家並不是一個健康的職業，與此相反，作家可能還是一個罹癌的高危族群，因為寫作可能會養成一些不好的生活習慣，比如抽菸、喝酒。這幾年因癌症去世的作家就有得肺癌的張賢亮和得肝癌的汪國真。

這裡真正特殊的東西，就是帶狀疱疹。這是一個病毒引起的免疫疾病，這種病毒感染兒童會導致水痘，感染成年人就是帶狀疱疹。病毒感染後可長期潛伏於神經元內，當抵抗力下降時，病毒就會爆發，並沿神經纖維移至皮膚，產生強烈的皮膚炎。因為感染涉及神經，患者會有強烈的疼痛感。

在中醫裡，帶狀疱疹被稱為「纏腰火龍」，傳說中若纏滿一圈，人就沒救了。當然即便想救也沒什麼好辦法，古代中醫使用避邪殺蟲的雄黃，然而這並沒有什麼實際作用，雄黃可以讓白蛇現身卻殺不了病毒，反而使人砷中毒。現代醫學知道這是由病毒引起的，會使用抗病毒藥，但目前的抗病毒藥只能縮短病程，無法藥到病除，需要同時輔助使用一些止痛藥來緩解

疼痛。總之，帶狀疱疹主要還得靠人體的免疫系統，一般在一個月內自癒，但也有人疼痛長達數月。

根據那篇文章裡的敘述，馬原新婚不到一個月，帶狀疱疹就發作了，「前胸後背成片的紅疹，一分一秒不間斷地刺痛著我的神經，並讓我失去了行動的自由」。進了醫院，用外敷藥也沒什麼效果，痛了一個多月後，在同濟大學的附屬醫院才查出肺部的腫塊。

馬原大概是認為禍不單行，都感覺到死神的鐮刀了，覺得治療已經沒什麼希望，所以才放棄治療，「另闢蹊徑」，尋求運動和潔淨的環境。

我卻覺得，如果他真的得了癌症，非常有可能是這個自癒性的帶狀疱疹救了他。帶狀疱疹病毒會刺激人體的免疫系統，而被刺激的人體免疫細胞，如果正好能夠識別腫瘤細胞，就可以順便消滅腫瘤細胞了。

帶狀疱疹病毒刺激免疫系統之後，人體會產生抗體，有研究發現，有過牛痘史、體內帶狀疱疹病毒抗體多的人，不太容易罹患神經膠質瘤 [183]。這種相關性只有帶狀疱疹病毒才有，其他的疱疹病毒、EB 病毒、巨細胞病毒都沒有。

1985 年，美國兒童血液腫瘤雜誌報導了一個勃氏淋巴癌的病例，患者有局部的帶狀疱疹病毒感染，結果淋巴癌發生了自發性緩解。遺憾的是緩解只持續了兩個月，之後中樞神經系統有腫瘤復發 [184]。

---

[183] WRENSCH M, et al. History of chickenpox and shingles and prevalence of antibodies to varicella-zoster virus and three other herpesviruses among adults with glioma and controls[J]. Am J Epidemiol, 2005,161(10): 929-938.

[184] MCCLAIN K P, WARKENTIN, KAY N. Spontaneous remission of Burkitt's lymphoma associated with herpes zoster infection[J]. Am J Pediatr Hematol Oncol, 1985, 7(1): 9-14.

　　1980 年，一份西班牙語的雜誌也報導了一個跟帶狀疱疹病毒有關的黑色素瘤自癒的病例，患者皮膚上的黑色素瘤消退，只是九年後在淋巴結裡發現癌細胞，不過一直到文獻發表時，患者都沒有大礙 [185]。

　　當然這些文獻都不是直接的證據，本來腫瘤的免疫治療一直是若有若無的事，在歷史上，還有為了達到刺激免疫系統的效果，讓患者施打細菌的事。一直到最近幾年，因為一些免疫檢驗靶點分子的抗體成為真正的產品（比如 PD-1 抗體），免疫治療才變得清晰起來。

　　不管馬原遇到的是什麼狀況，他都應該感到慶幸！畢竟疾病消失了。他可以繼續他的運動和養老，但是也應該去醫院定期複查身體。

　　對於擔心帶狀疱疹的人來說，一個辦法就是在 50 歲以後注射重組帶狀疱疹疫苗 Shingrix，該疫苗可以減少九成的帶狀疱疹病例。

[185] GRINSPAN D, et al. Melanoma(Hutchinson' s lentigo maligna)having spontaneous regression. A case of immunologic importance [J]. Med Cutan Ibero Lat Am, 1980, 8(1-3): 33-45.

8.10
既生癌，何生酮——控制碳水化合物就可以讓腫瘤君滾蛋嗎？

前一陣子網路上流傳著一個叫弗雷德·哈特菲爾德（Fred Hatfield）的美國人，他是一個七十幾歲的老人，突然在社群網站上「流竄」，不是因為他幾十年前是舉重冠軍，也不是因為他太太很美，更不是因為他得了癌症。這一切只是因為有部影片 [186] 裡說他沒有接受什麼治療，只是選擇了生酮飲食，結果癌症就消失了。

你如果沒看過那個影片，一定會覺得我的敘述有點跳躍！可是沒有跳躍的思維，怎麼能編出一個好故事？不管怎樣，這個故事最吸引人的地方，就是不用吃藥打針，只要改變飲食，癌症就滾蛋了！

這個傳奇的生酮飲食（ketogenic-diet）到底是什麼？它其實就是一種低碳水化合物、高脂肪，再配合適當蛋白質和其他營養成分的配方飲食。這種飲食方式最大的市場是減肥，在臨床上確實也用來治療疾病，但不是腫瘤，而是癲癇。

一個舉重運動員怎麼會想到利用生酮飲食來對付癌症？

萬物生長靠太陽，癌細胞生長也要靠能量。研究發現，癌細胞生長主要依靠葡萄糖代謝來提供能量，所以從理論上來講，只要掐斷了癌細胞生長的能量來源，就能讓癌細胞瘋狂不起來。在人類的食物裡，碳水化合物在體內消化後會產生葡萄

---

[186] 影片連結：http://v.youku.com/v_show/id_XMTM2MjY5MjkxMg==.html？refer=pc-sns-1&x&from=groupmessage&isappinstalled=0

糖，而生酮飲食就是緊緊掐住了碳水化合物的供應來源！這樣聽起來，生酮飲食應該是對付癌症的絕佳妙方！

但是癌症連化療藥都不怕，能被一個理論嚇得屁滾尿流嗎？我們還是來看看有什麼相關資料吧！

在醫學資料庫 PubMed 裡搜索，標題裡含有生酮飲食的文獻有 1,000 多篇，但跟癌症有關的只有 20 篇左右。這裡面除了一堆用老鼠做的試驗以外，只有幾個是臨床研究的結果。

首先可以確定的是，生酮飲食可以改變腫瘤的葡萄糖代謝。克里夫蘭大學醫院對兩名患有晚期惡性星形細胞瘤的兒童使用生酮飲食（中鏈三酸甘油酯含量為六成的飲食），一週之後，血糖平均值下降到了正常平均值的低值區，同時，血液中的酮升高了二三十倍。PET 掃描發現腫瘤部位對葡萄糖的攝取平均下降了 21.8%[187]。

在另一個文獻中，報導了一個女性病例：19 歲做了母親；37 歲右乳被診斷為乳癌，接受手術、淋巴結清掃和放療；51 歲左乳發現腺癌，又接受手術切除、放射治療和抗雌激素受體治療了六年；66 歲時，右乳剩餘的部位發現浸潤性腺癌，在從最後診斷到手術切除之間的三週時間，沒有其他的治療，患者決定遵循嚴格的生酮飲食，並服用高劑量的維他命 D_3（10000U/d）。在手術切除腫瘤後，研究者比較了腫瘤樣品和之前的活檢樣品，發現在三個星期的生酮飲食之後，HER2 陽性的腫瘤細胞減少了，但是孕酮受體陽性的腫瘤細胞增加了[188]。

[187] NEBELING L C, et al. Effects of a ketogenic diet on tumor metabolism and nutritional status in pediatric oncology patients: two case reports[J]. J Am Coll Nutr, 1995, 14(2): 202-208.

[188] BRANCA J J, PACINI S, RUGGIERO M. Effects of Pre-surgical Vitamin D

從這兩個文獻看來，生酮飲食會讓腫瘤細胞產生變化，但是都沒有消失。當然這幾個患者生酮飲食的時間也不長，那堅持久一點會不會有什麼奇蹟？

有一個研究招收了 16 例晚期轉移性腫瘤患者，全都沒有使用其他治療方法，只是遵循生酮飲食（每天少於 70 公克碳水化合物，其他食物正常，蛋白質和脂肪充足），為期 3 個月。結果從第 3 天到第 8 週，總共有 9 人退出了生酮飲食，多數人是因為不能忍受，有 2 人是因為病情惡化。另外有 2 人因為病情發展迅速，很快死亡。只有 5 人堅持完了這 3 個月，但是這 5 人的病情也沒有好轉，只是穩定、沒有惡化而已 [189]。

有鑑於生酮飲食在癲癇治療中的作用，而且在一些帕金森患者的臨床試驗裡，生酮飲食似乎有助於恢復患者的認知能力，會不會這種飲食對大腦神經的影響比較明顯，對腦癌會有奇效呢？有一份文獻描述了兩例膠質母細胞瘤患者使用生酮飲食的治療過程，不幸的是都沒看到什麼效果 [190]。第一個患者在 4 週後發現腫瘤長大，第二個患者在 12 週檢查發現腫瘤也長大了。值得一提的是，這兩個腦瘤都影響了視力和認知能力，但是生酮飲食並沒有緩解患者認知能力和視力的惡化。

所以，生酮飲食治療癌症的理論很迷人，結果卻不怎麼樣。如果把弗雷德的影片比作購物網站的廣告，那 PubMed 上看到的就是買家評論。生酮飲食根本不是什麼治療癌症的神

Supplementation and Ketogenic Diet in a Patient with Recurrent Breast Cancer[J]. Anticancer research, 2015, 35(10): 5525-5532.

[189] SCHMIDT M, et al. Effects of a ketogenic diet on the quality of life in 16 patients with advanced cancer: A pilot trial[J]. Nutr Metab(Lond), 2011, 8(1): 54.

[190] SCHWARTZ K, et al. Treatment of glioma patients with ketogenic diets: report of two cases treated with an IRB-approved energy-restricted ketogenic diet protocol and review of the literature[J]. Cancer Metab, 2015, 3: 3.

奇祕方，不但不能讓腫瘤君滾開，連是否能阻擋住腫瘤君都不確定。

為什麼一個豐富的理論最後卻得到一個虛無的效果？

癌細胞依靠葡萄糖作為營養來源不假，但是人體的其他器官同樣也需要葡萄糖，比如大腦。除非長期處於饑餓狀態，否則葡萄糖幾乎是大腦唯一的能量來源。為了保證糖的供應，人體已經煉成了一項技能，叫「糖質新生」，就是把非糖物質變成糖。所以生酮飲食對葡萄糖的控制應該是有限的，在第一份文獻中，腫瘤組織的葡萄糖也只降低了兩成。

有理論說大腦能夠自己照顧自己的葡萄糖來源，不用替大腦過分操心。真的是這樣嗎？用小老鼠做的試驗顯示，只需吃三天高脂肪食物，大腦對血液中葡萄糖的攝取就會降低，大腦裡負責學習和記憶的大腦皮層就開始缺乏葡萄糖。大腦確實有調節機制，主要仰賴巨噬細胞產生生長因子 VEGF，釋放到腦血管障壁的血管內皮細胞中，從而增加葡萄糖的轉運蛋白 GLUT1，因此在四週的高脂肪飲食後，大腦可以恢復正常的葡萄糖平均值。但是，大腦的這種調節機制是有代價的，整個身體的能量平衡會被打亂，這也可能是高脂肪飲食導致糖尿病的原因 [191]。

如果就跟腫瘤君槓上了，顧不得什麼慢性病了，患者非要控制葡萄糖行不行？

確實有這樣的嘗試。但極端的生酮飲食還有一個危險——產生酮酸，我看到有人都用小蘇打來中和了。口服小蘇打還不算瘋狂，甚至還有人叫醫注射小蘇打治療癌症。需要說明一

[191] JAIS A, et al. Myeloid-Cell-Derived VEGF Maintains Brain Glucose Uptake and Limits Cognitive Impairment in Obesity[J]. Cell, 2016,165(4): 882-895.

下，小蘇打的成分為碳酸氫鈉，醫療上確實有碳酸氫鈉注射液，但那主要是用來急救重度代謝性酸中毒的，使用時需要非常謹慎，一不小心就會造成鹼中毒。

不管怎麼使用生酮飲食，腫瘤依舊不會消失。

因為還有一個很重要的原因，是人體的免疫細胞也要依靠葡萄糖作為營養來源。癌細胞會很狡猾地改變自身的營養代謝，適應低葡萄糖的環境，相對來說免疫細胞在這方面的能力反而不如癌細胞。如果葡萄糖管得太緊，癌細胞餓得半死，但該去清除癌細胞的免疫細胞會更餓，根本沒有戰鬥力。

真正能夠治療腫瘤的藥物，比如免疫檢查點抑制劑（checkpoint blockade），就能改變免疫細胞吃葡萄糖的能力，讓這些抗癌的士兵把癌細胞的口糧搶過來，吃飽吃好葡萄糖。

相比之下，這個控制葡萄糖的生酮飲食只是下下策，有裁軍的感覺。

和平時期裁軍可以拿個諾貝爾獎，戰爭來臨了還裁軍，無疑是自掘墳墓。

2017 年 5 月，弗雷德·哈特菲爾德去世，死因不是癌症，而是心臟衰竭。生酮飲食會增加心臟疾病的風險，如果是已經有心臟問題的人，需要對生酮飲食萬分謹慎。

8.11
癌症的命門

希臘神話裡有個戰神，叫阿基里斯（Achilles）。

他之所以能成為戰神，是因為他刀槍不入。

他之所以刀槍不入，是因為他有一個女神母親，在出生時就替他塗了一層保護塗料。這種塗料在外人眼中沒什麼特別之處，就是冥河裡的水。阿基里斯的母親雖然是女神，但上塗料的手法並不高明，只是用手捏著他的腳後跟往水裡一泡。可能是因為擔心溺水，母親捏得太緊，以致捏著的部位竟然沒接觸到水，因而成了阿基里斯唯一的弱點，而且是致命的，戰神最後也是因為被箭射中這個部位而亡。

把癌症比作阿基里斯也許不恰當，但是如果癌症有一個命門的話，就是癌細胞對葡萄糖的依賴。

癌細胞的這個命門，比希臘神話裡的阿基里斯腳後跟真實，只是一直沒有什麼有效的辦法可以攻擊這個命門。

比如前面講過的生酮飲食，能夠減少一點供應給癌細胞的葡萄糖，但是治療效果非常有限。

最近一期的《科學》雜誌，報導了一個新的武器：維他命C，可以針對癌症的這個命門。

維他命C？為什麼又是維他命C？一直有用維他命C來防癌的理論，但是根本沒有什麼實際作用。瑞典有一項對3,405例乳癌患者的調查統計，從1987至2010年間，總共與乳癌相關的死亡人數是416人。被診斷出乳癌之前就大量補充維他命C的患者，死亡風險比補充維他命C最少的患者要降

低 25%。但如果等到乳癌檢查出來後才補，即便每天吃 1 公克以上的維他命 C，也沒有看到死亡風險降低 [192]。

看到這份資料，有人可能覺得得病以後再吃維他命 C 有點晚，但是用它來治「未病」應該有點效果吧？非也！非也！這種調查統計最多只能看到關聯性，並不能看到因果關係！而且，有許多調查都發現，能想著吃維他命 C 的人，一般是比較注重健康的人。

當年萊納斯‧卡爾‧鮑林（Linus Carl Pauling），憑藉著諾貝爾獎的威名，積極推廣用維他命 C 治療感冒、衰老，甚至癌症，有不少機構都進行了維他命 C 治療癌症的臨床試驗，雖然使用的劑量很大，但是結果都不怎麼樣。

可是相信維他命的人不會輕易放棄，很快有人提出這些失敗的試驗都是因為口服維他命 C，而口服達不到有效治療濃度，必須直接注射！

比較激勵人心的是韓國報導了一起病例，一個肝癌肺轉移的患者，選擇靜脈注射維他命 C，每週兩次，每次 70 公克，一打就是一年多。在第十個月的時候，肺上的轉移點竟然發現萎縮！但是肝臟上的原發癌一直不能消退，最後患者接受常規化療，肝上的癌症也消失了 [193]。

可是僅憑一個病例並不能完全證明這種注射有效。其他也有一些高劑量靜脈注射維他命 C 的臨床研究，只是目前還沒有明確的結果可以肯定或者否定維他命 C 的治療效果。不過

[192] HARRIS H R, BERGKVIST L, WOLK A. Vitamin C intake and breast cancer mortality in a cohort of Swedish women[J]. British journal of cancer, 2013, 109(1): 257-264.

[193] SEO M S, KIM J K, SHIM J Y. High-Dose Vitamin C Promotes Regression of Multiple Pulmonary Metastases Originating from Hepatocellular Carcinoma[J]. Yonsei Med J, 2015, 56(5): 1449-1452.

沒有在安全性上發現什麼問題，作為輔助治療，也改善了患者的生活品質。

但是維他命 C 跟葡萄糖有什麼關係？《科學》上的文章說，癌細胞裡常出現的兩種癌基因突變（KRAS 和 BRAF）會增加癌細胞裡一個葡萄糖的轉運蛋白（GLUT1）的表現量。這個轉運蛋白的作用是把葡萄糖運輸到癌細胞內，成為癌細胞生長的營養來源。而維他命 C 能夠搶占這個轉運蛋白，讓葡萄糖無路可進癌細胞！

不過千萬不要急著燒紙告慰鮑林他老人家，因為維他命 C 的治療效果真的很有限！《科學》上的文章只是在老鼠身上對腫瘤進行了治療，結果只是讓腫瘤長得慢了一點。有人算過，要是讓人使用相當的劑量，需要三百顆柳丁才能產生那麼多維他命 C。難怪目前的臨床試驗都沒有看到確切的治療效果。

那篇《科學》上的文章，重要之處是發現真正搶葡萄糖的，其實是維他命 C 氧化後產生的脫氫抗壞血酸（DHA）。所以，將來改造 DHA 後，也許可以設計出一把真正有效的、對付癌症細胞命門的利劍。

不過目前可以確定的是，本來已經混亂的健康食品市場，一定會推出更多的維他命 C 抗癌產品。

也許會有「專家」出來煞有介事地告訴你一個祕密：吃了那麼多年維他命 C，其實都沒吃對！應該慢慢收藏著，等到過期（氧化）了再吃。

8.12

高脂肪與大腸癌

前面提到生酮飲食為了抗癌而掐斷葡萄糖的來源，有點堅壁清野的感覺。由於免疫細胞也需要葡萄糖作為營養來源，自己的軍隊沒有糧餉，這場抗癌之戰有點難打。

對於某些癌症而言，生酮飲食中的高脂肪甚至有引狼入室的嫌疑，比如大腸癌。有流行病調查發現，食物中脂肪比例越高，得大腸癌的風險就越大，最多可以增加兩到三倍[194]。

高脂肪的食物會刺激腸道內一些細菌的生長，而這些細菌會帶來更多的內毒素。在動物試驗裡，吃了高脂肪食物的老鼠，在血液和糞便中都能檢測到內毒素的增加，在大腸中能觀察到炎症的增加[195]。在人體裡，高脂肪飲食之後二到四小時，血漿中的內毒素就能檢測到有明顯的增加[196]。這些內毒素促成的慢性炎症，久而久之就會在腸道內引起癌變。

飲食裡的紅肉是大腸癌的風險因素之一，正因如此，紅肉已經被國際癌症研究中心列為一類致癌物質。相反，魚肉卻是大腸癌的預防因素。北美有一項對七萬多人長達七年的追蹤調查，發現跟非素食者相比，嚴格的素食可以減少10％～15％大腸癌的風險，而如果素食加魚肉，風險則可以減少約

[194] SHAO S, et al. The association of percentage energy from fat and colon cancer risk among members of the US military[J]. European journal of cancer prevention : the official journal of the European Cancer Prevention Organisation, 2015, 24(3): 188-194.

[195] KIM K A, et al. High fat diet-induced gut microbiota exacerbates inflammation and obesity in mice via the TLR4 signaling pathway[J]. PLoS One, 2012, 7(10): e47713.

[196] ERRIDGE C, et al. A high-fat meal induces low-grade endotoxemia: evidence of a novel mechanism of postprandial inflammation[J]. Am J Clin Nutr, 2007, 86(5): 1286-1292.

40％ [197]。魚的這個好處應該跟其中富含的 ω-3 多元不飽和脂肪酸有關。有一個前瞻性調查，發現攝取 ω-3 較多的人，得大腸癌的風險會下降 15％～ 19％，即便得了大腸癌，癌組織裡對免疫系統有抑制作用的調節 T 細胞也會明顯減少，意味著 ω-3 可能跟增加免疫細胞干預癌細胞有關 [198]。

高脂肪的飲食不好，喝咖啡對大腸癌卻是好的。美國一項大型的流行病調查，招募了接近五十萬人，先是記錄了 1995 至 1996 年的生活習慣，在隨後平均十多年的隨訪調查中發現，每天五杯咖啡以上的人，大腸癌的風險顯著降低 [199]。

在 2017 年的美國臨床腫瘤學協會（ASCO）的年會上，來自達納─法伯癌症研究所的一項針對 826 名三期大腸癌患者的觀察性研究表明，與不吃堅果的患者相比，每週吃至少二盎司堅果的大腸癌患者，復發率降低 42％，死亡率降低 57％。這裡有益的堅果主要是長在樹上的堅果，包括杏仁、核桃、榛果、腰果及胡桃等，不包括花生。

如果把直腸看作一個容器，那這個容器裡的東西有兩類，一類是消化過的食物，另外一類就是細菌了。這兩類東西有很強的聯繫，食物提供營養給人類，同時也供養著腸道的細菌。細菌分解食物，讓許多成分可以被人體吸收，卻也帶給人體不安全的因素。

請看後面一篇「癌症，真的是胖的錯？」，在高脂肪飲食

[197] ORLICH M J, et al. Vegetarian dietary patterns and the risk of colorectal cancers[J]. JAMA Intern Med, 2015, 175(5): 767-776.

[198] SONG M, et al. Marine omega-3 Polyunsaturated Fatty Acid Intake and Risk of Colorectal Cancer Characterized by Tumor-Infiltrating T Cells[J]. JAMA Oncol, 2016, 2(9): 1197-1206.

[199] SINHA R, et al. Caffeinated and decaffeinated coffee and tea intakes and risk of colorectal cancer in a large prospective study[J]. Am J Clin Nutr, 2012, 96(2): 374-381.

導致的肝癌裡，也有腸道細菌的影子。

癌症，真的是胖的錯？

　　胖是很多煩惱的根源。且不說穿衣費布、坐車費油、上飛機太占空間，肥胖最糟糕的是會導致很多慢性病，如糖尿病和心血管疾病。不太為人所知的是，肥胖還是很多癌症的風險因素。

　　很多研究都發現，肥胖跟更年期後乳癌發生率有關係。肥胖的影響到底有多大？美國做了一項大型的臨床研究 [200]。在這項研究裡，總共追蹤調查了 67,000 名更年期女性，平均追蹤時間長達 13 年，在這段時間裡，總共發現了 3,388 個乳癌病例。研究發現，體質指數（BMI）> 35 的更年期女性，得乳癌的風險增加 58％，且主要是雌激素受體（estrogen receptor, ER）陽性的乳癌。肥胖的人脂肪細胞比較多，而現在知道脂肪細胞可以製造雌激素。雌激素本來是女性必需的東西，但是到了更年期以後，過高的雌激素會引起 ER 陽性型乳癌，所以肥胖對乳癌的影響應該很好理解。

　　男士乳腺不明顯，但請先別暗自慶幸！不要以為肥胖只會對女性造成麻煩，男人就可以盡情發福！

　　《刺胳針》雜誌的一篇文章報導了一個在英國 500 萬人中進行的流行病學調查，發現十多種腫瘤的發生多少都跟肥胖有關聯，這些腫瘤包括子宮癌、膽囊癌、腎癌、子宮頸癌、甲狀

[200] NEUHOUSER M L, et al. Overweight, Obesity, and Postmenopausal Invasive Breast Cancer Risk: A Secondary Analysis of the Women' s Health Initiative Randomized Clinical Trials[J]. JAMA Oncol, 2015,1(5): 611-621.

腺癌、白血病、肝癌、大腸癌、卵巢癌和乳癌 [201]。所以，在肥胖面前，男女都逃不過癌症的風險。

當然，就像在乳癌中一樣，肥胖不會直接導致癌症，而是透過其他間接的因素，比如雌激素，或者一些跟肥胖有關的慢性免疫炎症。

對於肝癌而言，肥胖會透過改變腸道菌群來增加罹癌風險。比如有個用老鼠做的研究，本來是想證明高脂肪飲食會引起肥胖，也會引發肝癌，但是一開始的結果很失望：不論是吃高脂食物還是正常飲食，老鼠得肝癌的概率都沒有改變，唯一可以看到的區別，就是吃了高脂食物後的老鼠變得很胖，而正常飲食的老鼠身材仍然很正常。幸好研究人員很聰明，意識到肥胖不是導致癌症的直接原因，於是重做試驗，同時讓老鼠接觸可以引起癌變的物質。果然，所有的肥胖老鼠都得了肝癌，而身材合適的老鼠只有 5% 得了癌症（而且得的不是肝癌，是肺癌）。取得這樣的好結果，也為了對得起獻身癌症研究的老鼠，研究人員繼續抽絲剝繭，才發現罹癌的罪魁禍首實際上是高脂肪飲食造成的特殊腸道菌群，它們分泌的代謝產物去氧膽酸會增加 DNA 損傷，並加快肝細胞老化，在局部產生更多促進癌症發生的細胞激素 [202]。而如果對胖老鼠使用萬古黴素殺死革蘭氏陽性菌，也可以有效地防止肝癌的發生。

當然，這只是動物試驗的結果，需要更多試驗才能弄清楚人體裡是不是也是這麼回事。目前還不知道到底哪一種細菌最壞，也不能過分解讀這個實驗而得出「抗生素可以治療癌症」

[201] BHASKARAN K, et al. Body-mass index and risk of 22 specific cancers: a population-based cohort study of 5.24 million UK adults[J]. Lancet, 2014, 384(9945): 755-765.

[202] YOSHIMOTO S, et al. Obesity-induced gut microbial metabolite promotes liver cancer through senescence secretome[J]. Nature, 2013,499(7456): 97-101.

的結論。貿然使用抗生素只會破壞腸道的菌群平衡，反而會造成傷害。正確的態度應該是避免變胖，不但身體更健康，而且還可以自信地展示身材。

肥胖已經變成一個嚴重的健康問題。有統計發現美國有近三分之一的成年人有肥胖問題。當然胖是一種感覺，有人覺得楊貴妃胖，可是唐玄宗覺得正好。為了有一個客觀的指標，研究上一般使用體質指數（BMI）來比較。近年臺灣人整體過重及肥胖（身體質量指數 BMI ≧ 24）人口比率一路攀升，不但男性平均每兩人中一人、女性每三人中一人、兒童每四人就有一人過重與肥胖，更已蟬聯多年亞洲「胖胖國」冠軍的寶座[203]。

管不住嘴，吃得太多就容易肥胖，雖然肥胖不是這些癌症的直接原因，但還是帶來了產生疾病的土壤。

肥胖徒增煩惱，口舌必須管好。

[203] NCD-RISK-FACTOR-COLLABORATION. Trends in adult body-mass index in 200 countries from 1975 to 2014: a pooled analysis of 1698 population-based measurement studies with 19.2 million participants[J]. Lancet, 2016, 387(10026): 1377-1396.

8.14

黃樟素和肝癌

吃生薑會引起肝癌嗎？

生薑這樣一個幾千年的調味料，竟然能跟癌症扯上關係！

有人拋出這個疑問，是因為生薑裡含有黃樟素（safrole）。在動物試驗裡黃樟素可引起肝癌，比如在老鼠的飼料中添加0.5％的黃樟素，連續吃了 22 個月之後，老鼠就會被誘導產生肝癌 [204]。因此，FDA 禁止使用含有黃樟素的食物添加劑。

另外，在急性肝損傷試驗裡，如果替老鼠一次性注射500mg/kg 劑量的黃樟素，動物的轉胺酶就會增加 [205]。

但是這些試驗用的是黃樟素，而非生薑。每天吃薑能有多少危險呢？

有人檢測過八角、孜然、黑胡椒和生薑等數種調味料裡的黃樟素含量，分別為 9.3g/kg、3.4g/kg、0.95g/kg 和 0.5g/kg[206]。以生薑為例，由於含量很低，如果要達到黃樟素可以致癌的劑量，需要食用大量的生薑。大量到什麼程度？即便老鼠的食物只有生薑，每天的食量也需要翻倍，然後連吃近兩年。如果要達到急性肝損傷，一隻老鼠需要每天吃下相當於牠體重若干倍的生薑！

要是有人真的吃下多達自身體重的生薑，討論肝損傷還是

[204] WISLOCKI P G, et al. Carcinogenic and mutagenic activities of safrole,1'-hydroxysafrole, and some known or possible metabolites[J]. Cancer Res, 1977, 37(6): 1883-1891.

[205] LIU T Y, et al. Safrole-induced oxidative damage in the liver of Sprague-Dawley rats[J]. Food Chem Toxicol, 1999, 37(7): 697-702.

[206] FARAG S E, ABO-ZEID M. Degradation of the natural mutagenic compound safrole in spices by cooking and irradiation[J]. Nahrung, 1997, 41(6): 359-361.

肝癌都沒有意義了，因為那個人必定先被生薑撐死。正常人絕對不會做出這種事。

如果正常食物調料中的黃樟素對健康沒有什麼威脅，為什麼 FDA 要出來警告一番？其實 FDA 不是看生薑不爽，而是衝著黃樟樹去的。在從黃樟樹的根和樹皮提取的黃樟油裡，黃樟素含量可高達八成。

黃樟油不是拿來拌飯吃的，在被禁止之前，它在根汁啤酒（root beer）製造過程中被用來當作調味料。而根汁啤酒名字裡的「根」，指的就是黃樟樹的根。既然提到根汁啤酒，就不得不說根汁啤酒的發明人查勒斯·海爾斯（Charles Hires）。

查勒斯本來是一個藥劑師，蜜月旅行的時候喝了黃樟樹葉子泡的茶，不知道是蜜月讓他難忘，還是茶讓他難忘，反正蜜月回來後，他就開始鑽研黃樟茶產品，當然定位是「包治百病」的仙丹。當時大約是 1875 年，FDA 還要過幾十年才出生，所以賣什麼仙丹都沒人管，想怎麼賣就怎麼賣。不過大家都知道美國人不喜歡喝熱水，而喝茶必須用熱水泡，所以市場受到了限制。靈光一閃之間，查勒斯決定把黃樟葉子製成啤酒，開瓶就能喝，於是改名為根汁啤酒。當然，查勒斯只是一個藥劑師，而不是釀酒師，其實不懂釀酒的事情，但這不是一個太大的問題。查勒斯直接弄出一個濃縮液配方，只要加水稀釋就成為飲料，再往裡面加點酒精就成了根汁啤酒！揮一揮衣袖之間，查勒斯繞過了釀酒的過程。

於是這個飽含黃樟素的根啤就賣了快一個世紀，直到黃樟素的致癌風險被發現，FDA 禁止在啤酒中添加黃樟素。此後，雖然還是有根汁啤酒把黃樟列為成分，但一般都是用去除

黃樟素的黃樟根來做的，所以可以放心地喝。

儘管 FDA 禁止工業化添加黃樟素釀造啤酒，後來又禁止銷售黃樟茶，但是仍然擋不住極端的黃樟愛好者直接去挖黃樟樹根泡茶，據說必須選擇春天時挖出來的根，這樣味道才好。但是黃樟樹裡黃樟素的含量比生薑高太多了，一杯 2.5 公克黃樟根泡出來的茶，黃樟素可達 200 毫克，要是長期飲用，很可能出事。

黃樟素在檳榔葉的含量也很高，在檳榔花序（piper betel inflorescence）中可達 15mg/g。從檳榔葉裡提取的油，黃樟素含量高達 48.7% [207]。如果咀嚼檳榔葉，唾液裡的黃樟素濃度可以高達 420μmol/L。在一個針對口腔癌的研究裡，研究者從患者口腔組織裡發現了黃樟素和 DNA 的加聚物，意味著黃樟素會直接誘導人體細胞的基因突變，導致癌症的發生 [208]。

回過頭來看生薑，生薑裡的辛辣味就是一個極佳的保險措施，會阻止人吃過量的生薑，再加上薑裡黃樟素的含量極低，作為一個安全的食材應該沒有疑問。

[207] ARAMBEWELA L S, et al. Investigations on Piper betle grown in Sri Lanka[J]. Pharmacogn Rev, 2011, 5(10): 159-163.

[208] CHEN C L, et al. Safrole-like DNA adducts in oral tissue from oral cancer patients with a betel quid chewing history[J]. Carcinogenesis, 1999, 20(12): 2331-2334.

8.15

鬧事的鹹魚

如果把死於癌症的患者數排個隊，根據臺灣 2019 年的研究資料，胃癌排在第七，在肺癌之後。如果比較不同性別的胃癌發生率，男性大約是女性的兩倍。

如果列舉一下導致胃癌的危險因素，現在主要有兩個共識：高鹽飲食、幽門螺桿菌[209]。世界衛生組織（WHO）和世界癌症研究基金會（WCRF）都認為醃製食品和鹽「可能」增加胃癌的發生率。之所以帶著一頂「可能」的帽子，不是因為這兩個組織搞不清處鹽到底有沒有壞處，而是因為鹽是人體必須食入的，只要不過量攝取，基本上沒有什麼問題。

現在 WHO 建議每人每天的鹽攝取量是 5 公克。但是，要釐清一個人到底吃了多少鹽，真的不是一件容易的事。翻開食譜，經常看到上頭寫著「鹽少許」，那究竟要放多少鹽？每個人的做法都不一樣。

不過這難不倒做科學的人。想知道一個人到底吃了多少鹽，有個辦法就是看尿裡 24 小時排出了多少鹽，吃得越多，排出的鹽也就越多。有人用這個辦法，抽樣檢查了 24 個國家的人的食鹽量，發現吃鹽越多的國家，胃癌病死率也越高[210]。同時，一項在英國的調查發現，男人尿裡的含鹽量比

---

[209] SHIKATA K, et al. A prospective study of dietary salt intake and gastric cancer incidence in a defined Japanese population: the Hisayama study. International journal of cancer[J]. Journal international du cancer, 2006,119(1): 196-201.

[210] JOOSSENS J V, et al. Dietary salt, nitrate and stomach cancer mortality in 24 countries. European Cancer Prevention(ECP)and the INTERSALT Cooperative Research Group[J]. Int J Epidemiol, 1996, 25(3): 494-504.

女人多，說明食入的鹽也多 [211]。恰好，胃癌也多發於男性。

胃癌多發的國家，主要集中在亞洲。韓國的泡菜很有名；而華人社會既有酸菜，也有鹹肉。在還沒有冰箱保鮮的時代，人們發現用高鹽醃漬食品可以防止食物腐壞。鹽在這裡的作用主要是抑制細菌的生長。不只是亞洲，在北歐的一些地方，比如挪威，傳統上以捕魚為生，吃不完的魚只能做成鹹魚乾。人們吃了這些重鹹食品之後，口味變得越來越重，平時做菜的鹽也會越放越多。

但是高鹽不是胃癌的單一因素，幽門螺桿菌也是一個重要的因素。流行病學的調查已經發現，在又高鹽又有幽門螺桿菌感染的族群裡，胃癌的比例會更高。南韓最新的研究則顯示，在胃癌患者的直系親屬中，如果使用三聯抗生素治療幽門桿菌感染，可以把胃癌的發生率減少 55％；如果能夠完全根治，胃癌的發生率減少 73％ [212]。

為什麼幽門螺桿菌感染會跟胃癌有關呢？科學家早就發現慢性細胞炎症和癌症的關聯，有研究指出，因為抵抗幽門螺桿菌的感染，人體的免疫系統會產生更多導致炎症的分子，也就增加了罹癌的風險。

其實過多的鹽也會直接增加人體的炎症反應。美國哈佛大學 Kuchroo 實驗室發現，在一種叫 Th17 的免疫細胞裡，有一個關鍵的蛋白激酶 SGK1 與鹽的吸收有關。鹽的濃度增加會刺激 SGK1 的表現，結果就是 Th17 增強了細胞炎症的活力。

細胞炎症聽起來是個不好的詞，但是它還有一個常用的說

[211] PARKIN D M. Cancers attributable to dietary factors in the UK in 2010. IV. Salt[J]. British journal of cancer, 2011, 105 Suppl 2: S31-33.

[212] Choi, I.J., et al., Family History of Gastric Cancer and Helicobacter pylori Treatment. New England Journal of Medicine, 2020. 382(5): p. 427-436.

法，就是免疫功能。豈不是說吃鹽增加免疫力？如果鹽都能增加免疫力，廣告裡那些昂貴的提高免疫力的商品豈不是欲哭無淚？確實有點這個意思，試驗顯示鹽還能提高免疫系統中巨噬細胞的功能，絞殺入侵的細菌[213]。比如在有傷口的皮膚周圍，鹽分比較高，而鹽分可以吸引免疫細胞湧入傷口附近，負責抵禦入侵的細菌。而在傷口完全好了以後，鹽分又回到正常平均值，免疫細胞各自散去。當然，也有請神容易送神難的情況，如果這些免疫細胞過度停留，其分泌物反而會傷害局部組織。

所以免疫系統就是一把雙刃劍，用得好就是免疫力，太過了就成為細胞炎症。鹽對細胞炎症的影響算是科學界比較新的發現。但是，實踐往往走在理論的前面。在一本《思考中醫》的書裡，講述了一個叫廖老的中醫治療蛇傷的故事。別的醫生治蛇傷，只是控制住蛇毒，讓患者脫離生命危險，傷口卻總是腐爛，只好不停地買藥上藥，患者就成了醫生的提款機。廖老救人卻是實實在在的，傷口能夠很快癒合。廖老救人的妙招就是忌鹽，只要讓患者忌鹽幾天，就不會有傷口腐爛的問題。廖老肯定沒聽過細胞炎症，但是如果他忌鹽的妙招真的管用，正好說明低鹽飲食能減少細胞炎症，避免傷口腐爛。

為了弄清楚高鹽的飲食究竟會帶給人體哪些變化，有一個試驗找來了六個健康的男性志願實驗者，參加嚴格控制鹽攝取量的研究。每一個參與者分別依次經歷了三段時間，每段時間（約 60 天）的食鹽量控制為每天 12 公克、9 公克和 6 公克，最

[213] JANTSCH J, et al. Cutaneous Na+storage strengthens the antimicrobial barrier function of the skin and boosts macrophage-driven host defense[J]. Cell Metab, 2015, 21(3): 493-501.

後再回到每天 12 公克的攝取量。結果顯示，在高鹽飲食的時期，人體內的單核細胞數量顯著增加了，隨著食鹽量的減少，促進炎症的細胞激素 IL-6 和 IL-23 也減少，而減少細胞炎症的激素 IL-10 同時增加[214]。可見，忌鹽的時候會減少細胞炎症，也就是說免疫系統會減少攻擊傷口組織。

回到胃癌的話題，高鹽飲食或者幽門螺桿菌單獨一個因素都不見得會導致胃癌，比如幽門螺桿菌，全球大概有一半的成年人都有感染，在一些國家，感染率甚至高達七成，但是沒有說這些人都會得胃癌。在這種情況下，其他因素的影響就顯得很重要，比如飲食中的鹽分。

飲食裡過量的鹽也是很多疾病的危險因素，比如高血壓、骨質疏鬆症和支氣管氣喘等。

看來，控制食物裡的鹽，應該是健康飲食的不二法則。

[214] YI B, et al. Effects of dietary salt levels on monocytic cells and immune responses in healthy human subjects: a longitudinal study[J]. Transl Res, 2015, 166(1): 103-110.

8.16

未名湖上空的淋巴癌

2016 年，和我大學同級的同學，竟然有兩位因淋巴癌去世。這兩位同學，一位是法律系的孫同學，還有一位是經管系的耿同學。

我雖然不認識兩個同級的同學，但我們也許曾在同一間學餐排隊買排骨，或者在同一間自習教室搶座位，甚至有可能光溜溜地走進同一間澡堂。

癌症是很霸道的！不會因為你金榜題名、富甲一方或者權傾天下就繞道走開。以前覺得小孩不容易養，老人多半會替孩子取個「狗剩」之類的閻王也不認識的名字。北大的湖已經低調到「未名」，但是癌症仍然光顧！

因為不熟悉這兩位同學，他們的病情和治療只能從社群網站上得到一些碎片化的訊息。但是，我還是覺得有必要寫點什麼，作為對同學的紀念。

惡性淋巴癌主要有兩種，霍奇金淋巴癌和非霍奇金淋巴癌，其中非霍奇金淋巴癌占絕大部分，八成到九成。這兩位同學應該都是非霍奇金淋巴癌。香港企業家霍英東、大陸女演員徐小婷等都被同樣的病奪去生命。有部電影叫《滾蛋吧！腫瘤君》，作者寫的就是自己和非霍奇金淋巴癌抗爭的故事。

需要說明的是，現代醫學對付這個病並非束手無策。創新工場李開復、微軟的創始人保羅‧艾倫也都得過這個病，如果治療及時，超過六成的患者可以有五年以上的存活期。

法律系的孫同學曾經是北大足球隊的隊長，既然是踢球

的，孫同學身體應該一向不錯！只聽說那年「SARS」流行的時候不幸染病，萬幸的是戰勝了「SARS」，也許就是憑藉這副運動培養的好身體。查了一下文獻，目前雖然還沒有什麼證據可以把「SARS」定為淋巴癌的致病因素，但是其他很多病毒，比如 HIV、EB 病毒、肝炎病毒等，這些能影響免疫系統的病毒，都被證實會導致淋巴癌。

耿同學在 2013 年年底檢查出惡性淋巴癌，但他非常堅強樂觀，積極治療，2015 年做了自體骨髓移植，但年底復發，隔年春節前病情惡化。

自體骨髓移植作為一種治療惡性淋巴癌的手段，已經有三十幾年的歷史了，療效如何跟移植時的病情相關，如果移植時病情屬於完全緩解，效果就會非常好；如果已經處於復發期，則效果非常不好。有一個對中晚期高惡度 B 細胞非霍奇金淋巴癌的研究，26 例患者先經化療，16 例患者得到完全緩解，10 例患者部分緩解，然後讓患者進行自體骨髓移植，移植後都不需要再治療，結果 21 例獲長期完全緩解，3 例原部位復發，只有 2 例在緩解期死亡 [215]，可見效果還很不錯。

不知道耿同學做移植時病情處於什麼期，如果已經在復發期，自體骨髓移植效果自然不會太好。但現在最新的辦法是，即便是自體骨髓移植失敗的患者，也可以採取異體骨髓移植 [216]，81％的患者治療後存活超過三年！

曾經有個笑話，有兩個人在森林裡遇到熊，於是拔腿就

[215] FREEDMAN A S, et al. Autologous bone marrow transplantation in poor-prognosis intermediate-grade and high-grade B-cell non-Hodgkin's lymphoma in first remission: a pilot study[J]. J Clin Oncol, 1993, 11(5): 931-936.

[216] REZVANI A R, et al. Allogeneic hematopoietic cell transplantation after failed autologous transplant for lymphoma using TLI and anti-thymocyte globulin conditioning[J]. Bone Marrow Transplant, 2015, 50(10): 1286-1292.

跑。甲問：我們能跑贏熊嗎？乙答：我只要能跑贏你就好。

如果癌症是一頭熊，那這裡的兩個人，一個可以是個體患者，另一個可以看作是得了同一類癌症的患者，代表了這類患者的平均存活預期。對於一個患者的治療成不成功，要看他的抗癌存活是否超出了預期。如果拉了平均值的後腿，那治療就是失敗的。

現代醫學的最終目的是殺死那頭熊！但這可能只是一個夢想！我們現在能做的，是讓這兩人都跑得更快。

化療曾經是主要的藥物治療手段，但是標靶抗體美羅華（Rituxan，通用名：利妥昔單抗，Rituximab）的出現，已經提高了患者的平均「奔跑」速度。如今研究的重點在於如何對付復發性的惡性淋巴癌。

科普癌症的目的，既是讓大眾可以冷靜面對這個疾病，也讓大家能夠了解如今有什麼可靠的治療方式。因為藥物研發從來沒有停止，所以大家需要繼續關注！

最新的跟淋巴癌有關的研究結果，是諾華公司在 2015 年年底公布的 CAR-T 療法，這個在賓州大學進行的二期臨床的結果顯示，對於復發性或者抗藥性的患者，瀰漫性大 B 細胞淋巴癌患者總應答率為 47％，濾泡型淋巴癌總應答率為 73％。

同年級的同學得了癌症，我感覺哀傷，但不驚訝，因為人到中年，就進入了癌症的高發期。我驚訝的是為什麼這兩個同學都是淋巴癌？非霍奇金淋巴癌在北美洲的發生率比東亞高三到四倍，而且亞洲人盛行率更高的腫瘤應該是消化道、呼吸道的癌症！哪怕換個別的癌，比如腎癌或者膀胱癌，都比較容易理解。

但偏偏是淋巴癌首先折損了我的兩個同學！

環境因素會增加淋巴癌發生率，比如長期接觸化學物質，如砷、苯、染髮劑等。但是這些環境因素都跟大環境有關，不會只寵幸某間學校。

如果沒有更好的解釋，只好理解為壓力因素。一個人面臨的工作、生活壓力不太容易量化測量，但是壓力與免疫系統之間的生物化學關係是可以定性的。

願逝者安息，生者堅強！

8.17

海裡撈出來的藥：什麼？還能治滑膜肉瘤？

滑膜肉瘤是源於關節、滑膜及腱鞘滑膜的軟組織惡性腫瘤，一般來說惡性程度較高。

有位 21 歲的青年魏則西，得了晚期的滑膜肉瘤，經過化療、放療之後，被正規醫院告知是不治之症。魏家在近乎絕望之時，選擇了某醫院腫瘤生物治療，結果不但沒有換來 20 年生命，癌症還很快轉移。則西雖然沒有絕望，繼續嘗試更多其他的治療，但還是沒有控制住癌症病情，於 2016 年 4 月份去世。

其實在 2015 年 10 月的時候，美國 FDA 剛批准了一個新藥，可以用來治療肉瘤。這個藥的名字叫 Yondelis（其他名稱：ET-743，Trabectedin 曲貝替定）。而這個藥，可以說是從海裡撈出來的。

（1）「別來找我了，我要去加勒比海挖海鞘！」

在二十世紀屠呦呦和其他中國科學家尋找青蒿素的時候，美國的科學家也沒閒著。但是美國歷史太短，沒有《本草綱目》之類的祖傳巨著，而土著印第安人的偏方連文字都沒有！怎麼辦？決策人思考的眼光只能望向茫茫大海……

大海裡有無數寶藏！撈出一些藥總比撈針容易吧！

於是一個重大的決定出現了：美國國家癌症研究院決定從海洋生物原材料中篩選藥物活性分子。

1969 年，成功從一種叫 Ecteinascidia turbinata 的海鞘提取物裡找到一個有抗癌活性的分子——「海鞘素 743 號」。

海鞘，在韓國還有一個名字，叫海鳳梨，可食。

不過這種特別的 Ecteinascidia turbinata 海鞘，是在加勒比海西印度群島發現的。

外表那麼好看，而且還有抗癌活性！幸虧那時候沒有網路傳播資訊，還沒有臉書、IG，否則別說是西印度群島，就連印度洋裡的海鞘都要被吃光了。

如果能有時光寶盒，一定要穿越回那個時候，到做海鞘素的實驗室去打工。想像一下，你每天要面對的不是小白鼠，你做實驗的穿搭也不是實驗服，而是沙灘褲，只是到了海邊需要換上潛水衣挖海鞘，挖累了可以躺在海灘上吹一吹加勒比的海風，細細品味風裡大麻味道是多了還是少了，如果渴了可以喝點萊姆酒⋯⋯

那個時候如果有什麼願望，大概是試驗結果不要太早出來！在 1984 年，伊利諾大學的 Rinehart 實驗室把這海鞘素結構弄清楚以後，一切美好的海灘生活基本上就結束了。

（2）「別來找我了，我要去實驗室做化學合成！」

但是海鞘裡海鞘素的含量太少，要 1 公噸的海鞘才能提純出 1 公克的海鞘素，而 1 公克僅夠一個患者的治療劑量，這條路顯然行不通。

西班牙製藥公司 Pharmamar 倒是想到了人工養殖，於是買下海鞘素的專利，但是養殖也不容易。最糟糕的是，Pharmamar 公司發現海鞘素並非海鞘本身產生，而是由一種共

生的微生物所合成。製藥公司希望海鞘和共生生物永遠在一起，但是人工養殖的技術不允許。

1996 年，哈佛大學諾貝爾獎得主艾里亞斯·詹姆斯·科里實驗室首次人工合成了海鞘素。Pharmamar 公司獲得哈佛的專利授權之後，優化了合成路線，以一個細菌產物作為中間體合成，終於成功生產出足夠的劑量進行臨床試驗。

但是，藥物的正規研發是一個漫長而燒錢的過程。在這個過程裡，海鞘素的名字被改成藥物通用名曲貝替定。時間快進到 2015 年，美國 FDA 終於在三期臨床試驗的勝利結束之後批准了用曲貝替定治療肉瘤。在此之前，曲貝替定已經作為「孤兒藥」在歐洲、日本得到了批准。所謂孤兒藥，就是患者太少，製藥公司都不一定能把本錢賺回來，所以醫藥審查的時候都會有優惠政策，但是美國還是要求做滿三期臨床試驗。有了批准，曲貝替定才可以使用商品名 Yondelis 作為正式的藥品銷售。

在最關鍵的第三期臨床試驗裡，總共涉及了 518 個病例，其中三分之二是接受曲貝替定治療。這些患者都是晚期的肉瘤患者，之前已經接受若干治療，但是病情復發，如果繼續採用常規化療藥物達卡巴仁（dacarbazine），患者的病情預期在一個半個月之後就會惡化；如果使用曲貝替定，患者的病情無惡化的時間（PFS）可以增加到 4.2 個月。在治療了半年以後，使用曲貝替定的患者 37％ 病情沒有惡化，而對照組只有 14％，患者使用曲貝替定之後，病情惡化風險可以降低 45％ [217]。

[217] DEMETRI G D, et al. Efficacy and Safety of Trabectedin or Dacarbazine for Metastatic Liposarcoma or Leiomyosarcoma After Failure of Conventional Chemotherapy: Results of a Phase III Randomized Multicenter Clinical Trial[J]. J Clin Oncol, 2016, 34(8): 786-793.

也許有些人會覺得 FDA 也不怎麼樣，一個藥只能帶來不到三個月的效果就讓它通過，讓製藥公司賺錢，簡直沒有良心！但是不要忘了，這個臨床試驗裡的對照組也有接受正規治療，FDA 審查機制是為了把提高整體治療水準。試想一下，如果沒有 FDA 這種審查機制，大概所有的商機都會湧向海鞘食療吧！

在那個第三期臨床試驗裡，患者主要是脂肪肉瘤或平滑肌肉瘤。曲貝替定對於魏則西的滑膜肉瘤有什麼作用呢？2014年，有一篇論文報導了曲貝替定對一個滑膜肉瘤患者的治療。在曲貝替定治療之前，患者已經接受過三個療程的化療、手術切除，然後又是三個療程的化療以及放療。在治療 14 個月之後，雙側肺發現癌轉移，高劑量的異環磷醯胺治療了兩個星期也沒有效果。採用曲貝替定治療之後，放射影像學檢查證實了治療效果，看到肺部的癌縮小，但在治療 9 個月後，肺部的癌結節又開始生長，患者最終在肺轉移 19 個月之後去世 [218]。

值得一提的是，在日本做的一個二期臨床試驗裡，入組的一部分患者是滑膜肉瘤的患者。在這部分患者裡，曲貝替定同樣顯示了比較好的療效，與對照組相比，曲貝替定的治療將對病情的控制時間從 0.9 個月提高到了 3.5 個月 [219]。基於這項臨床試驗結果，日本也批准使用曲貝替定治療各種軟組織肉瘤。

可見，曲貝替定並非神藥，但是循證醫學後，確實證明它有治療效果，雖然這個效果只有幾個月。當然，海裡撈出來的

[218] ZANARDI E, et al. Response to trabectedin in a patient with advanced synovial sarcoma with lung metastases[J]. Anticancer Drugs, 2014, 25(10): 1227-1230.

[219] KAWAI A, et al. Trabectedin monotherapy after standard chemotherapy versus best supportive care in patients with advanced, translocation-related sarcoma: a randomised, open-label, phase 2 study[J]. Lancet Oncol, 2015, 16(4): 406-416.

藥不止海鞘素一個，其他的以後有機會再分享。

（3）其他還有什麼藥？

帕唑帕尼（pazopanib）：美國 FDA 已經批准了帕唑帕尼治療軟組織肉瘤，該藥對於滑膜肉瘤也有一定效果。帕唑帕尼也是靶點酪胺酸激酶抑制劑。從臨床使用情況上來看，帕唑帕尼對滑膜肉瘤的療效比其他肉瘤好：病情無進展存活期為 7.7 個月，而在其他肉瘤裡只有 5.6 ～ 7.1 個月 [220]。

在 2016 年的 ASCO 大會上，一種叫做「NY-ESO SPEAR T- 細胞療法」的免疫細胞治療顯示出了很好的臨床效果，在 12 例滑膜肉瘤中，6 個患者出現明顯的治療效果，反應率高達五成。

2016 年 10 月 19 日，美國 FDA 加速批准了 Olaratumab（商品名 Lartruvo 樂除瘤，美國禮來公司生產），用於治療對手術或放療無效的軟組織肉瘤。嚴格來說，這個批准只是一個有條件的批准，因為這個標靶 PDGFRα 的抗體藥有四張通行證：快速通道、突破性治療、優先審評、加速審批，所以在完成二期臨床之後就被批准了。這個二期臨床的結果顯示：跟單獨使用化療藥物阿黴素相比，合用 Olaratumab 把患者總存活期從 14.7 個月明顯延長到 26.5 個月，中位無進展存活期也從 4.4 個月明顯延長到 8.2 個月 。在二期臨床的病人中，治療組只有一個滑膜肉瘤的病人，希望在三期臨床中看到這個抗體藥對滑膜肉瘤的具體療效。

---

[220] YOO K H, et al. Efficacy of pazopanib monotherapy in patients who had been heavily pretreated for metastatic soft tissue sarcoma: a retrospective case series[J]. BMC Cancer, 2015, 15: 154.

做藥的人沒有都躺在海灘，新的藥物就在路上！

8.18

化療：拿什麼來安慰你翻騰的胃？

　　人類與癌症鬥爭的歷史，不知道是不是一部血淚史，但絕對是一部胃酸史！

　　有人說：要抓住一個人的心，得先抓住他的胃。

　　現實是：要救一個癌症患者，得先打翻他的胃。

　　也許本來沒有這項計畫，但是自打化療藥物出現，結果就是這個樣子。不管是一開始治療淋巴癌的氮芥（mustine），還是後來的 5- 氟尿嘧啶、順鉑，對於癌症的治療，患者已經無力吐槽，卻不得不吐酸水。

　　化療藥物之所以會引起噁心、嘔吐等副作用，是因為這些藥物經過胃腸道時，刺激腸壁細胞釋放了血清素，而血清素結合了一個叫 5- 羥色胺受體的蛋白，就會導致這些副作用。所以，如果能找到一個藥物，先在 5- 羥色胺受體上占住位子不讓血清素做壞事，就可以緩解化療帶來的噁心、嘔吐。這類藥物就叫做 5- 羥色胺受體拮抗劑（setrons）。

　　了解 5- 羥色胺受體絕對是胃酸史上的一個里程碑。在 1984 年，需要聯合五種藥（針對六種神經傳遞物）才能控制住藥物順鉑引起的嘔吐，到了 1988 年的時候，一個特異的 5- 羥色胺受體拮抗劑格拉司瓊（granisetron）就做到了。這個藥一開始需要經由注射給藥，但是 2008 年美國 FDA 批准了一個透過皮膚給藥的膏藥製劑，大大方便了患者。2016 年，FDA 還批准了一個格拉司瓊的緩釋劑（Sustol），注射一次可以持續一個星期。

　　雖然 5- 羥色胺受體拮抗劑控制嘔吐很成功，但是對付噁心感的效果卻不夠理想，需要外加其他藥物。有一個乳癌化療的臨床試驗發現，加巴噴丁（gabapentin）和昂丹司瓊、地塞米松和雷尼替丁合用，能把對嘔吐和噁心的治療效果分別提高到 89％ 和 93％ [221]。加巴噴丁目前只是批准用來治療神經疼痛，比如帶狀疱疹所帶來的疼痛，還沒有正式用來治療腸胃反應。當然，要這麼多藥才能有這個效果肯定是不理想的，還得繼續尋找新的靶點和藥。

　　傳統醫學裡薑是用來止吐的。古代並沒有化療以及化療導致的嘔吐，但是孕婦的嘔吐應該是自古就有的。有研究證明，孕婦每天吃 1 公克薑，連續吃四天，可以非常有效地防止懷孕早期時的噁心感和嘔吐 [222]。

　　薑有這個效果，主要是因為薑裡的薑酚和生薑酚也是 5- 羥色胺受體的抑制劑，只是活性沒有藥物強。不過應該注意的是，有體外試驗發現薑酚會刺激癌細胞「吐」出藥物順鉑，導致藥物的效果打折，所以注射順鉑後最好不要馬上吃薑，至少要等 5、6 個小時，最好是 24 小時後再吃。

　　高蛋白飲食一直被用來調理有妊娠反應或暈車、暈船的人。有一個小規模的臨床研究，也說明高蛋白飲食可以調理化療後延遲性的嘔吐和噁心 [223]。在這個試驗裡，患者在第一次化療結束 24 小時之後進行蛋白補充。如果只是每天在正常的

[221] ANDREWS P L, SANGER G J. Nausea and the quest for the perfect anti-emetic[J]. Eur J Pharmacol, 2014, 722: 108-121.

[222] THOMSON M R, CORBIN, LEUNG L. Effects of ginger for nausea and vomiting in early pregnancy: a meta-analysis[J]. J Am Board Fam Med, 2014, 27(1): 115-122.

[223] LEVINE M E, et al. Protein and ginger for the treatment of chemotherapy-induced delayed nausea[J]. J Altern Complement Med, 2008, 14(5): 545-551.

飲食上增加兩杯含蛋白的營養飲料（每份有 17 公克蛋白）和兩粒生薑粉（每粒 250 毫克），腸胃反應跟對照組比較沒什麼改進。但是如果除了營養飲料和生薑粉之外，每天再增加兩次蛋白粉補充劑（含蛋白共 30 公克），則患者噁心的發作比其他兩組減少六成以上，最客觀的表現是患者大大減少使用止吐藥，平均使用次數減少了一半，這是患者噁心感減少的最直觀體現。這個試驗也說明，如果要用食療來對付腸胃反應，只有生薑是不夠的，飲食中還需要高蛋白。

還有一個辦法，是每次化療前後禁食 60 小時。美國一個罹癌科學家湯姆（Tom Marsilje，大腸癌四期患者）使用了這個辦法，明顯降低了各種副作用。有罹癌朋友在第一次化療後腸胃翻江倒海，後來看了湯姆的故事，在第二次化療前一天也進行了禁食，同樣發現副作用減少了。

說來說去，化療有那麼多副作用，太可怕了！能不能不做啊？這是患者需要跟主治醫生好好溝通的問題。癌症差異太大，對有些癌症來說，如果能盡早做化療，效果還是很好的。況且，也不是所有的患者都對化療有強烈的不適感。

所有的治療都是為了延長患者的壽命。有的藥物只能增加三個月壽命，卻要花費十萬美元！按照這個比例，80 歲的壽命價值三千萬美元！一個人如果能健康活著，就是擁有巨大的財富，關鍵是還不用痛苦經歷那些花錢買來的噁心和嘔吐。

第九章
其他疾病

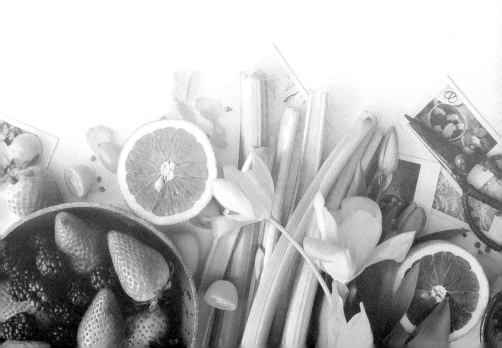

類風溼關節炎吃什麼——螞蟻的戰爭

類風溼關節炎是一種慢性病。畫家雷諾瓦（Renoir）在他生命的最後 25 年中，一直與類風溼關節炎抗爭，因為指頭變形，拿畫筆都不靈活了，只好把畫筆綁在手上繼續作畫。

如果你得了這個慢性病，一定有機會聽到隔壁老王介紹螞蟻泡酒的偏方。你也許不喜歡與鄰居打交道，喜歡宅在家裡，但是只要你上網搜尋一下，就一定能看到鋪天蓋地的螞蟻泡酒治療風溼的各種偏方。你可能根本搞不清楚風溼和類風溼有什麼區別，但是你肯定能看到關於哪種顏色的螞蟻更有效的討論。

連英文的檢索，都能看到華人用螞蟻治療類風溼的資訊，甚至在美國一個很嚴謹的正式媒體上，也報導了香港某大學的研究人員從螞蟻裡提取出了兩種活性物質 [224]。報導沒有提到的是，那次研究只是點到為止，只說了用這些活性物質治療類風溼的可能性，並沒有真正在患者身上測試過這些螞蟻成分是否有效。

怎麼理解這個問題呢？打個比方：隔壁老王是有錢人，你到他家去抽了兩張衛生紙，並不等於你就分享了老王的財富，除非你能實實在在地把那兩張衛生紙賣給別人換成錢。所以，在沒有看到任何治療結果之前，你完全可以把這些從螞蟻中分

[224] JIANG Z H, et al. Bicyclic polyketide lactones from Chinese medicinal ants, Polyrhacis lamellidens[J]. Journal of natural products, 2008, 71(4): 724-727.

離出的東西當作「衛生紙」對待。

倒是在 1984 年，美國有項研究，想弄明白一種南美洲螞蟻的毒液對治療類風溼的效果[225]。這個研究的始因，是一個叫金特·霍爾茲曼（Gunter Holzmann）的玻利維亞人，因為類風溼疼痛難忍，就找來一種特殊的螞蟻叮咬自己，效果竟然不錯。懷著幫助同類患者的崇高理想，霍爾茲曼聯繫了許多醫生，終於有人同意研究到底這種螞蟻的毒液裡有什麼活性成分。在這項美國科學家指導的研究裡，兩百多個患者（主要是玻利維亞人）進入雙盲對照試驗，注射螞蟻毒液的患者中有六成關節腫脹指數有所改善，當然同時也看到了各種副作用：所有患者在注射部位都產生紅斑；三分之二的患者局部搔癢；三分之一的患者有發燒及身體不適等。

有後續研究表示，螞蟻毒液的功能是阻斷免疫系統的補體反應，但是 30 年過去了，當時申請的專利也過期了，還是沒有研究出一個讓 FDA 看得順眼的藥物，也不知道哪些是有效成分。不論如何，直接注射螞蟻毒液還是跟喝螞蟻酒不同。

霍爾茲曼用螞蟻毒液的靈感應該來自於美洲土著，這些土著根本不懂陰陽五行，但是他們對於疼痛有自己的解決辦法：先找一棵有螞蟻窩的樹使勁磨蹭，蹭到螞蟻爬到身上叮咬，然後跳到水裡，把螞蟻洗掉。

類風溼是一種自體免疫性疾病，不管是吃螞蟻還是注射螞蟻，都會帶給人體外源的免疫原，只會增加免疫反應，這能解釋在那個螞蟻毒液的臨床試驗裡看到的紅斑、搔癢、發燒等。

當然，螞蟻療效的支持者還是會提出一些理論來支持。有

[225] ALTMAN R D, et al. The effects of a partially purified fraction of an ant venom in rheumatoid arthritis[J]. Arthritis and rheumatism, 1984, 27(3): 277-284.

一種說法是，類風溼患者血中的鋅比正常人低很多，而螞蟻體內含有大量的有機鋅，吃螞蟻等於補鋅。類風溼患者鋅含量低是有根據的，有科學文獻可查，但是所謂的「低很多」，也就是低 15％。先不談這個差別到底是不是類風溼的病因，如果真的想補充只有這點差別的鋅，為什麼不直接補有機鋅？真的有必要勞駕螞蟻，讓人體接觸那麼多過敏原？

螞蟻的「神奇功效」遠不止「治療」類風溼，讓許多人心動的應該是壯陽的「功能」。有一個說法，螞蟻能舉起自己體重幾百倍的東西。憑藉這個能力，螞蟻可以當壯陽產品的代言人，但是並不能當作可以壯陽的證據。2011 年，美國 FDA 發表一個公告，呼籲消費者不要購買和使用各種網站上銷售的「黑螞蟻」，因為這些黑螞蟻產品雖然標榜「天然」壯陽藥，卻可以檢測出摻入的「藍色小藥丸」化學藥物成分，而且劑量是藍色小藥丸正常使用劑量的三倍。

原來如此！為了保證產品的效果，廠商還真是煞費苦心！但是要用到三倍的藍色小藥丸劑量，是否說明廠商對所謂的螞蟻壯陽功效毫無信心，甚至疑心重重？

9.2

酒與類風溼關節炎

前面說到用來「治療」類風溼關節炎的神藥螞蟻酒。如果說螞蟻酒裡有什麼算是有效成分，非常有可能就是乙醇。

乙醇？有沒有搞錯？酒難道不是不健康的嗎？

確實，飲酒本來是當作一個惡習來考察對類風溼關節炎的壞影響。1990 年，有一項在荷蘭進行的研究發現，在類風溼關節炎的患者中，23%的人有飲酒習慣[226]，而在沒有該病的人中，36%的人有飲酒習慣。翻譯一下，就是飲酒的人類風溼關節炎發病反而少了。這個結果首先就嚇到了做這項調查的人！這樣一個猜得到開頭卻猜不到結果的研究自然讓很多人無法接受，於是不斷有人做同樣的調查，美國人[227]、瑞典人[228]、英國人[229]，結論都是飲酒對預防類風溼關節炎有一定作用。

但飲酒量還得有一定的要求，不能只是偶爾來一小杯，更不能只是用筷子蘸點舔舔。在一個研究裡，飲酒的好處需要每月至少有十天喝酒才能看出。在另一個對三萬多瑞典婦女長達六年的調查研究中發現，每週飲酒超過四杯的婦女，類風溼關

[226] HAZES J M, et al. Lifestyle and the risk of rheumatoid arthritis: cigarette smoking and alcohol consumption[J]. Annals of the rheumatic diseases, 1990, 49(12): 980-982.

[227] VOIGT L F, et al. Smoking, obesity, alcohol consumption, and the risk of rheumatoid arthritis[J]. Epidemiology, 1994, 5(5): 525-532.

[228] KALLBERG H, et al. Alcohol consumption is associated with decreased risk of rheumatoid arthritis: results from two Scandinavian case-control studies[J]. Annals of the rheumatic diseases, 2009, 68(2): 222-227.

[229] MAXWELL J R, et al. Alcohol consumption is inversely associated with risk and severity of rheumatoid arthritis[J]. Rheumatology, 2010, 49(11): 2140-2146.

節炎發生率減少 37% [230]。喝什麼酒沒區別，只是每一杯酒的標準是 15 公克乙醇，所以對於烈酒而言是小杯，而生啤酒就是大杯了。

當然會有人提出比較刁鑽的問題：會不會是得類風溼關節炎的人本來就不喜歡喝酒，或者喝了酒比較難受，所以能喝酒的人自然就不容易得此病？這個問題的核心，就是質問飲酒和類風溼關節炎到底是因果關係還是一般的關聯。

這是一種很合理的思考，所以有人做了一項研究，比較同一患者在不同時期 X 光檢查的病歷記錄，計算類風溼關節炎患者骨頭病變的速度，結果發現，和不飲酒的相比，少量飲酒的患者骨頭的病變減緩了，但如果酗酒的話，病變則加快 [231]。因此，適量的飲酒量確實對類風溼關節炎病情的緩解有一定的作用。

所以如果要認真研究螞蟻酒是否能治療類風溼，必須再加上一組對照患者，只讓他們喝沒有螞蟻的普通酒，這樣才能證明螞蟻是否有什麼功效。

如果你不放心用喝酒的辦法來預防或者輔助治療類風溼關節炎，其他食物也許有幫助。有一個希臘的調查發現，吃煮熟的蔬菜、膳食裡有橄欖油的人，都比較不容易得類風溼關節炎，風險都能減少六成 [232]。魚油和磷蝦油在動物試驗裡都對類風溼關節炎的緩解有一定的幫助 [233]，其中的有效成分

[230] DI GIUSEPPE D, et al. Long term alcohol intake and risk of rheumatoid arthritis in women: a population based cohort study[J]. BMJ, 2012, 345: e4230.

[231] NISSEN M J, et al. The effect of alcohol on radiographic progression in rheumatoid arthritis[J]. Arthritis and rheumatism, 2010, 62(5): 1265-1272.

[232] LINOS A, et al. Dietary factors in relation to rheumatoid arthritis: a role for olive oil and cooked vegetables? [J]. Am J Clin Nutr, 1999, 70(6): 1077-1082.

[233] IERNA M, et al. Supplementation of diet with krill oil protects against experimental

應該是海洋生物的 ω-3 多元不飽和脂肪酸，包括 EPA（二十碳五烯酸）和 DHA（二十二碳六烯酸），這兩種 ω-3 多元不飽和脂肪酸在一些臨床試驗裡對類風溼關節炎的一些的緩解也有點效果 [234]。低脂的素食在一個 24 人的臨床試驗裡也看到某些效果 [235]。

當然，對於嚴重的類風溼關節炎患者，目前最有效的治療是抗腫瘤壞死因子的融合蛋白或者抗體，還有抗 IL6 的抗體，不過這些藥都是蛋白藥物，都不是吃的，必須注射。

rheumatoid arthritis[J]. BMC Musculoskelet Disord, 2010, 11: 136.

[234] MILES E A, CALDER P C. Influence of marine n-3 polyunsaturated fatty acids on immune function and a systematic review of their effects on clinical outcomes in rheumatoid arthritis[J]. Br J Nutr, 2012, 107 Suppl 2: S171-184.

[235] MCDOUGALL J, et al. Effects of a very low-fat, vegan diet in subjects with rheumatoid arthritis[J]. J Altern Complement Med, 2002, 8(1): 71-75.

治療白內障的新希望

如果人生裡有一件注定會發生的事，那應該是白內障，只是不知道能否活到發生白內障的那一天。

有句話叫人老珠黃，其實在人增壽的時候，眼睛裡的水晶體會慢慢變渾濁。

所以攝影的時候，很多人喜歡拍攝兒童的眼睛。文藝青年看到的是純真，理科男看到的是人體的衰老和醫學的挑戰。

一直以來，唯一有效治療白內障的辦法就是手術。如果不治療，結果可能導致失明。但是如今《自然》雜誌發表了一篇論文[236]，這個由中國諸多研究單位和美國加州大學聖地亞哥分校的合作研究顯示，一種針對羊毛甾醇（lanosterol）的治療，極有可能改變未來對白內障的治療方案。他們之所以研究羊毛甾醇，是因為發現先天性白內障的兒童有一種遺傳性基因，而這種突變就發生在羊毛甾醇合成酶的基因上，其結果就是導致人體內羊毛甾醇少了。

人眼睛水晶體的主要組成是水晶體蛋白質，主要作用是改變焦點和保持視野清晰。當水晶體蛋白質的結構被破壞，就會凝結呈塊狀，水晶體變渾濁，因而導致患者出現白內障。水晶體富含羊毛甾醇，研究人員的體外試驗也發現，羊毛甾醇可以減少晶狀體球蛋白的凝結。兔子得了白內障，把牠們渾濁的水晶體直接泡在羊毛甾醇溶液裡，也可以變得清亮。

---

[236] ZHAO L, et al. Lanosterol reverses protein aggregation in cataracts[J]. Nature, 2015, 523(7562): 607-611.

　　當然，時不時地把水晶體取下來放在某種溶液裡保養，怎麼聽都不是一個可靠的治療辦法。研究人員隨後用狗做了動物試驗，採取羊毛甾醇的眼內注射治療和滴眼藥水的維護方法，狗的白內障減輕了。

　　羊毛甾醇是體內合成膽固醇過程中的中間產物，跟膽固醇只有一步之遙。在羊毛甾醇的研究中，研究人員也比較了膽固醇，發現膽固醇並沒有改善白內障的功能。膽固醇高的人，為了減少心臟病發生的風險，醫生一般會建議服用他汀類藥物來降低膽固醇。但是有個對加拿大患者的調查發現，服用這類藥物會使白內障的風險增加 27％。由於這類藥物抑制的是膽固醇合成中比較早期的步驟，所以白內障方面的副作用應該跟羊毛甾醇的合成也受到抑制有關。

　　既然羊毛甾醇對眼睛那麼重要，能不能補充羊毛甾醇來達到預防或治療人的白內障呢？這需要正規的臨床試驗才能回答這個問題。但是，由於很多植物和食物都含有羊毛甾醇合成酶的抑制物，比如月桂、黑胡椒和芋頭 [237][238]，為了不必要的麻煩，這些東西可以少吃一點了。

　　有同學說西餐中桂皮是重要的香料，印度菜中也常出現月桂葉。我查了一下，2001 年新加坡做了一項調查，比較華人、馬來人和印度人的白內障手術的概率，發現印度人最高。同一個地方，做白內障手術的人越多，應該說明得白內障的人也越多。如果印度人較容易得白內障，不知道是否跟他們飲食裡的月桂有點關係？

[237] SAKANO Y, et al. Inhibition of human lanosterol synthase by the constituents of Colocasia esculenta(taro)[J]. Biol Pharm Bull, 2005, 28(2): 299-304.

[238] TANAKA R, et al. Constituents of Laurus nobilis L. inhibit recombinant human lanosterol synthase[J]. J Nat Med, 2006, 60(1): 78-81.

269

在印度菜式中，月桂葉通常出現在比爾亞尼（Biryani）菜飯裡。這是一種類似炒飯的做法，把米飯、肉、蔬菜和香料放進一鍋炒，而月桂葉就是一種常用的香料。把月桂葉放到菜裡的吃法應該來自地中海。在古羅馬時代，勝利者頭上戴的「桂冠」就是用月桂葉做的。不知道食用月桂葉的靈感是否來自慶功宴時掉進湯裡的月桂葉？月桂葉香氣濃郁，可以很好地去除肉腥味，法式、地中海和印度風味中都有用月桂葉來提味和點綴。

至於芋頭，更引起了不少同學恐慌。在關於食物中羊毛甾醇合成酶的抑制物的論文裡，比較了八種不同的芋頭，活性各不相同，其中含活性物質最多的品種是「Yatsu Gashira」，中文可以翻譯成「八頭芋」。那種活性物質在常見的芋頭裡只有八頭芋的一半。鑑於這種天然物質的活性有限，偶爾吃一點日常的芋頭應該沒有大礙，只要不是餐餐吃芋頭就好。

反正，這個世上有那麼多好吃的東西，何必天天吃炒飯、吃芋頭？

9.4

反手能摸到肚臍眼是一種病嗎？

網路上曾流行一個娛樂活動，就是反手摸肚臍眼。

從明星到平民，各方人士在社群網站上大肆炫腹。這個活動也透過網路從亞洲傳到世界各地。

直到有一天，有這麼一個新聞出來了：「美國專家說能反手摸到肚臍眼就是好身材，但是近日，有人走訪了一些醫院，諮詢了相關領域的專家。一位資深的醫學專家解釋說能夠反手摸到肚臍眼，這從正常的醫學角度來說是不太可能的，很有可能患有馬氏症候群，建議到醫院就診。」

這則新聞有各種不可靠的內容。

首先，是「美國專家」說能反手摸到肚臍眼就是好身材。身材好不好，自己都看不出來，非要美國專家做出標準認定？

其次，是說「有人」走訪了一些醫院，卻不說這「人」是什麼人，是路人，還是因為反手摸不到肚臍眼，鬱悶難眠要看心理諮商師的人？

然後，「一位資深的醫學專家」隆重登場了。這位專家似乎無名無姓，比很多養生節目專家的保密工作做得還好。這位「醫學專家」也不知道是哪一科的，竟然說：「能夠反手摸到肚臍眼，這從正常的醫學角度來說是不太可能的。」如果讓我猜，我可能會猜對方是婦產科的專家。

本來一向對這些網路遊戲一笑置之，現在為了證實一下這個不太可能的醫學奇蹟，我把練跳舞的女兒叫過來試一下這件不太可能的事。果然，毫無懸念地，女兒輕輕鬆鬆反手摸到了

肚臍眼。

再來談談馬氏症候群，在網上搜尋一下這個中文名，基本都是跟這條新聞有關的，根本不知道是什麼病。

在英文裡，有一個「Marchesani」症候群，發生率是五萬分之一，還有一個 Marfan syndrome，中文一般翻譯成馬凡氏症候群（雖然第一次看到這個詞的時候想翻譯成「麻煩症候群」），這個病包含了 Marchesani，同時範圍再廣一點，發生率是五千分之一。

馬凡氏症候群是一個遺傳性疾病，患者的結締組織發育不良，有一個症狀是肢體細長，長手長腳。但身材上的特點不是問題，問題是患者容易得心血管疾病和眼睛疾病。

波提且利的作品《一個青年的肖像》珍藏於美國華盛頓特區國家藝廊。這幅畫中青年修長的手指，也讓人懷疑他是否患有馬凡氏症候群。

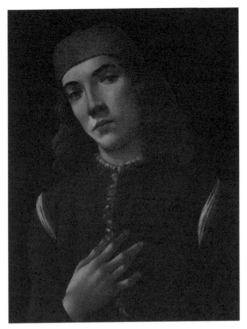

波提且利的作品《一個青年的肖像》

電視節目《生命緣》有一期（2015 年 1 月 26 日）[239] 在談馬凡氏症候群，有興趣的可以看一下，注意一下這個患者的身材、手指，還有提到女兒也有眼睛的毛病。

馬凡氏症候群引起世人的關注，是當年美國女排運動員海曼突然因為心臟病死亡。其實她自己不知道有這個毛病，只是發揮自己長手長腳的優勢在體育競技場上拚搏，直到出事送醫院。海曼被診斷為馬凡氏症候群之後，她有個兄弟也查出患有同樣毛病，符合該病家族遺傳的特點。

海曼病逝的新聞出來之後，很多長手長腳的人都去查自己是不是有馬凡氏症候群，倒也確實查出一些病例，但絕大多數

[239] http://tv.cntv.cn/video/VSET100200753879/12be2a63c0c64454a436049412a72cd7

都不是。

美國還有一個游泳運動員菲爾普斯，因為手長，也被懷疑是馬凡氏症候群。不過他自己已經去檢查過多次，都沒有確診。

關於手長的問題，很多人可能被達文西誤導了。他那張有名的人體圖（《維特魯威人》），說的就是人體的一個「祕密」：張開手臂長度跟身高基本相當。其實再偉大的人物，都有歷史的局限性，達文西根本沒聽過什麼是大數據，他用來總結出「祕密」的調查樣本也很有限。有研究發現，59％～78％的白人臂長都超過身高[240]。

所以不見得手長的人就會有馬凡氏症候群。再逆向思考一下，難道罹患馬凡氏症候群的人手都很長嗎？很不幸，答案是否定的。在西方人中，只有55％的馬凡氏症候群患者臂長大於身高，而在日本人中，這個比例只有20％[241]。

至於那個反手摸肚臍眼的遊戲，關節靈活的、跳舞的、練瑜伽的都容易成功。摸不到的也不用勉強，否則容易傷筋動骨，還有脫臼的可能。

[240] SCHOTT G D. The extent of man from Vitruvius to Marfan[J]. Lancet,1992, 340(8834-8835): 1518-1520.

[241] AKUTSU K, et al. Characteristics in phenotypic manifestations of genetically proved Marfan syndrome in a Japanese population[J]. Am J Cardiol, 2009, 103(8): 1146-1148.

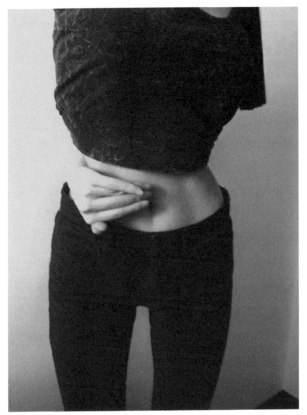

反手隨便摸個肚臍、露個馬甲線（本圖由網友 @Crystalbebold 提供）

9.5

貔貅病

吃喝是人生的大事。

光吃不拉，據說是傳說中的動物貔貅的美德，但是突然之間被解讀成了善於斂財！再回首時，賣玉石的地攤上都是琳瑯滿目的貔貅吊飾。

貔貅的這個特性有時也能落在人身上，不過卻是件不幸的事。

對人體的貔貅現象，科學一點的說法是便祕。當然，可以再玄幻一點，把便祕分為虛症、實症、寒症、熱症。

不管便祕有幾萬種，有「神醫」可以單憑一劑芒硝搞定，還能順帶治好其他疾病。顯然，這怎麼聽都不可能，可是直到上百人治死之後，這位惡名昭彰的芒硝「神醫」胡萬林才被補入獄。

只吃不拉的動物只有貔貅一種，讓人拉肚子的辦法卻有很多。除了芒硝，大黃、巴豆等都是瀉藥。

番瀉葉也是民間常用的瀉藥，而且古今中外都在用，在很多治療便祕、減肥的產品中都能見到它的影子。番瀉葉為豆科山扁豆屬植物，主要生長於乾熱地區，如雲南的元江。作為急性瀉藥，番瀉葉的效果還不錯，只要準備幾公克泡水，空腹飲用後兩到三分鐘就可見效，番瀉葉甚至被運用在手術前，幫助大腸排空。

但是番瀉葉和其他瀉藥一樣，都不能作為通便藥長期使用，尤其是大劑量服用後會產生較大的副作用，不但無法治

癒便祕，反而有可能引起便祕。番瀉苷主要成分為番瀉葉苷
（sennoside），也有大黃酚、蘆薈大黃素及大黃酸等蒽 類物
質。蒽 類成分進入腸道後，會誘導上皮細胞凋亡，死亡的細
胞碎片被巨噬細胞吞噬，並轉化成脂褐素或其他色素，最後結
果就是大腸黑變病。

　　蘆薈作為一種傳統護膚的植物，總是給人健康的感覺，所
以一般人看到有蘆薈的飲品或者健康食品時，便毫無防範甚
至過量食用。在美國，蘆薈也曾經被當作非處方通便劑，FDA
曾經要求廠商提供蘆薈使用的安全性資料，但是一直得不到，
FDA 只好自己用老鼠做了一個試驗，結果證明了蘆薈實為致
癌物：給動物含 1% 蘆薈的飲用水，只要 13 個星期就能發現
大腸的上皮細胞開始增生，如果飲用的時間更長，則可導致大
腸癌 [242]。這個試驗結果絕不是聳人聽聞，雖然偶爾喝點蘆薈
飲料或者食用蘆薈，不至於導致嚴重後果，但是對於長期依賴
這種天然物質的便祕者，FDA 的試驗就是一個警鐘。不過，
也許不用等到大腸癌，服用蘆薈的患者就會先發生急性藥物
性肝炎。韓國就報導過兩個這樣的病例，患者每天服用 300 到
420 毫克的蘆薈提取物，結果在半年內得了藥物性肝炎 [243]。

　　相對安全的，應該是西梅（青梅）了。西梅、西梅汁
對付便祕的功能來自其中的山梨糖醇，西梅中含量高達
14.7g/100g，西梅汁裡也能達到 6.1g/100g[244]。在美國民間，西

[242] BOUDREAU M D, et al. Clear evidence of carcinogenic activity by a whole-leaf extract of Aloe barbadensis miller(aloe vera)in F344/N rats[J]. Toxicol Sci, 2013, 131(1): 26-39.

[243] YANG H N, et al. Aloe-induced toxic hepatitis[J]. J Korean Med Sci, 2010, 25(3): 492-495.

[244] STACEWICZ-SAPUNTZAKIS M, et al. Chemical composition and potential health effects of prunes: a functional food ？[J]. Crit Rev Food Sci Nutr, 2001, 41(4): 251-286.

梅也被用來通便，因為本來就是水果，西梅蜜餞和果汁在便利
商店的架子上隨處可見。當然，雖然有些效果，卻不是什麼靈
丹妙藥。

　　貔貅病確實是一個吃出來的毛病，但是千萬不能指望靠吃
藥把它吃回去，需要從飲食、運動上進行改變。對多數有問題
的人而言，如果回想一下，都能發現長期的飲食習慣有很大的
問題，比如蔬菜水果吃得不夠，尤其是富含膳食纖維的。

　　而在飲食中增加膳食纖維的比例，應該是一個比較安全和
可靠的辦法。

9.6

發燒能燒死病毒嗎？

在網路上看到一篇文章：〈德國兒科醫生解讀兒童發燒：發燒是對身體的優良教育〉。

讀了這篇文章，一般人可能會被誤導。

想到兩年前一個醫生在網路上分享的親身體驗：有小孩發燒被送急診，看小孩捂著厚厚的冬衣，醫生就把衣服解開散熱降溫，結果該醫生被家長暴打。家長的理解是，孩子都已經感冒了，醫生怎麼能夠再讓孩子受涼！

家長的心情可以理解，但是暴力不能被原諒。

家長使用暴力的一個原因是無知。但是如果順著德國醫生的教導，發燒對身體是好的，為什麼要降溫？看來這位讓小孩散熱降溫的醫生真該打！

但是這個醫生的做法是對的，在德國、在美國的醫生也都會這麼做，即便生病的是自己的孩子。

那這篇網路文章有什麼問題呢？

問題就在於根本沒有說清楚發燒的原因。如果只是透過溫度變化這種表象來討論治療問題，很可能就離題了。

最常見的發燒都跟感冒有關。古今中外幾千年來，感冒這個病一直是用溫度這個表象來定義的，比如中醫裡的傷寒，英語裡的「cold」（冷、寒）。

但是古人在造這個詞的時候，並不知道感冒是由感冒病毒引起的。當然，即便是現代，也不見得人人都知道感冒是由病毒引起的。

我們現在再看看這篇文章裡提到的幾個問題。

（1）「在動物試驗中已經證明，33 ～ 35℃（90 ～ 95 ℉）的溫度最利於病毒及細菌繁殖，換言之，低於常人體溫的溫度也因此最可能引起傷害。所以『著涼』的說法相當有道理。另外，對於消滅或預防影響身體病毒或細菌的滋長，發燒（一般為 39 ～ 40℃ /102 ～ 104 ℉）則提供了最理想的溫度。」

這裡提到動物試驗，但是沒有給出任何引用文獻。一般來說，跟人體疾病有關的細菌、病毒，都是在 37℃時繁殖最快。如果把人體看成一個培養皿，那麼人類在地球生活了幾十萬年，篩選出來的病毒、病菌都是能夠在人體溫度條件下繁殖最快的菌株和毒株。有些病毒，比如感冒病毒，在溫度稍低一點的身體表面（包括鼻腔裡）可以長時間存活，但並不是說它在這個溫度繁殖得最快。

不管是冬天還是夏天，感冒病毒只有在侵入人體後才能瘋狂繁殖，但是人作為一種恆溫動物，體溫不會隨著環境溫度而發生太大的變化。可為什麼冬天感冒會比其他季節多呢？有兩個主要原因：第一個原因，在冬天的低溫和低溼度的環境下，流感病毒在人體外更容易存活[245]。得流感的人透過呼吸、噴嚏都能把病毒釋放到環境裡，病毒在體外存活越久，找到下一個倒霉鬼的機會就越高，這個應該很好理解。所以冬季要減少流感，科學的辦法是提高溼度和溫度。民間有個預防感冒的辦法是在家裡蒸醋，其實醋也許不是重點，重點在於蒸出來的熱氣，既可以增加溫度又增加溼度。鼻腔是流感病毒進入人體的第一個落腳點，溫度比體溫低，病毒也就能存活得更久。冬天

[245] LOWEN A C, et al. Influenza virus transmission is dependent on relative humidity and temperature[J]. PLoS Pathog, 2007, 3(10): 1470-1476.

出門戴口罩，不但可以阻擋一些病毒進入鼻腔，還可以保暖；回到家裡，用熱水氣蒸臉，也能迅速增加鼻腔裡的溫度和溼度。第二個原因，跟殺死病毒的免疫系統有關，因為這個系統在環境溫度太低的時候工作效率不好。問題來了：為什麼那麼重要的免疫系統，在冬天反而不能好好運作？

其實很多人都有這樣的感覺：對公司的付出和貢獻很多，但是得到的認可卻很少。人體裡的免疫系統似乎也是這樣一個角色。當環境溫度比較低的時候，人體需要利用大量的熱量來維持體溫的穩定，為了節約能源，但是又要保證心臟、大腦等器官的正常運行，作為應急的免疫系統只能被裁軍。這是生物進化、物種選擇的結果。但是身體並沒有傻到唱空城計，因為免疫系統雖然被裁軍，還是有一些免疫細胞在保持警戒，一旦有病毒、細菌入侵，它們就會拉響「警報」，讓身體迅速增加免疫細胞，好對付入侵的外敵。這個警報就是發燒。

所以，發燒只是免疫系統工作的一個小插曲，並不是殺死病毒的原因。真正殺死病毒的是免疫系統，發燒也燒不死病毒、細菌！重要的事情必須說三遍！

既然發燒只是警報系統，那差不多的時候，警報系統就應該被關閉。人體也確實是這麼調節的，而且現在的研究發現，如果警報關得太晚，就會造成慢性的炎症，反而會帶來更多問題。

（2）「一旦孩子的體溫超過 38.5℃（101.5 ℉），他馬上就會被給予退燒藥；而且，如果確定感染，也會立刻開出抗生素處方給他，這使得孩子的身體幾乎沒有獨立地介入疾病的機會。此外，比較『克服兒童期的發燒性感染』與『面臨未來更

嚴肅、更重要的任務』二者，一個被這樣處置的身體，就失去了練習『彈性能力』的機會。」

　　從那篇文章中引用的這段原話是讓我覺得比較混亂的地方！不知道是原文如此還是翻譯有問題，國文老師如果看見應該會哭笑不得吧！以我的中文理解能力來看，作者覺得體溫超過 38.5℃ 就使用退燒藥是一件很不好的事；另外，在確定感染後就開出抗生素處方也是一件不好的事。如果這些理解沒有問題的話，我嚴重懷疑這個德國醫生的醫術！

　　先說「在確定感染後就開出抗生素處方」這件事，不知道所說的「確定感染」到底是什麼感染？是細菌還是病毒？一般感冒根本用不著確定是不是病毒、是哪種病毒感染，只有在特殊的流感病毒流行的時候，才需要去確定病毒的亞型。關鍵是，即便確定的是病毒感染也不用開抗生素，因為抗生素抗的是細菌而非病毒。如果確定的是細菌感染，我不敢想像有任何正規醫生這個時候還會猶豫要不要開出抗生素，不管是在美國、德國還是亞洲。只要確定是細菌感染，就一定會開抗生素，要選擇的只是哪一種抗生素。

　　再來說「體溫超過 38.5℃ 就使用退燒藥」這件事。現在量體溫有不同的方法，腋下、口腔、耳道、肛門都能測，跟口腔溫度相比，腋下溫度要稍低，肛門和耳道溫度要稍高一點。一般來說，口腔內溫度高於 37.7℃（99.9 ℉）可以認為是低燒。一低燒就吃退燒藥是不對的，先不說免疫系統的警報問題，實踐上也是不可行的：當父母的都知道，小孩發低燒時根本不會注意到，因為他們基本上還是活蹦亂跳的狀態，除非時刻拿著溫度計追在屁股後面測。況且小孩只要跑跳，或者衣服穿多一

點，體溫也會高一些，也就到了低燒的標準。顯然，如果這時正好注意到孩子體溫有點高，需要的只是進一步觀察。

如果體溫超過 38.5℃ 還不使用退燒藥，免疫系統的警報早已拉響，免疫系統該做什麼已經做什麼了，需要擔心的是高燒帶來的危害，所以一般醫生都會建議使用退燒藥。顯然那位作者也知道高燒的危害，所以文章後面很含糊、很簡單地提到「熱痙攣」等病症以及可能造成的永久性傷害。

其實揣摩「德國醫生」到底在說什麼並不重要，重要的是該怎麼做！如果只是低燒，可以採用物理降溫，比如衣服穿得寬鬆一點好散熱，美國醫生也會建議喝點冷水、吃點冰淇淋。美國醫生的這個建議亞洲人可能不太容易接受，（「已經著涼了哦！怎麼還能吃冰的？」）除非大家能夠了解，造成感冒的直接原因不是冷，而是病毒！

如果發燒超過 38.5℃，肯定會使用退燒藥。這裡的退燒藥主要分為兩種：對乙醯胺基酚（acetaminophen，商品名：泰諾 Tylenol、普拿疼 Paracetamol）和布洛芬（Ibuprofen，商品名：Motrin、Advil）。之所以推薦這兩種，是因為安全性已經經受了時間和使用人數量的考驗，雖然每年還是有吃這些藥出問題的，但基本上都是超劑量服用的後果。如果按照推薦劑量使用，安全性沒有問題，所以在美國屬於非處方藥。

對乙醯胺基酚和布洛芬這兩種藥都能降溫，但是機制不一樣。布洛芬屬於一種非類固醇消炎止痛藥，不但退燒、止痛，還能減少免疫反應引起的炎症。對乙醯胺基酚沒有消炎作用，只能退燒、止痛。在某些非常罕見的細菌感染，比如壞死性筋膜炎導致肌體腐爛壞死時，要避免使用布洛芬，但這不是因為

它的退燒功能，而是它作為非類固醇消炎止痛藥抑制了某些免疫細胞清除細菌的功能。出水痘的時候，也要避免使用布洛芬等非類固醇消炎止痛藥，因為有案例顯示，布洛芬的使用可能跟水痘後期的細菌感染有某些關係 [246][247]。

還要提醒的是，以前有用酒精物理降溫的辦法，但是現在都不建議。有人擔心藥物的副作用，卻把孩子泡在酒精裡降溫，結果導致酒精中毒。

這篇網路文章有很多謬誤，但那個「德國醫生」講的有一點是對的，就是過度醫療的問題。在亞洲社會，至少在感冒治療這方面，過度治療是一個很大的問題，一感冒發燒就往醫院跑。在美國，小孩發燒了，家長一般只是若無其事地餵點退燒藥，也不會去醫院檢查治療。曾有中國朋友來美國後看到這種「怪」現象，不由得驚問：孩子是你們親生的嗎？其實美國就是這樣，醫生對待親生子女也是這樣，一般感冒發燒不到三天都不去看醫生，真的去看醫生的人，還會擔心自己在醫院感染到其他患者的病毒。

感冒發燒如果只是吃點退燒藥，絕對不是過度治療。

[246] ZERR D M, et al. A case-control study of necrotizing fasciitis during primary varicella[J]. Pediatrics, 1999, 103(4 Pt 1): 783-790.

[247] DURAND L, et al. NSAIDs in paediatrics: caution with varicella ！ [J]. Int J Clin Pharm, 2015, 37(6): 975-977.

9.7

悄悄跟你說：有個好東西，能抗感冒還能豐胸！

作為望子成龍的父母，即便不是虎媽狼爸，也希望自己的孩子不要輸在起跑點上。

但是有件事情，父母絕對應該不會希望自己的孩子贏在起跑點上：過早發育。

發育能有多早？我曾聽過這樣一個例子：一個不到三歲的小孩，乳房竟然凸起了。

聽起來很令人吃驚，但是這種現象其實並不罕見。在醫學上有個名詞：乳房早熟（premature thelarche）。有一項調查發現 4.7％的一到兩歲嬰幼兒有這個現象 [248]。這應該不是一種病，也不需要什麼干預性治療，一般只需要定期檢查監測就行。很多孩子的這種早發育只是短暫的一段時間，不會一直快速奔跑進入青春期。

但是這種過早的發育應該與環境中有雌激素活性的物質有關。有研究發現，兒童血液中酚甲烷的濃度跟乳房早發育呈正相關 [249]。酚甲烷一直被懷疑有雌激素的活性，由於它存在於很多塑膠製品中，為了避免不必要的危險，FDA 從 2012 年開始禁止廠商使用含有酚甲烷的材料生產嬰兒奶瓶和水杯。

不知道那個不滿三歲的孩子有沒有使用酚甲烷奶瓶，只聽

[248] CURFMAN A L, et al. Premature thelarche in infants and toddlers: prevalence, natural history and environmental determinants[J]. J Pediatr Adolesc Gynecol, 2011, 24(6): 338-341.

[249] CHEN L H, et al. Serum bisphenol A concentration and premature thelarche in female infants aged 4-month to 2-year[J]. Indian J Pediatr, 2015, 82(3): 221-224.

說她在被發現乳房凸起之前用了一個月的「脾胺肽凍乾粉」，而且頭一年因為經常感冒，也吃了這個東西來「增強免疫力」，長達四個月。吃這個東西的原因，是她每一到兩個月就會感冒一次，一年要用約七次的抗生素藥物。

這個「脾胺肽」是什麼東西？我查了一下，發現脾胺肽其實是一個脾臟的提取物。脾臟是一個免疫器官，裡面有大量的免疫細胞，根據「吃什麼補什麼」的原理，用脾臟的提取物來提高免疫力很容易被理解。但是，既然這東西是從豬脾臟提出來的，吃太多會不會把自己補成豬呢？

會不會是「脾胺肽」也有雌激素活性，從而導致乳房早發育？真有這個可能性，有韓國人就在研究脾臟提取物，尋找可以刺激激素合成的物質，包括多肽[250]。按理說，一般的多肽經不住人體消化系統的消化，吃下去基本變成胺基酸，不會再有什麼生物活性。但是這個「脾胺肽」產品只是一個脾臟的提取物，而且估計是粗提取物，裡面除了多肽也會混雜其他東西，也許有什麼東西真的含有雌激素活性。不止一篇文獻紙上談兵，還真的有公司在做脾臟提取物的產品，目的就是為了增加人體內的雌激素活性。

當然，這個孩子只是一個個案，不能說明脾胺肽真的會導致乳房早熟，也不能憑這個就證明脾臟的提取物有雌激素功效。但是，鑑於健康食品不需要出示什麼實際效果的證明，有關企業還是可以努力一下，把這個東西打造成一個「事業線」的產品，至少比做「起跑點」產品有良心一點。

說了半天，這也不確定那也不確定，還有什麼是確定的

[250] JEE J P, et al. Isolation and identification of steroidogenic peptides from calf spleen[J]. Arch Pharm Res, 2012, 35(4): 653-658.

嗎？有！

（1）感冒不需要吃抗生素

這個小孩因為感冒，一年中大概吃了七次抗生素。但是感冒是病毒引起的，跟細菌沒有關係，所以吃殺細菌的抗生素根本沒有用。除非感冒引起細菌感染併發症，如中耳炎等，否則不需要吃抗生素。亂吃抗生素不但沒有益，反而會殺死腸道裡的正常菌群，讓菌群輸在起跑點上。

（2）感冒也不需要靠吃補品來提高免疫力

根據美國疾病預防控制中心的統計，成年人每年平均會有兩到三次一般的感冒，而嬰幼兒感冒的次數更多，所以一個兩歲的孩子一年感冒七到八次是最正常不過的事。

感冒病毒感染的過程，就是人體免疫系統學習成長的過程，可以直接把病毒理解成免疫系統的陪練。只要不是致命的感染，病毒只會讓免疫系統更強大！

當然，不是說沒事就讓免疫系統去找病毒玩。如果覺得感冒過於頻繁，可以從一些生活習慣開始改變，比如如何避免家庭裡感冒的反覆交叉感染：孩子的小臉和小手再可愛，家長也要克制住，不要亂摸；又比如吃飯的時候使用公筷，尤其不要把食物嚼碎了再餵孩子。

（3）一般感冒也不需要吃抗病毒的藥

有一種叫利巴韋林（ribavirin，俗稱病毒唑）的廣效抗病毒藥，美國 FDA 只批准在局部使用霧化劑型，用來治療呼吸道

病毒感染，也配合 α 干擾素治療 C 肝（五歲以上的族群）。但在中國，利巴韋林曾一度被普遍用來治療各種感冒病毒、流感病毒和手足口病毒，而且是口服，甚至注射等給藥方式，直接增加了毒副作用。利巴韋林常見的不良反應是過敏性反應和血液系統障礙，也有導致胎兒畸形的報導。文獻檢索還發現有五例利巴韋林致死的不良反應病例，系統分析也發現在對付病毒呼吸道感染方面，利巴韋林帶來的療效遠遠不值得為之忍受不良反應的危害 [251]。

如果這個抗病毒的藥連治療感冒病毒的療效都還沒明確，用來預防感冒就更不可靠了。2014 年，中國西安市有兩所幼稚園被發現違規讓幼兒服用處方藥「嗎啉胍」。幼稚園之所以這樣做，是為了提高幼兒出席率，增加幼稚園的收入。由於長期服用，很多孩子出現各種狀況，如經常出汗、食慾不振、便祕、身體搔癢等。「嗎啉胍」又稱病毒靈、鹽酸嗎啉胍、嗎啉咪胍、嗎啉雙胍，是一種被淘汰的抗病毒藥。

對於流感，目前正規的治療中只有在高危的流感爆發時，比如 H1N1，才會使用奧司他韋（商品名：克流感，Tamiflu）等抗病毒藥。

---

[251] 吳曄等，利巴韋林的安全性與利益──風險分析 [J]，藥物流行病學雜誌，2006 年，15(4)：210-213。

9.8

胖帶來的現代煩惱

在中文造字的時代，胖應該不是一種病，所以沒有用病字頭，用的是肉字旁，跟肝、肚、肌、腸等字一樣，覺得胖就是人體該有的。那時候，「你胖了」應該是一句誇人的話。

那時候，應該很少見到肥胖的人。

但是現在，肥胖已經成為一個問題。按照世界衛生組織的標準，體質指數（BMI）等於或大於 25 為超重，等於或大於 30 為肥胖。當然這個指標是有局限的，比如對肌肉較多的運動員就不適用，不過由於肌肉發達的人比例不會太多，目前的研究一般都用 BMI 作為簡單衡量胖瘦的標準。根據世界衛生組織的估計，全球有 13 億成年人超重，6 億人處於肥胖狀態。美國有超過三成的人屬於肥胖。

對肥胖的研究已經超越了營養學，涉及了社會學和心理學領域。

有人對 1,200 多名青年男女進行了調查，這些人包括了三種狀態：已婚、同居、約會中，這項研究的結果發表在《肥胖》雜誌上：最瘦的是約會中的人，肥胖者的比例在同居的人中增加了一倍，而在結婚的人裡變成了三倍。

約會中的人最瘦，那也是跟已婚、同居相對而言。市場研究公司 OnePoll 在 2018 年對兩千位正處於戀愛或婚姻期間的美國人進行了調查研究，發現有 79％的受訪者認為，自從戀愛之後，都變胖了，而且不是只胖一點點：與剛戀愛時相比，受訪者平均增重為 36 磅（約 16 公斤），其中有一半的重量是

在第一年之內增加的。

　　不過社會學家大概不認可男女同居與體重增加的正相關性。有人注意到一個現象，就是現代社會在肥胖比例增高的同時，離婚率也上升了，於是推論出一個理論：保持穩定的婚姻可以預防肥胖 [252]。肥胖和離婚的因果關係未必可靠，但也不完全是謬論。在秀照片前都需要 PS 的今天，也許身材好一點，穩住婚姻的可能性會多一點。

　　吃太多變胖可以理解，但是有人說自己太悲哀了，感覺不吃什麼都能變胖。這個感覺也許是對的，尤其是對女性來說。

　　有人用老鼠做了一項試驗，如果把雌鼠和雄鼠關在一起，只需要三天，雌鼠的體重就會增加；如果跟其他雌鼠關在一起則沒事。這項研究還發現，只要有異性存在，不管雄鼠的輸精管是否切除，或者是否被閹割，雌鼠的壓力激素（皮質酮）就會增加，而壓力激素就是導致體重增加的原因。你也許會問：被閹割的雄鼠還能算是雄鼠嗎？從雌鼠增加體重的效果上看，算！而且跟被閹割的雄鼠住在一起時，雌鼠的壓力激素增加更多！當然，跟正常雄鼠關在一起久了，比如兩個星期，雌鼠會增重很多，但那是因為懷孕的關係。

　　不知道雄鼠對雌鼠做了什麼樣的行為讓牠的壓力激素增加，有一個推測是雄鼠排放出來的性費洛蒙。當然，壓力激素和體重之間的因果關係還不完全清楚，對於人類的意義也還在探索中。人不像老鼠，嗅覺沒有那麼靈敏，不太可能聞到異性的性費洛蒙，但是人類的壓力不會比老鼠少。不管是工作還是生活的壓力，因為有壓力而狂吃的現象在生活中很常見。有時

---

[252] AVERETT S L, SIKORA A, ARGYS L M. For better or worse: relationship status and body mass index[J]. Econ Hum Biol, 2008, 6(3): 330-349.

可能是對某種食物情有獨鍾，只要吃上癮，變胖應該是一個必然的結果。

還沒說到婦女快到更年期的時候突然增加的重量。這個現象很多人都注意到，但是一直沒有一個令人滿意的解釋，但應該跟更年期雌激素的下降有關。

而肥胖會間接導致或者加重很多疾病，比如心血管疾病、第二型糖尿病以及某些癌症。體重過重，坐下來是椅子的負擔，躺下來是床的負擔，站起來，就會增加膝關節的負擔。椅子和床壞了可以換新的，要汰換受損的膝關節可不容易。

女性通常比較注意體重問題，可能擔心太胖會很難買到好看的衣服。但其實男人才更應該注意，因為最近的一項研究發現，肥胖的男性更容易在 70 歲前死亡。這個報導在醫學雜誌《刺胳針》的研究，彙集調查了全球各地 395 萬名成年人，這些人都不抽菸，也沒有罹患任何慢性病。追蹤調查這些人的平均時間為 13.7 年，統計資料發現，肥胖族群罹患冠心病、中風、呼吸道疾病以及癌症的風險比普通人高，早亡風險也會隨著體質指數增加而不斷上升。

跟正常體重的人相比，肥胖的男性在 70 歲前死亡的風險增加 55％，而女性只增加 33％。金氏腰圍世界紀錄的保持者哈德森（Hudson），腰圍 279 公分，最重時達 1,400 磅（636 公斤），47 歲去世。看到他在博物館裡的塑像，恍然間明白中文裡「肉」這個字是怎麼造出來的。

所以，肥胖就是一種危害健康的風險，需要防止。

最好的辦法就是：飲食要適當、營養須均衡、運動要足夠。

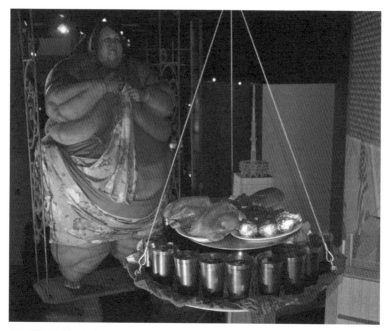

超級胖子瓦特·哈德森（Walter Hudson）和他每天要吃的食物（紐約 Ripley「信不信由你」博物館）

9.9

小胖威利症

民以食為天，吃飯皇帝大！

糟糕的是，對有些人來說，永遠沒有吃飽的感覺。

世界上有一種餓，叫做永遠吃不飽。

餓的結果，就是要四處找吃的，最後吃到肥胖。

有一種遺傳疾病，叫「小胖威利症」（Prader-Willi Syndrome, PWS），很不幸就是這種情況。

因為是遺傳病，從小就會發病，又一直沒有有效的治療辦法。有些家長沒辦法，只好把家裡的冰箱上鎖。

2015 年，在學術雜誌《EBioMedicine》發表的論文中，敘述了一種高碳水化合物的飲食療法，在對小胖威利症的臨床試驗中有明顯的治療效果 [253]。在此之前的研究發現，如果只是限制熱量的攝取，並不能對小胖威利症達到很好的控制效果，必須在控制熱量的同時選擇一個合理、平衡的熱量來源。趙立平的團隊開發的這種膳食，增加了膳食裡碳水化合物來源的熱量，同時減少了蛋白質和脂肪來源的熱量。這裡的碳水化合物主要是富含膳食纖維的全麥等，所含的是複雜性的碳水化合物，而不是稻米。按照這個食譜，患者平均攝取的食物總熱量減少三成，但最重要的是每天的膳食纖維從 6 公克增加到 49 公克。

根據報導，經過 12 週的膳食干預後，「小胖威利症」患

[253] ZHANG C, et al. Dietary Modulation of Gut Microbiota Contributes to Alleviation of Both Genetic and Simple Obesity in Children[J]. EBioMedicine, 2015, 2(8): 968-984.

者的饑餓感明顯緩解，暴食症得到較好的控制，體重顯著下降（平均降低 18％），血糖、血脂、血壓等各種代謝指標都得到顯著改善。其中最為明顯的一例，是一個 14 歲的男孩，在 285 天的膳食干預後，體重從 140 公斤下降至 83.6 公斤，繼續治療到 430 天的時候，體重減至 73.2 公斤。

除了體重等的變化，這個研究還發現，在經過膳食干預後，患者的腸道菌群組成發生了很大改變，主要表現為雙歧桿菌等有益菌升高，許多有害的細菌減少。那些有害菌產生的毒素，可以引發細胞免疫炎症。如果把接受膳食干預前的腸道菌群移植到無菌小鼠的腸道裡，會誘發腸道炎症和脂肪細胞肥大，而膳食干預後的菌群在小鼠上就沒有這種效果。

最近這幾年，關於腸道細菌的研究進展很快，這項研究也說明改變腸道菌群可以成為治療小胖威利症以及一般肥胖的有效辦法。既然如此，為什麼研究人員不直接讓患者服用益生菌呢？畢竟市面上已經有很多益生菌產品了。

其實原因很簡單，因為市面上的益生菌產品都無法達到這個效果。雖然這項研究發現那種有益的細菌屬於雙歧桿菌，但是同一個菌種的不同菌株可以有高達三成的基因序列差異，而這些差異會導致影響人體的細菌的許多區別。所以，市面上的益生菌產品即便標有雙歧桿菌，如果沒有資料證明吃了以後能改變腸道菌群，就不能期望這個產品也有治療、減肥的功效。

正因為益生菌不好控制，透過膳食干預來調節、控制細菌的口糧才成為一個途徑，膳食纖維也成為一個調節、控制腸道菌群的重要工具。

這些能改變腸道細菌的膳食纖維，可以稱為益生菌

（prebiotics）。2017 年，一個在加拿大做的臨床研究也確認了益生菌對肥胖兒童的減重減脂效果 [244]。試驗組青少年使用了富含寡聚果糖的菊粉，每天 8 公克，持續 16 週，結果體重評分、體脂百分比都有所下降，血液中白血球介素 6（IL6）水準和血清三酸甘油脂都顯著降低。在服用熱量相當的麥芽糊精的安慰劑組中，這些指標都是有增加的，或者降低不明顯。重要的是，在實驗組中，基因定序顯示腸道裡雙歧桿菌的比例顯著增加了。

人類很強大，卻也很弱小，吃東西還得想著怎麼供養肚子裡的細菌。

9.10

金針花能治憂鬱嗎？

如果要選擇一種可以抗憂鬱的飲料，那非咖啡莫屬了。

美國有一個大型的前瞻性流行病調查，總共調查了 26 萬人，先記錄了這些人在 1995 至 1996 年喝飲料的習慣，然後考察他們在 2000 年之後的憂鬱發生狀況，發現每天喝四杯以上咖啡的人，發生憂鬱的概率相對減少 [254]。

相反，喝碳酸飲料和果汁的人，憂鬱的風險增加更多。與普通的飲料相比，低糖的健怡類飲料（diet）更不好，而使用人工甜味劑也增加憂鬱的風險。

2016 年，中國有則關於金針花治憂鬱的新聞。

根據這則新聞報導，在中國衛計委的例行新聞發表會上，介紹了甘肅省中醫院進行疾病預防與管理的經驗，該省衛計委主任談到金針花煮水治憂鬱症，聲稱頗有成效：「舟曲泥石流時，許多人由於恐懼、失落、睡不著覺，患了憂鬱症。後來北京一個中醫發了一個方子，用金針花煮成水治憂鬱症就沒有問題，我調了 2 噸金針花，用了 12 口大鍋熬金針花，一個人一個紙杯子，金針花一毛錢，紙杯子一毛錢，總計兩毛錢，7,000 個單子，一人花了 1.4 塊錢，所有的憂鬱症都沒有了。」

一個國家部門的官員，竟然在例行的新聞發表會上說出這種話。我不知道是那位官員真的這樣說，還是被記者寫成這樣了。

---

[254] GUO X, et al. Sweetened beverages, coffee, and tea and depression risk among older US adults[J]. PloS one, 2014, 9(4): e94715.

　　我們有必要嚴肅地看一下金針花治療憂鬱的問題。到底有什麼依據嗎？

　　首先，我們得弄清楚什麼是「憂鬱症」。

　　每個人都有情緒低落的時候，少年也經常有「為賦新詞強說愁」的日子，遇到自然災害的人也確實會有傷心得睡不著覺的可能，但是這些一般人口中的憂鬱，其實並不屬於醫學上的「憂鬱症」。醫學上那些不太容易治療的憂鬱症有：精神憂鬱症、產前憂鬱症、產後憂鬱症、妄想型憂鬱症、季節性憂鬱症、雙相情緒障礙症等。這些憂鬱症有一個重要的特點，就是持久性，至少持續兩週以上。

　　梵谷有一幅畫《天堂之門》，畫裡有一個暮年老人，有人解讀說是憂鬱症患者。

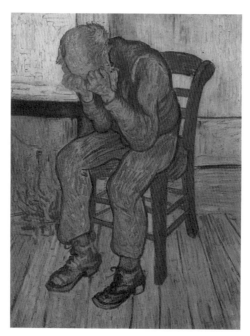

梵谷的《天堂之門》

　　不只老年人有憂鬱症，少年也會，而且嚴重到出現自殺傾向。就在「金針花」新聞出來的時間，我所在的賓州大學就有一個華頓商學院的學生被地鐵撞擊身亡，警方說是自殺，調查發現是該學生衝向正在行駛的地鐵。賓州大學去年也有一個大學二年級的華裔學生自殺，在過去三年中累計有十個學生自殺。最近這些大學生（甚至是中學生）的自殺行為，相信跟他們長期受到的壓力造成的憂鬱有關，已經引起了許多家長的重視。

　　至於新聞裡提到的土石流之後災民的表現，不到一週就被金針花湯「治」好了，肯定不屬於醫學上所說的憂鬱症，只是

自然災害帶給人的短暫憂慮。

金針花有個別名叫「忘憂草」，這名字大概跟《本草綱目》裡提到的「令人好歡樂、無憂」有關，如果說要能對一般的憂鬱有什麼效果，大概跟它的色胺酸含量高低有關。色胺酸是體內合成血清素（5- 羥色胺，serotonin）的原料，大腦中合成出來的血清素，其主要作用包括改善情緒，也被認為有助於身體放鬆和促進睡眠。

所以，如果作為一種食材，要帶給飢寒焦慮之中的災民溫暖，我覺得金針花是一個不錯的選擇；同時，如果當地政府部門能確實幫災民解決一些問題，效果會更好。但是要把它的功能提高到能治療醫學上的憂鬱症，我認為是不可能的。

還必須要說明的是，金針花也含有秋水仙素，進入人體內會產生有毒性的物質。煮熟的過程可以去除秋水仙素，所以金針花不能生吃。

不說那麼多了，再說下去，金針花都要涼了！

9.11

肉毒桿菌：一鍋壞掉的香腸，引出了去皺和憂鬱的治療

皺紋和憂鬱有什麼相似的地方嗎？

顯然，天真爛漫的兒童是不會有什麼皺紋的，他們也不知道什麼是憂鬱。

上了年紀，皺紋就有機會偷偷爬上眉頭，人憂鬱的機會也越來越多。當然，一般的小憂鬱不是什麼大事，那種為某些事「才下眉頭，卻上心頭」的感覺，很多人都會有，只是有人過了就忘了，而有人寫了下來，成了詩。只有長時間並且程度嚴重的憂鬱，才是憂鬱症。

雖然一般來說，年紀是皺紋和憂鬱的共同朋友，但有的青少年還沒等到皺紋來臨，就有比較嚴重的憂鬱傾向。「少年不識愁滋味，為賦新詞強說愁」，古代的這句詩本來就是一個純文學作品，不能因此覺得少年的愁幾千年來都有，從而忽略青少年的憂鬱症，尤其是在各種壓力「山」大的今天。如今在中學生、大學生中因嚴重憂鬱引發的自殺事件，已經引起人們對憂鬱的關注。

皺紋和憂鬱也有一個共同的敵人：肉毒桿菌毒素（簡稱肉毒素）。肉毒素由厭氧的肉毒桿菌所產生，發現於十八世紀晚期，是因為有人吃了一鍋放壞的香腸而食物中毒。壞掉的香腸如果被肉毒桿菌汙染，就會產生可以阻斷神經傳遞物乙醯膽鹼的肉毒素，從而導致肌肉麻痺。肉毒素是已知毒性最強的物質，幾十奈克就可以殺死一個人。

不過這種讓肌肉麻痹的活性如果用在對的地方，肉毒素也可以用來做有用的事。皺紋的產生是由於肌肉長時間處於緊張狀態，如果直接注射極少量的毒素到肌肉裡，肌肉就會放鬆，皺紋就會減少甚至消失。當然，取名很重要，名字裡如果帶著毒素可能會把很多顧客嚇跑，所以美容產品就用了保妥適（BOTOX）的名字。在很多美容廣告裡，都能看到 BOTOX 作為消除皺紋的神奇法寶。

但是，這種對美的追求是有風險的。2016 年 5 月，中國上海交大醫學院附屬瑞金醫院神經內科病房收治的兩個患者，都是因為在「不正規」的醫療機構注射肉毒桿菌毒素後出了問題。為了去除臉上和頸部的皺紋，一位張女士花了一萬人民幣注射了兩次肉毒桿菌，結果一星期後開始覺得不舒服，頭暈、耳鳴、說不出話。躺在病床上的張女士眼瞼下垂、四肢無力，因為肉毒素麻痹神經導致吞嚥困難，她只能依靠胃管吃流質食物。另外一位王女士，為了瘦小腿，一次性注射了 400U 的所謂韓國肉毒桿菌，而一般美容的劑量只是 200U。結果她四肢無力，不能吃不能喝，話也說不清楚，眼睛看東西有重影，直至呼吸困難，差點導致生命危險。

肉毒桿菌美容的名號太響亮，以至於很多人都不知道它其實在臨床上有其他用途，比如在神經內科治療肢體痙攣等神經、肌肉功能障礙。最近有一個臨床試驗，研究 BOTOX 是否能治療憂鬱 [255]。這是一項比較早期的試驗，只有試驗組，沒有設對照組，總共對 32 個有慢性偏頭痛的憂鬱症患者進行了

[255] BOUDREAU G P, et al. Prophylactic onabotulinumtoxinA in patients with chronic migraine and comorbid depression: An open-label, multicenter, pilot study of efficacy, safety and effect on headache-related disability, depression, and anxiety[J]. Int J Gen Med, 2015, 9: 79-86.

治療，結論就是注射進去的肉毒桿菌可以減少頭痛的發作頻率，進而改善憂鬱和焦慮。

至於副作用，有三成的患者注射肉毒桿菌後有輕度或中度的不良反應，但都比較短暫。常見的因注射引起的副作用包括：暈厥、眼瞼下垂、注射部位青紫、額頭僵硬不能動彈、脖子僵硬等等。不管注射肉毒素的原因是什麼，這些副作用都相似，所以在注射治療後需要注意有無這些情況。此外，還有一些跟疼痛相關的不良反應：頸椎肌肉痠痛，頸部、肩膀甚至頭部的壓痛感。

有個成語叫相由心生。眉頭的皺紋也許真的能反映出一個人心頭的憂鬱。如果能化解心頭的憂鬱，眉頭的皺紋也許就不是問題了。

9.12

男人最怕的兩件事

在這個世界上，男人最怕的事有兩件：一件是不舉，另一件是早洩。

當然，很多人分不清這兩件事有什麼區別。

在現代醫學裡，只有先具體區分開了，才能對症下藥。

比較著名的「藍色小藥丸」，主要是解決第一個問題。第二個問題早洩其實是比較常見的，大約有三分之二的性功能障礙男人屬於這個問題 [256]。

射還是不射，主要是兩種神經元投票的結果。多巴胺控制的神經元要射，而血清素（又稱 5- 羥色胺）控制的說不射，所以，如果血清素比較多，贊同不射的聲音就比較大，就不會有早洩的問題。

有一類治療憂鬱症的藥，叫「選擇性血清素再攝取抑制劑」（selective serotonin reuptake inhibitor, SSRI），根據名字就能猜出，服用這類藥以後，血清素不太容易被各種細胞吞噬，導致大腦裡的濃度增加，會有更多機會去找神經元投票。據調查，三成到五成服用 SSRI 的人有射精延遲的問題 [257]。可想而知，這類藥也被暗地裡用來治療早洩。

我之所以在此解讀 SSRI 的這個作用，不是為了把這本書變成一本祕方或武功祕笈，教你怎麼去找醫生抱怨憂鬱的問

[256] ASCHKA C, et al. Sexual problems of male patients in family practice[J]. J Fam Pract, 2001, 50(9): 773-778.

[257] KELTNER N L, MCAFEE K M, TAYLOR C L. Mechanisms and treatments of SSRI-induced sexual dysfunction[J]. Perspect Psychiatr Care, 2002, 38(3): 111-116.

題，騙來 SSRI 幫「不射」拉票。做科普傳知識的目的，主要是為了讓你多幾個識破江湖術士的技能。如果你正好有這個問題，最好的選項是相信（可靠的）醫生，而不是那些（聲稱）萬能的電線桿健康食品！當然，時代進步了，如今電線桿已經不是主要戰場，好像改成社群網站和通訊軟體了。

有不少例子，都是因為臨床使用中的副作用而意外發現藥物的其他功能。比如當年藍色小藥丸的發現，本來是為了一個心血管疾病的臨床試驗，結果並不理想，決定終止試驗，但是醫生發現患者並不願意交回剩餘的試驗藥物，製藥公司恍然大悟之後，一改思路才製造出這個偉大的藥。用 SSRI 藥物治療早洩的效果不算太新的新聞，但是一直沒有正式成為治療早洩的藥，不是因為製藥公司不想占領這個市場，而是考慮到這些藥物的其他副作用。

所以，循證醫學的意義，不只是要求證明療效，還要有詳細的藥物副作用的記錄。只有在療效明顯，毒副作用又可控制的情況下，才能成為藥物。

如果熱衷吃那些沒有明確療效、毒副作用又不明的「藥物」，那遇到的問題就不只是兩個了。

第十章
其他

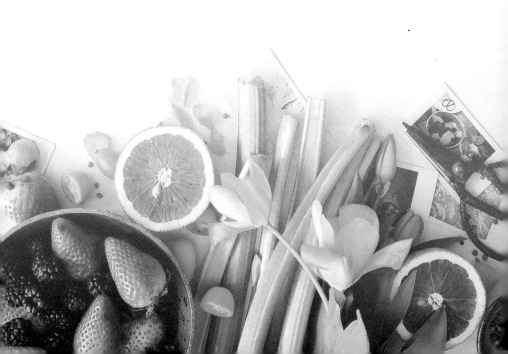

10.1

能讓人上癮的運動

上中學的時候，學校提倡五育全面發展。「體」就是運動。只是那時的學生，尤其是女生，多半不愛運動。我覺得主要還得怪當時網路不夠發達。那時候一大早去公園跑步，老師得委派班級幹部到現場點名。如果當時就有智慧型手機，大概能提高不少同學的積極性，因為他們可以邊鍛鍊邊自拍，在社群網站上發些引人注目的文章，老師也可以衛星定位一下，看看有沒有抄小路的人。

到了現在，周圍運動的人變多了，但我覺得很多是衝著減肥而去的。我一直覺得，人們追求美的動力，遠遠超過對健康的追求。

不過靠運動減肥的人可能會有點失望，常常覺得運動了不少，也堅持了很久，但是身上的肉還是不見少，甚至還見多。有人用西遊記的故事總結：別指望靠走路減肥！豬八戒走了十萬八千里也沒瘦下來，而且，他還吃素！

有人用老鼠做實驗，發現一個硒蛋白 P 在阻止運動減肥，這個蛋白能和一個跟低密度脂蛋白受體相關的蛋白結合，如果把老鼠的這個硒蛋白 P 消除掉，運動後很快就能減肥。[258]

其實能不能瘦下來，除了跟運動量有關，還跟吃進多少熱量有關。收入和支出之間的差距，決定了脂肪會不會囤積下來。

---

[258] Misu, H., et al., Deficiency of the hepatokine selenoprotein P increases responsiveness to exercise in mice through upregulation of reactive oxygen species and AMP-activated protein kinase in muscle. Nat Med, 2017.

當然，能不能瘦下去，可能還跟腸道裡的細菌有關。這是另外一個話題，在此就不詳細討論。

這裡要討論的是運動對健康的一些鮮為人知的好處。

很多人都有過敏的問題，比如蕁麻疹、德國麻疹，常常讓人長出莫名其妙的包、揮之不去的癢。更嚴重的是食物過敏，很多患者必須隨身攜帶一種叫 Epi-pen 的藥物，萬一不行了就替自己打一針。

Epi-pen 其實就是腎上腺素（epinephrine），萬不得已才使用，因為人體在平時的運動中就可以自己產生腎上腺素，達到緩解過敏的效果。有試驗發現，有系統地健身可以提高自主神經系統的活性，增加血液中腎上腺素的濃度；同時，抑制炎症的細胞激素 IL-10 也會增加，而促進炎症的細胞激素 TNF-α、IL-6、IL-8 都會減少。這些細胞激素濃度在血液中的增減，造成的結果就是減少免疫應答效應 [259]。免疫應答效應少了，過敏的情況都會改善。

腎上腺素不只能防止過敏，還能控制腫瘤。在動物試驗裡，因為運動產生的腎上腺素可以喚醒體內的自然殺手免疫細胞（NK），讓它們移動到腫瘤裡，限制腫瘤的生長。[260]

還有一個試驗發現運動能減少憂鬱。有一種基因改造老鼠，叫馬拉松鼠。之所以叫這個名字，是這種老鼠肌肉很發達。其實這種肌肉不是練出來的，而是基因改造轉出來的。因為基因改造，這些老鼠肌肉裡血管很豐富，達到了強力訓練的

[259] KOX M, et al. Voluntary activation of the sympathetic nervous system and attenuation of the innate immune response in humans[J]. Proceedings of the National Academy of Sciences of the United States of America, 2014, 111(20): 7379-7384.

[260] PEDERSEN L, et al. Voluntary Running Suppresses Tumor Growth through Epinephrine- and IL-6-Dependent NK Cell Mobilization and Redistribution[J]. Cell Metab, 2016, 23(3): 554-562.

結果。跟正常的老鼠相比，馬拉松鼠的存活時間要更久，不容易得糖尿病，吃了高脂肪的食物也不容易變胖。簡直太完美了，感覺有人要私人訂製基因改造了！

因為壓力會導致憂鬱，研究人員就用馬拉松鼠來測試對長期壓力的反應。這些活在實驗室裡的老鼠不用養家餬口，不會有職業方面的壓力，但是牠們要面對試驗人員製造的噪音和光線的干擾，而且長達五星期。五星期聽起來還好？請記住，老鼠的一星期，基本和人類一年的時間相當。對於同樣的壓力，一般的老鼠已經表現出憂鬱了，但是這些馬拉松鼠什麼事都沒有！

在面對壓力的時候，正常人或者鼠體內的色胺酸會降解成犬尿胺酸（kynurenine）。犬尿胺酸可以進入大腦，直接引起憂鬱。研究人員發現，馬拉松鼠體內多了一個特殊的轉胺酶，可以把犬尿胺酸變成進入不了大腦的物質，等於替馬拉松鼠解了毒！正常人在健身之後，這個轉胺酶也會像馬拉松鼠那樣增加，所以保持運動習慣至少可以對付一些較小的憂鬱。

除此之外，人在長跑後，血液中有一種脂溶性的內源性大麻素也會增加。聽到大麻素的名字，大概就能猜出它有什麼作用了，沒錯，這就是很多人長跑以後會上癮的原因。這種大麻素的名字叫花生四烯乙醇胺（anandamide），可以穿透腦血管障壁，不但讓人上癮，還能緩解一些疼痛。但是怎麼證明運動之後增加的大麻素真的起了作用呢？科學家用一個動物實驗來說明：如果讓動物使用內源性大麻素的拮抗劑，或者分離出老鼠內源性大麻素的受體（cannabinoid receptor 1）基因，那體內增加的大麻素就不能正常運作。在這種情況下，老鼠再怎麼運

動都無法改善焦慮程度和疼痛，這點充分說明了內源性大麻素是長跑使人上癮的重要因素 [261]。

　　長時間的運動後身體還能產生多巴胺。多巴胺是什麼？就是戀愛中的人特別容易產生的化學物質。有人說「因為愛情，生活美好」，其實多巴胺才是幕後英雄。一個對進行 75 公里腳踏車運動的研究發現，在運動之後，人體內也可以產生大量的多巴胺，但要達到這個目的，運動員必須吃六分熟的香蕉 [262]。什麼叫六分熟？就是香蕉的顏色黃得正好，沒有黑斑，所以，如果你想尋找曾經的愛情，那就帶上六、七根六分熟的香蕉，騎上腳踏車，開始一個說走就走的旅行吧！

　　因為運動訓練會增加肌肉，你不一定能靠運動減重，但你會感覺到這個世界其實還是很美好的。

[261] FUSS J, et al. A runner's high depends on cannabinoid receptors in mice[J]. Proceedings of the National Academy of Sciences of the United States of America, 2015, 112(42): 13105-13108.

[262] Nieman, D., et al., Bananas as an Energy Source during Exercise: A Metabolomics Approach. Vol. 7. 2012. e37479.

10.2

父母有知識，孩子少出事

感冒病毒讓人生病，人的錯誤應對行為卻會致命。

因為缺乏常識，一個粗心的媽媽直接讓一歲半大的幼兒口服一粒發泡錠。幼兒本來只是感冒發燒，父母帶到醫院吊點滴，吊完點滴後服用的這粒發泡錠直接造成氣管堵塞。好在人已經在醫院，所以盡快進行了手術急救，氣管切開後，發泡錠基本已經化成液體，但第二天幼兒還是死亡了，因為大腦缺氧時間過長。

用腳趾頭想也知道，這位年輕的母親太沒有經驗，如果知道發泡錠是要先泡到水裡，等化了再把水喝下，這個悲劇就不會發生了。

但是，用頭腦仔細想一想，就會發現這對其實父母還做了其他不該做的事。

如果感冒發燒都要去醫院吊點滴，美國的醫療體系早就崩潰了。類似的情況，如果發燒沒滿三天，一般都見不到醫生，除非體溫高得離譜。一般的感冒，打電話預約醫生的時候就會被告知千萬別到診所，因為那樣只會增加傳染給別人和被別人二次傳染的機會。感冒發燒了，可以到藥店買不需要處方的退燒藥，給嬰幼兒服用的都是液體的，自然減少了氣管堵塞的事故。

如果用亞洲人的標準來評判，美國醫生太不負責，父母太沒有責任心，可是卻沒聽說美國感冒發燒的病死率比亞洲哪個國家高。

有人說美國人感冒不怎麼看醫生，是因為洋人身體好；亞洲人身體比較差，非得吃藥吊點滴不可。

果真如此嗎？這個事故的新聞裡沒說打的藥是什麼，我們只能來看看發泡錠含了什麼東西。新聞所提到的發泡錠，每片含硃砂 2.0～2.5 微克。硃砂的主要成分是硫化汞，感冒就這樣吃，相當於長期重金屬投毒。用這種方式保養身體，不虛弱都不行。

吊點滴──「打點滴」，是東方社會治療感冒的常見手法。靜脈注射打的其實不是水，一般來說是帶有抗生素的藥水。這裡的抗生素可以是西藥抗生素，也可能是中藥抗生素。如果查一下關於藥物不良反應的報導，就能發現涉及中藥的大多數不良反應事件都跟中藥注射液有關。

要是讀了我前面的文章，就知道感冒都是由病毒引起的，所以，如果一感冒就用抗生素，那絕對是濫用。只有在感冒幾天以後，有繼發性細菌感染時，才需要抗生素。但是華人太喜歡靜脈注射了，不只生病要靜脈注射，連備戰大學考試也要靜脈注射。2013 年，中國有篇報導提到，臨近大學考試的湖北孝感一中出現點滴班：教室燈火通明，每張課桌上堆滿了書，教室半空中拉起鐵絲，掛著很多點滴，同學正在一邊讀書一邊打點滴。當然，老師聲稱打的都是胺基酸。

華人對靜脈注射的熱愛程度，甚至表現在對樹木的栽培上。

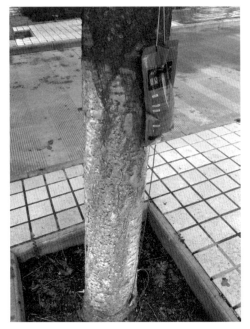

「打點滴」的樹

　　2016 年 6 月 9 日，中國江蘇一個 12 歲女孩，因為發燒進醫院接受靜脈注射治療，結果不幸死亡。具體死亡原因不知道，不一定是因為接受靜脈注射治療。根據院方的公告，醫生建議住院，但是家長拒絕了醫生的建議，自行出院。有人猜測這可能不是一般的感冒，有可能是病毒性心肌炎和病毒性腦炎。但即便是這些病毒性疾病，前面給予的吊點滴治療也應該沒有多大作用。在網路上搜尋一下，發現跟吊點滴有關的死亡事件還不止一個。

　　生命有時候很脆弱，也許一個錯誤就會斷送；生命也很堅強，大多數的時候不需要過分的維護。

10.3

該改變的傳統

中藥裡有很多有毒的東西。很多人會問：我們的祖先吃了不是也沒事嗎？為什麼今天要拿出來說？

很多時候，傳統的東西需要盡量保留。比如我讀的那個「一塔湖圖」的大學，畢業多年後重返校園，卻發現當年的學生宿舍早已不見了，突然覺得那所學校跟我已經沒有太多關係了，儘管校園裡的那塔那湖都還在；相反，我在美國工作的大學，學校每年都要花費很多錢在維修學生宿舍上。那棟叫「Quad」的建築，如今已經有一百多年的歷史，卻仍然是學生宿舍。

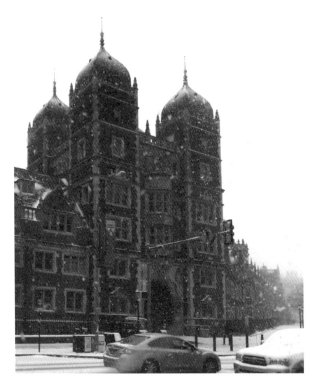

風雪裡的學生宿舍 Quad（四合堡）。賓州大學這個像城堡一樣的學生宿舍建築，
建於 1889 至 1928 年，如今仍然在使用

　　但是並非傳統的東西就要統統保留。我們有沒有想過，華
人的祖先吃那些帶毒的中藥，其實是迫不得已？那時不知道什
麼是病毒、細菌，連五臟六腑的具體位置和功能都不太清楚。
比如感冒，現在我們已經有了有效的退燒藥，如果還抓著那些
療效不明確、毒性不明確的東西不放，先人的在天之靈看到後
會不會一聲嘆息？

　　前面提到發泡錠堵塞氣管的事件，其實嬰幼兒在進食的時候，有很多發生堵塞的可能。南疆維吾爾族有一個習俗是餵饢給新生兒，雖然醫生不停地勸阻，但老一輩人還是會偷偷地把饢嚼碎餵給新生兒，每年都會惹出很多事故。

　　從餵養孩子的傳統來看，這種「口口相傳」的習慣不只人類特有。有個跟吃有關的成語叫「嗷嗷待哺」，我每次看到，都會想到鳥爸爸、鳥媽媽餵食小鳥的景象。

　　但是人類的這個習慣，除了增加嬰兒的物理性事故外，也會把一些細菌（比如幽門螺桿菌）傳給下一代。

　　幽門螺桿菌感染率為 58％，鄉下地區比都市感染率高（分別為 64％ 和 49％），在胃部疾病患者中查出感染的比例為 94％ [263]。不出所料，在新疆地區，餵饢給新生兒的維吾爾族中幽門螺桿菌感染率比漢族或者哈薩克族都還高 [264]。

　　過時的傳統總是要學著改變。

---

[263] 王凱娟，王潤田，中國幽門螺桿菌感染流行病學 Meta 分析 [J]，中華流行病學雜誌，2003 年，24(06)：443-446。

[264] 謝會忠，新疆維、漢、哈族有消化道患者幽門螺旋桿菌感染率分布特徵與高危因素及相關疾病的分析 [J]，新疆醫學，2012 年，42(1)：4-9。

10.4

箭毒蛙：吃出來的毒性

2014 年，中國浙江檢驗檢疫局的工作人員在例行檢查中吃了一驚。從一件來自香港的包裹中，他們截獲了四隻活的箭毒蛙。海關和檢疫部門見過不少偷運活體動物的事，但是發現箭毒蛙還真的是第一次。

這原產於中、南美洲的箭毒蛙，可以用兩個詞來形容：美麗、劇毒。從牠的名字就能猜到人類可以用牠的毒來做什麼事。在南美洲，土著印第安人一般是把箭毒蛙放在火上烤，然後收集皮膚上滲出的含有毒素的液體，用來塗在箭或者其他暗器上。箭毒蛙的毒素有多毒？一隻毒性最強的金色箭毒蛙的毒液，可以殺死十個成年男子。如果再想像一下箭毒蛙那幾公分的微小體型，你就能感受到這種毒素帶來的陣陣寒意。

箭毒蛙的毒性為什麼那麼強？這種毒素其實是一個鈉離子通道調節劑。箭毒蛙毒素進入人體後，會打開細胞裡的鈉離子通道，因為鈉離子的流失，最終讓人心力衰竭而死亡。

不過，箭毒蛙的名號雖然響亮，但不是所有的箭毒蛙都能毒死人，因為牠的毒性跟牠吃的東西有關。箭毒蛙的野外食物中有一種甲殼蟲，只有吃了那種甲殼蟲之後，箭毒蛙才會產生毒素。當然這不是箭毒蛙獨有的現象，在巴布亞紐幾內亞，鳥類學家傑克·杜巴赫（Jack Dumbacher）發現當地的林鵙鶲鳥（hooded Pitohui）的羽毛裡也有類似箭毒蛙毒素的東西（batrachotoxins），如果舔一下被鳥抓傷的傷口，會立刻感覺全身麻木起來。這些鳥跟箭毒蛙一樣，也吃那種叫 Melyrid 的甲

殼蟲[265]。

　　那幾隻被檢疫人員查出的箭毒蛙，如果一直由人工飼養，沒有吃到那種特殊的甲殼蟲，很可能就沒有什麼毒性。我希望那些偷運箭毒蛙的人只是想用來觀賞，而不是打算用來做什麼壞事。

　　如果箭毒蛙是一個殺手，牠一定會有這樣的感嘆：食物，原來可以決定成敗！

[265] DUMBACHER J P, et al. Melyrid beetles(Choresine): a putative source for the batrachotoxin alkaloids found in poison-dart frogs and toxic passerine birds[J]. Proc Natl Acad Sci USA, 2004, 101(45): 15857-15860.

10.5
農藥：你到底要滅誰的威？

　　據新聞報導，山東即墨、膠州等地 17 人因食用西瓜出現嘔吐、頭暈等。經調查，患者都購買、食用了西瓜，這批鬧事的西瓜產地為海南省萬寧市，調查發現農藥「涕滅威」（aldicarb）含量超標。

　　涕滅威為劇毒殺蟲藥，它是一種膽鹼酯酶抑制劑，可以防止神經傳遞物乙醯膽鹼的分解，其毒性是加保扶的十倍，是目前最毒的農藥品種之一，人在吸入、攝取或經皮膚吸收涕滅威後都會中毒，嚴重中毒者會因呼吸衰竭而死亡。涕滅威在酸性和中性的水介質中較穩定，在鹼性時則易分解。在一般地下水的環境條件，涕滅威的半衰期可長達四年。

　　無獨有偶，美國在 1985 年也發生過「涕滅威」中毒事件。在那年的美國獨立紀念日，加州奧克蘭的三個成年人，在食用西瓜後出現不良反應，有噁心、嘔吐、腹瀉、大量出汗、流淚過多、肌肉抽搐和心跳過緩等。病情最嚴重的是一個 59 歲的婦女，心跳只有每分鐘 32 下，醫生確診為膽鹼酯酶抑制劑中毒，患者用阿托品治療後迅速好轉。加州衛生部門意識到事情嚴重性，因為涉及西瓜被汙染，馬上要求商店下架所有西瓜，也禁止採摘。相關部門也採取措施，抽查市面上的西瓜，結果發現 4% 的西瓜有汙染問題，在隨後一個月內，總共有一千多人次中了這個農藥的毒。

　　涕滅威使人中毒，對狗的毒性更大。亞洲有百步蛇，意思是這種蛇太毒，人要是被咬了，走不到一百步就會毒發身亡。

涕滅威在南非有個別名叫「兩步」，守家護院的狗要是被壞人投毒，應該走不到兩步！

10.6

睡個好覺，人生美好

人活著有一件事情少不了：睡覺。

人生在世，應該是吃睡二事。

睡眠對人的重要性，一般人也許體會不到，但是從事刑事偵察的明白，所以在審訊嫌犯的時候，強制剝奪睡眠也就成為一種手段。

但是這個每天都在做的事情，就是有很多人做不好。

睡眠不好會影響學習和工作效率。這個結論應該不需要動物試驗證明，但還是有人做了。在這個動物試驗裡，把老鼠關在一種特殊的籠子裡，減少牠們的睡眠時間，然後再讓牠們走迷宮，結果自然發現睡眠不足的老鼠行走迷宮都不順利。當然，如果這個試驗只是為了做出這個結論，那就太無聊了。研究人員發現，幫老鼠補充維他命 C（150 ～ 500 mg/（kg·d）），可以預防老鼠因為睡眠不足引起的記憶損傷，能讓老鼠更順利地走迷宮 [266]。在同樣的試驗裡，維他命 E 也有類似的效果 [267]。

關於人的睡眠，也有一項有趣的研究，每週多睡一小時的人，薪資收入相對要多 4％；如果能再多睡點，達到每天多睡一小時，薪資就能多 16％！這個研究結果真是令人開心，希望每天睡前都能看到類似的研究結果，安穩地抱著美夢到天

[266] MHAIDAT N M, et al. Exploring the effect of vitamin C on sleep deprivation induced memory impairment[J]. Brain Res Bull, 2015, 113: 41-47.

[267] ALZOUBI K H, et al. The neuroprotective effect of vitamin E on chronic sleep deprivation-induced memory impairment: the role of oxidative stress[J]. Behav Brain Res, 2012, 226(1): 205-210.

明。只是不知道原因在於多睡覺會更有精力賺錢？還是因為錢賺得越多，睡得越安穩？

　　仔細把這篇研究的原文 [268] 找出來讀了讀，結果靠睡覺賺錢的信心大受打擊。首先，這是一個經濟學家的調查研究，當然不是說經濟學家不會做調查，只是他們的方式完全不一樣。這個調查是找每週結算薪資的人，比較兩個地方的薪資收入。這兩個地方在美國同一時區，但因為其中一個地方日落得早，人也睡得早，平均每天能多睡十幾分鐘。因為這個日落早的地方平均收入也要多幾毛錢，所以用公式就推算出，如果能多睡一個小時，就能多收入 16%。

　　首先，我們看到的差別可能只是地區的差別！跟睡覺一點關係也沒有。其次，如果是一個流行病學的調查，必須要有實實在在的兩群人，其中一群比另外一群每週多睡一小時，收入也要多 16%。但在這篇文章裡，我看不到這些資料，只有一個每小時平均薪資的比較，外加一堆數學公式。關鍵是，如果做流行病學調查，這兩群人最好除了收入、睡覺時間有差別，其他的狀況（教育程度、年齡等）都應該一樣，只有這樣，才能推論出收入的差別來自睡覺時間的影響。當然我也找不到這些資料！看來，如果說生物學家的技能是分析資料，那經濟學家的技能就是沒有資料也得用數學公式來製造資料。

　　不確定睡眠的長短到底跟賺錢有多少關係，但跟基因是有關係的。2009 年《科學》雜誌上有論文表示，一個叫 DEC2 的蛋白分子上的一個胺基酸突變（P384R）會導致人睡眠需求減少，攜帶這個突變體的人每天只需睡 6.25 小時，但在同一個

---

[268] GIBSON M, SHRADER, J. Time use and productivity: The wage returns to sleep[J]. 2015, 2015-2017.

家族中，不攜帶這個突變基因的人平均每天要睡 8.06 小時。由於那項研究只找到兩個人有這個突變，為了證明這個突變對睡眠時間的影響，研究人員把突變引入老鼠，結果發現帶突變基因的老鼠需要的睡眠時間也變短了 [269]。

看到這樣的結果，一定有很多人羨慕有這個基因突變的人，因為對很多人來說，總是有睡不夠的感覺，總是夢想著有睡覺睡到自然醒的生活。睡眠品質不好，不只影響一個人的心情，如果長期如此，還會影響人體健康。

睡眠不足，人體內產生的壓力激素，如糖皮質激素就會增加。這些激素會減少一些免疫細胞的數量，如自然殺手細胞。這些細胞本是人體用來對付入侵的病毒和體內逃逸的癌細胞。長期睡眠不足，意味著人體對付病毒、腫瘤的能力要大打折扣。

有一項研究，是看不同睡眠時間的人對感冒病毒的抵抗能力。受試者都被安排在飯店裡，先觀察記錄一週的睡眠情況，然後接觸感冒病毒，再繼續觀察之後五天的感冒。結果發現，每天睡眠不足六小時的受試者，患感冒的概率是睡眠超過七小時的人的 4.2 倍 [270]。在另外一個長期的睡眠研究裡，每天睡眠低於五小時的人，或者超過九小時的人，感染肺炎的概率都會增加 [271]。

至於睡眠抵抗癌症的能力，有動物試驗可以證明。長有腫

[269] HE Y, et al. The transcriptional repressor DEC2 regulates sleep length in mammals[J]. Science, 2009, 325(5942): 866-870.

[270] PRATHER A A, et al. Behaviorally Assessed Sleep and Susceptibility to the Common Cold[J]. Sleep, 2015, 38(9): 1353-1359.

[271] PATEL S R, et al. A prospective study of sleep duration and pneumonia risk in women[J]. Sleep, 2012, 35(1): 97-101.

瘤的老鼠如果睡眠時間碎片化，無法睡好覺，腫瘤會長得更快 [272]。進一步的分析顯示，得不到良好睡眠的老鼠，腫瘤周圍有更多的抑制免疫功能的巨噬細胞。因為有這些細胞的存在，腫瘤細胞被保護起來了，不會受到來自能夠免疫殺傷的淋巴細胞的攻擊。這類巨噬細胞能聚到腫瘤周圍，是因為一個 TLR4 蛋白發出的信號，如果去除老鼠的 TLR4 蛋白，這個現象就沒有了。

在癌症患者裡，睡眠不好到底對病情的進展有多少影響？這很難釐清，因為這兩者的關係就跟蛋和雞的關係差不多，不知道究竟是誰影響了誰。不過有一點是很清楚的：對癌症患者而言，睡眠障礙是一個大問題，尤其是乳癌和肺癌的患者。在腫瘤患者裡，失眠的發生率比健康人高兩到三倍。在早期的乳癌患者中，有多達 58％的患者因為病情或者治療導致了睡眠問題，有 19％的患者可以確診為失眠 [273]。

好的睡眠還能減少人體內 Abeta 蛋白的積累。這個蛋白，目前被認為是導致阿茲海默症的原因。能減少 Abeta 的積累，意味著好好睡覺可以減少得老年痴呆的風險。不過，怎麼睡還有一個講究，因為這個來自紐約州立石溪大學（Stony Brook University）的研究發現，與躺著睡覺或趴著睡覺相比，側臥睡覺能夠更加有效地排出大腦裡的 Abeta。此外，有試驗發現，出汗也能幫助人體排出 Abeta，不過這項研究說的主要是運動後的出汗。

[272] HAKIM F, et al. Fragmented sleep accelerates tumor growth and progression through recruitment of tumor-associated macrophages and TLR4 signaling[J]. Cancer research, 2014, 74(5): 1329-1337.

[273] IRWIN M R, et al. Sleep disturbance, inflammation and depression risk in cancer survivors[J]. Brain Behav Immun, 2013, 30 Suppl: S58-67.

　　睡覺對於人體如此重要，以至於 116 歲的超級人瑞蘇珊娜‧瑪夏特‧瓊斯會說自己長壽的祕訣就是「睡好覺」。在飲食上，老太太根本不在乎高脂肪的培根等食物有多麼不健康，恨不得吃什麼東西都要來點培根。

　　看來，睡足比吃好更重要！

10.7
人怎麼樣才能進化成植物人？

想到這個話題，是因為在 Podcast 聽到一個科普節目，這個節目討論的是植物的記憶問題。

植物還有記憶啊？這也太扯了吧！

扯是有點扯，但也不是無稽之談。很多感覺只有動物才有的技能，植物似乎也有，比如說向日葵的轉頭運動。按理說植物應該比較安靜，但是每天早上太陽從東邊升起，向日葵就開始對太陽行注目禮，一直目送太陽往西邊落下。導致這個奇怪現象的原因現在終於被弄明白：原來向日葵莖的東、西兩面是有區別的，分別在白天和黑夜裡生長更快！朝西的一面在夜晚時生長極快，這一側相對被拉長，所以向日葵在夜晚就朝東把頭垂下；等太陽出來了，朝東的一面開始相對長得更快，這側開始被拉長，本來垂下的向日葵就被頂起，最後落到西邊。當然，只有生長期的向日葵才有這個「甩頭技能」，等到成熟了，莖不會生長了，向日葵也就朝一個方向不動了。

至於植物的記憶問題，有這樣一個現象：在乾旱來臨的時候，植物會長得比較慢，只有緩慢的生長才能適應乾旱的環境。如果久旱之後來了一場甘雨，植物也不會瘋狂生長，因為植物的記憶裡已經深深地印上了乾旱的陰影。

但事實上，這其實是一個物種選擇的問題。對於那些見雨就瘋長的物種，如果乾旱很快再次來臨，營養和水分跟不上生長的需求，反而容易遭受重創。週而復始，那些比較保守的物種就有優勢，被自然選擇存在下來了。

所以，你可以稱它為植物的記憶，但是榮耀應該歸功於自然選擇。同樣，向日葵的甩頭技能，甚至成熟的花盤是朝東還是朝西，都是自然選擇的結果。

自然選擇針對的不只是植物，人也在所難免。目前人種沒有滅絕，說明作為一個物種，人類適應得還可以，但是某些個體仍會被篩選淘汰掉。

10.8

免疫細胞與初戀情人

在愛滋病患者中，免疫 T 細胞被大量殺死，所以此病又稱後天免疫缺乏症候群。

最近的《細胞報導》雜誌上報導了一個發現，說殺死 T 細胞的並不是 HIV（human immunodeficiency virus，人類免疫缺乏病毒），而是我們自己的免疫細胞。

HIV 的傳播有兩個方式，一是直接感染宿主的免疫細胞，二是透過已感染的細胞傳播給其他細胞。

HIV 對宿主免疫細胞的感染並沒有直接的惡性結果，因為感染後，免疫細胞還可以存在，功能不算完全喪失。真正致命的後果是免疫系統造成的：由於被感染的細胞中有殘留的病毒基因，引起了免疫系統的警覺，認為這些被感染的細胞已經不能用了，於是毫不留情地把這些已感染的同類細胞清除掉。不幸的是，HIV 透過第一種方法感染的細胞不多，等免疫系統反應過來要滅敵的時候，大量的細胞已經透過第二種方法被感染了，所以被滅掉的免疫細胞太多太多。從某種意義上來說，病毒是愛滋病的誘因，但是免疫系統的攻擊才是導致疾病的直接原因。

沒有感染，就沒有免疫系統的傷害。不僅愛滋病是這樣，感冒病毒引起的傷害其實也是免疫細胞造成的。感冒和愛滋病的區別，是感冒後受到損傷的是局部的細胞組織，比如肺；在愛滋病中則是免疫細胞。

殺死被病毒感染的細胞其實是生物進化選擇的結果，這也

許不是最好的機制，但應該是最有效的。如果不殺死那些被病毒感染的細胞，病毒就會越來越多，最終毀滅整個社會。

人體的細胞那麼多，殺死一些，應該無傷大雅。只是在一些極端情況下，被殺傷的正好是很重要的細胞，就比如愛滋病裡，被殺死的正好是免疫細胞。

有的時候，殺傷範圍太大，結果一發不可收拾。比如SARS 感染，最後免疫反應造成的不可控制的細胞激素風暴，會帶給人體終身的麻煩。如今比較熱門的一種白血病的腫瘤免疫治療，使用人工改造過的 CAR-T 免疫細胞，厲害是厲害，但如果不能控制住細胞激素風暴，那患者的死因可能就不是癌症，而是這種免疫治療。

有很多關於提高自身免疫力的健康食品廣告。這就是件很可笑的事情，免疫力真的任性地提高了，你確定身體受得了嗎？

對於人類而言，免疫力強不強，能不能殺死很多的病毒或入侵的細菌，其實並不重要。重要的是能否有效調節免疫細胞。

也就是說，有沒有一個籠子，能把免疫力裝進去，只有需要的時候才放出來？

用文藝青年的方式總結一下，免疫力就像在等待初戀情人，就怕不來，又怕亂來。

第十一章

新冠肺炎
（COVID-19，2019
冠狀病毒病）

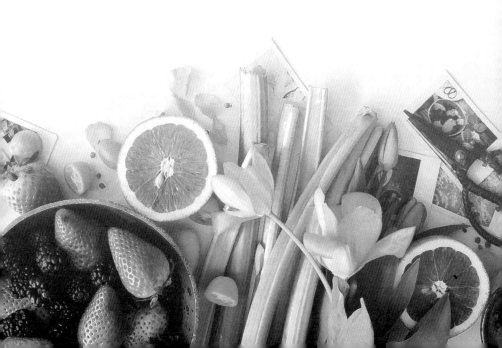

新型冠狀病毒，正名叫做什麼呢？

一、新型肺炎終於有了一個正式的名字

　　新娘不可能永遠是新娘，新型肺炎也不可能永遠是新肺炎。2020 年 2 月 12 日，世界衛生組織替這個疾病取了一個正式的名字：COVID-19。簡稱新冠肺炎。

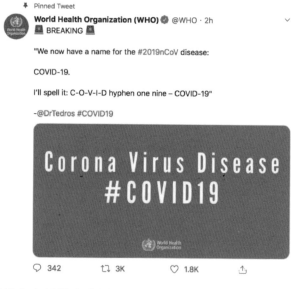

　　這個名字是什麼意思呢？其實就是縮寫：

- CO ＝冠狀病毒
- VI ＝病毒

- D ＝疾病
- 19 ＝從 2019 年開始

二、新型冠狀病毒終於有了一個正式的名字

很多媒體還沒有搞清楚，就開始亂報導，說 COVID-19 是病毒的新名字，其實根本不是，COVID-19 是疾病的名字。

當然，病毒也確實獲得了一個新名字：SARS-CoV-2，嚴重急性呼吸道症候群冠狀病毒二型。

這個名字不是世界衛生組織取的，是「國際病毒分類委員會」（ICTV）取的。ICTV 也發表了一篇長篇大論，闡述如此命名的原因 [274]。

但是，感覺上 ICTV 取這個名字，完全有搧風點火、火上澆油的意味。

大家不是很害怕 SARS 嗎？有人說 SARS 又來了，ICTV 就乾脆把 SARS 放到病毒正式的名字裡。

中國華中農大教授因為口誤，說「新型冠狀病毒屬於 SARS 冠狀病毒」，最後不得不出來公開道歉，ICTV 乾脆把這個病毒叫做 SARS 冠狀病毒 2.0。

華人特別注意名字，比如聽到「穿山甲」這個名字，就感覺能打洞，有通乳腺的功效。

也因為對名字特別在意，很多人聽到 SARS，就感覺世界末日要來了，如今 ICTV 正好抓住這個機會，要用這個帶 SARS 的名字好好整治這些人。

---

[274] Gorbalenya AE. Severe acute respiratory syndrome-related coronavirus– Thespecies and its viruses, a statement of the Coronavirus Study Group. bioRxiv2020:2020.02.07.937862.

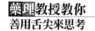
三、1.0 和 2.0 有什麼區別？

現在大家都用智慧型手機，手機上好多 App 都要升級。如果是手機軟體，從 1.0 到 2.0 就是升級了。

但是從 SARS-CoV 到 SARS-CoV-2 是不是升級呢？

從傳染力上看，的確是升級。

截至 2020 年 2 月 23 日，中國確診病例為累計確診病例近 77,000 例，是 17 年前全球 SARS 病例的 10 倍多，而且這個數字還在持續增加中。

但是從死亡率來看，卻是下降的：當日為止的數字死亡人數為 2442 人，死亡率為 3.5％，遠低於 SARS 的 10％。

而且死亡人數主要發生於武漢和湖北，2 月 22 日確診病例 46,439 例，武漢占 36,174 例，在湖北之外的中國其他地區，在 2 月 12 日確診病例為 11,376 人，死亡人數為 46 人，目前死亡率為 0.4％。

全球確診人數為 78,913 人，死亡人數為 2,467 人，死亡率為 3.1％。

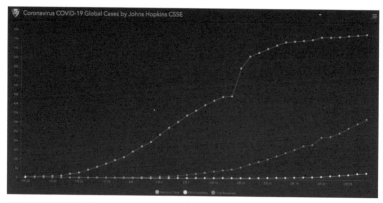

數據圖由約翰. 霍普金斯大學系統科學與工程中心共同總監 Lauren Gardner 領導製

作，資料時間：2020/2/27

數據全來自世界衛生組織（WHO）、美國疾病預防與管制中心（CDC、ECDC）、中華人民共和國國家衛生健康委員會 （National Health Commission）、中國疾病預防控制中心（CCDC）

　　雖然疫情尚未結束，病例數和死亡人數都還在成長，但是死亡率應該不會達到 SARS 的級別。

　　對於病毒而言，即便同源性非常高，感染帶來的後果也常常大相逕庭。比如 1918 年的西班牙流感病毒，導致全球 2,000 萬到 5,000 萬人死亡，而現在每年流行的流感，死亡率低了幾個層級。

　　病毒最大的危險，就在於其不確定性，尤其在一個新病毒剛流行的時候，不知道會有怎樣的後果。

　　總之，不管這個新型病毒究竟叫什麼，不管它名字裡到底有沒有 SARS，也許 ICTV 只是想告訴大家這個道理：千萬不要望文生義，病毒到底有多糟糕，還是得看實際資料。

　　從 SARS-CoV 到 SARS-CoV-2，花了 17 年的時間。

　　希望有的軟體永遠不要升級，有的數字永遠不要成長。

11.2

人傳人的肺炎

一、為什麼民眾總會把 COVID-19 與 2003 年的 SARS 相比？

導致 COVID-19 的新型冠狀病毒，與 SARS 病毒都是一個家族的病毒，都屬於冠狀病毒。

聽到這個名字，很多人直接就把這兩種病毒劃上等號了。SARS 已經過去 17 年了，但很多人還是生活在 SARS 的陰影之中。為了避免 SARS 再次引起社會恐慌，衛生單位一再強調：新型冠狀病毒並不是 SARS 病毒。

理論上這確實是對的。這個冠狀病毒家族，其實包括了很多種存在於動物、人體中的病毒。在這些眾多的病毒之中，只有七種會導致人類的疾病，其中包括 SARS 和中東呼吸症候群（MERS），都會導致嚴重的疾病。

有人說，雖然很多冠狀病毒都不會讓人致病，但是新型冠狀病毒和 SARS 的同源性很高，說明它非常危險。這種說法也是有問題的。

對於病毒來說，基因的同源性高，在某種意義上確實體現了危險性，但是有時候病毒能做到跨物種傳染，只需要一個小小的突變。這就像量變和質變的關係，只有量的積累是不夠的，關鍵在於有沒有發生質變。

怎樣看一個病毒有沒有獲得質變？這就要看它有沒有「人傳人」的傳染性、傳染性的厲害程度、以及患者出現病症後的

嚴重程度，以及疾病的死亡率。

如今 SARS-CoV-2 的「人傳人」已經確認，但是從目前的資料上看，死亡率遠沒有 SARS 那麼嚴重。

從死亡率上看，當年公布的全球 SARS 確認感染人數是 8,069 例，死亡人數 774 人，死亡率約 10%。鑑於後來在美國等地發現的 SARS 患者都沒有出現死亡，這意味著在中國及香港的患者死亡率更高。相比之下，COVID-19 的死亡率不到 5%

但是，病毒的危險在於其可變性。有專家指出，新冠肺炎的疾病流行軌跡，跟當年的 SARS 很像，一開始也是一個不太致命的病毒，但是在兩個月之後，出現了超級病毒，導致了 SARS 大爆發。

這個說法並非危言聳聽，但是正如病毒具有可變性一樣，疾病流行的軌跡也是可以改變的。當年的 SARS 並非完全都歸為天災，由於一開始對病情的隱瞞，也就給 SARS 增加了「人禍」的因素。

正是因為如此，目前才需要正視 SARS-CoV-2 的「人傳人」，也希望在採取積極的篩檢、隔離措施以後，能夠改變傳染病流行的軌跡，盡快控制住 COVID-19。

二、怎樣看待一線醫護人員被感染的事件？

當年在 SARS 倒下的醫護人員也不少。根據一份 2003 年 5 月 11 日的資料，中國累計 SARS 病例 4,948 例，其中醫務人員 935 例，比重為 19%。在天津，確診的 SARS 患者有 149 例，其中醫護人員 67 人，比例竟高達 46%。

　　如果說醫療是抗病的第一線，在第一線的醫護人員中出現那麼高的感染率，不僅說明了 SARS 病毒的高傳染性，也說明了醫護人員的防護並不確實。

　　一篇 SARS 倖存者的自述文章，特別說明了一個場景：SARS 在 2002 年 11 月就開始出現，但是在 2003 年 4 月，北京人民醫院裡的醫生在問診發燒患者的時候，仍然沒有戴口罩。

　　如果有必要的防護措施，當年是否會少一些倒在 SARS 下的醫護人員？作為在第一線抗疫的醫護人員，救己也等於救人！不但可以為患者提供更多的護理照顧，同時也可以減少把病毒傳遞給醫院裡非感染者的機會。

　　不管是當年的 SARS 還是如今的 COVID-19，都沒有特效藥，一般的抗生素對於 SARS 病毒並沒有治療效果，對於已經染病的患者，只能靠皮質類固醇激素（Corticosteroids）來緩解肺部的症狀，這更加凸顯了防護的重要性。

11.3

這些資料，為我們勾勒出早期疫情的真相

2020 年 1 月 30 日，權威臨床醫學雜誌《新英格蘭醫學雜誌（NEJM）》和《刺胳針（The Lancet）》發表了三篇有關 SARS-CoV-2 的研究報告。

這三份報告，都是以武漢最早的案例為研究對象，但是因為研究的角度不同，提供的資訊也不一樣。綜合各方面的資訊，我們也許可以獲得早期疫情的全面圖譜。

一、一份對 99 名患者的研究：從病理的角度看病毒

第一份報告，是武漢金銀潭醫院和上海交通大學附屬瑞金醫院的合作研究，研究對象是 99 名因為 COVID-19 入住金銀潭醫院的患者 [275]。

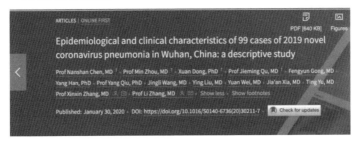

這些患者有這樣幾個特點：

---

[275] Chen, N., et al., Epidemiological andclinical characteristics of 99 cases of 2019 novel coronavirus pneumonia inWuhan, China: a descriptive study. The Lancet, 2020.

- 男性比例：68％
- 與華南海鮮市場有關的病例：49％
- 有慢性病的患者：51％

這些患者中有 23％ 進入了加護病房（ICU），到我寫這篇文章時，這 99 個患者中有 11 人死亡，比例為 11％。

這些資訊是對這個患者群體的簡單描述，跟新聞報導裡的情況也大致相同。在描述中，隱藏著什麼值得注意的細節呢？

《刺胳針》也發表了另外一份研究報告，研究對象是最早的 41 例患者。在這 41 名患者中，死亡比例是 15％ [276]。

從 41 個患者到 99 個患者，我們可以注意到死亡比例有所降低。這是因為後來的患者症狀沒有那麼嚴重，還是治療方案有所改善？

與 99 個患者相比，在最早的 41 個患者中，慢性病患者比例更低（32％ VS 51％），但 ICU 的比例確實稍高一點（31％ VS 23％）。所以，很難判斷整體病情是否對死亡率有所影響。

在治療方面有什麼區別呢？COVID-19 由 SARS-CoV-2 病毒所導致，從兩份報告提供的資訊來看，一開始對 41 個患者所使用的抗病毒藥主要是奧司他韋（Oseltamivir），而後面在 99 個患者中，除了奧司他韋之外，還有更昔洛韋（Ganciclovir）、洛匹那韋／利托那韋（商品名：快利佳，Kaletra）。

奧司他韋是抗流感病毒的藥，而更昔洛韋是抗巨細胞（CMV）病毒的藥，這兩個藥對於冠狀病毒沒有什麼抗藥性，除非患者同時感染了這些病毒。

---

[276] Huang, C.,et al., Clinical features of patients infected with 2019 novel coronavirus inWuhan, China. Lancet, 2020.

相反，洛匹那韋／利托那韋卻可能是有用的。

當年 SARS 猖獗時，在香港一家醫院所導致的死亡率是 28.8％。但是，該醫院的臨床試驗顯示，使用洛匹那韋／利托那韋對 41 名患者進行治療之後，死亡率只有 2.4％ [277]，說明這個複方藥物可能對 SARS 病毒的感染有一定的治療效果。

洛匹那韋／利托那韋這兩個藥物所標靶的，是一個叫 3CLpro 的蛋白酶。SARS-CoV-2 和 SARS 病毒的同源性比較高，有 80％，但是這兩個病毒的 3CLpro 蛋白酶的同源性更高，高達 96％！因此，洛匹那韋／利托那韋可能也可以抗 SARS-CoV-2 病毒。

當然，由於研究報告裡並沒有詳細說明到底有多少人使用了洛匹那韋／利托那韋，目前無法確認到底是不是這個複方藥物帶來了治療效果。而且，洛匹那韋／利托那韋可能在一些患者身上會產生嚴重副作用。只有等更多的資料出現，才能得到比較明確的答案。

二、一份對 425 個案例的研究：從流行病的角度看病毒

在《新英格蘭醫學雜誌（NEJM）》發表的，是一份對 425 個 SARS-CoV-2 感染者的研究報告。這份研究的角度，主要是流行病的傳播 [278]。

[277] Chu, C.M.,et al., Role of lopinavir/ritonavir in the treatment of SARS: initialvirological and clinical findings. Thorax, 2004. 59(3): p. 252-256.

[278] Li, Q., etal., Early Transmission Dynamics in Wuhan, China, of Novel Coronavirus-InfectedPneumonia. N Engl J Med, 2020.

The NEW ENGLAND JOURNAL of MEDICINE

ORIGINAL ARTICLE

Early Transmission Dynamics in Wuhan, China, of Novel Coronavirus–Infected Pneumonia

因為樣本的數量比較多，而且在時間軸上的縱深度也比較長，所以這份報告不只畫出了患者群的樣貌，還揭示了母本樣貌的演變過程。

（1）與華南海鮮市場有關的病例逐漸降低

這份研究把患者群按發病時間分成了三組，分別是在 2020 年 1 月 1 日之前、1 月 1 日至 1 月 11 日之間、1 月 12 日至 22 日之間發病的患者。

1 月 1 日是關閉華南海鮮批發市場的日期。在 1 月 1 日之前發病的患者，有 66％都跟華南海鮮市場或者其他的海鮮市場有關，但是 1 月 1 日之後，這個比例先是降到了 16％，在 1 月 12 日之後更是降到了 6％。這個逐漸降低的比例，說明感染族群一開始集中在海鮮市場，但之後逐漸擴散開了。

這份資料也與之前報導的資料相印證。在頭 41 名患者中，與海鮮市場有關的患者比例是 66％ [279]，在 99 個患者中，比例已經降低到了 49％。

與這個趨勢相反的，是醫護人員感染逐漸增加的比例。1 月 1 日之前沒有出現醫護人員感染，但是在 1 月 1 日至 11 日之間，醫護人員比例達到 3％；在 1 月 12 日之後，比例增加

---

[279] Huang, C.,et al., Clinical features of patients infected with 2019 novel coronavirus inWuhan, China. Lancet, 2020.

到了 7％。

（2）男性患者比例也在逐漸降低

在 1 月 1 日之前的患者中，有 66％是男性；在 1 月 1 日至 11 日之間，男性比例為 59％；在 1 月 12 日之後，繼續降到了 48％。

因為一開始 COVID-19 患者中的男女比例接近 2:1，便有了這樣一種說法：病毒更容易感染男性。從性別比例資料的演變可以看出，最初男性患者比例較高的原因，並不是因為容易被病毒感染，可能只是因為在海鮮市場的從業人員中，男性的比例更高。

（3）海鮮市場並不是患者的唯一來源

在這份報告中，最早發病的兩個患者（於 12 月 8 日和 10 日出現症狀），都跟海鮮市場無關。

這個現象，在之前對 41 個患者的研究中也提到過：在最早的 4 個患者中，有 3 個患者都跟海鮮市場無關[280]。

因此，至少有這兩種可能性存在：

- 病毒的源頭還是在海鮮市場，但是有人感染病毒之後並沒有出現嚴重的症狀，因此沒有就醫；
- 病毒的源頭並不在海鮮市場，而是在其他地方發生，有人把病毒傳到了海鮮市場，突然開始暴發；

---

[280] 同上

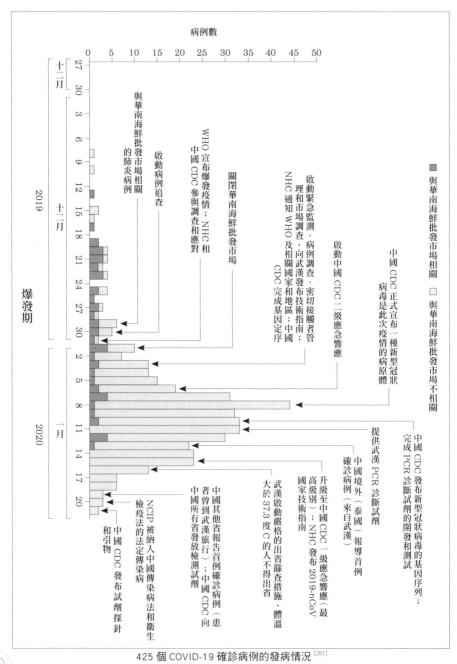

425 個 COVID-19 確診病例的發病情況[281]

這兩種可能性哪一種更可能呢？1 月 26 日，中國疾控中心發布消息，說對武漢華南海鮮市場的 585 份環境樣本進行了檢查，其中 33 份樣品檢出 SARS-CoV-2 核酸。疾控中心認為，SARS-CoV-2 的來源是華南海鮮市場販賣的野生動物。

綜合這些資訊和目前的疫情，可以推斷出這種可能性：病毒透過宿主動物在 12 月之前就進入華南海鮮市場，並已經傳染給人，但是被感染者不一定有很嚴重的症狀，所以並沒有受到注意，也就在不知不覺中把病毒傳給了其他跟華南海鮮市場毫無關係的人。

（4）病毒「人傳人」的證據

如果上述的推理成立，那病毒「人傳人」其實在 12 月初之前就發生了。

醫護人員感染的比例越來越高，也是一個人傳人的證據。

對 425 名患者的研究裡，其實還有比較確切的病毒「人傳人」證據。在這些病例中，有五個病例聚集群。在這些聚集群裡，有的患者與海鮮市場無關，只與病原性患者（也稱首發患者，index patient）有所接觸，然後就發病了。從這些患者的發病日期，研究者可以推算出病毒「人傳人」平均所需要的時間：7.5 天（SD±3.4）。

最早的一個病例聚集群，病原性患者在 12 月 12 日發病，該患者與海鮮市場有關；在該患者的密切接觸者中，有人與海鮮市場無關，但是於 12 月 19 日就發病了，可以認為是病原性患者「人傳人」感染的。

[281] 圖片來自：Li, Q., etal., Early Transmission Dynamics in Wuhan, China, of Novel Coronavirus-InfectedPneumonia. N Engl J Med, 2020.

有人可能會問，被傳染者的就診時間應該就在幾天後，「人傳人」的證據在12月底就出現了，為什麼要到1月20日，才由鐘南山院士對媒體宣布？

其實，本文是根據425名確診病例所做的回顧性分析。資料的收集、整理和分析，都需要時間來完成，而且需要擁有不同專長的科學家之間的合作。

有一點需要特別說明：對於這425名患者，現在回頭看，他們都是病例，但是在當時，他們可能只是疑似病例，在後面才得到確診。

如何處理疑似病例呢？作者在論文中解釋道：

「發現疑似病例後，現場流行病學聯合團隊將收到通知，啟動詳細的現場調查，並收集呼吸道標本，將標本送至在北京的中國疾病控制預防中心（CDC）病毒病預防控制所集中檢測。現場流行病學聯合團隊由來自中國CDC以及省、市和縣CDC的成員構成，聯合團隊對所有疑似和確診的2019-nCoV病例進行詳細的現場調查。」

這個過程聽上去比較複雜，但已經是個優化過的規則，在1月3日之後為了加快診斷才制定出來的。

（5）病毒「人傳人」的效率如何？

研究者對1月4日之前的病例進行分析，發現病例倍增時間為7.4天，由此推斷出傳染病R0值為2.2。這個數值是什麼意思呢？就是每一個被感染的患者，都有可能另外感染2.2個新患者。

如果R0大於1，疫情就會不斷加劇，這也正是我們現在

看到的情況：確診病例數不到三個月，已經上萬。這個速度已經遠遠超過 SARS。而 SARS 的 R0 估計值是 3，按理說傳播速度應該比 COVID-19 更快。

所以這個 R0 值是有問題的。其實在 1 月 4 日之前，很多已經發生的感染病例沒有確診，也就沒有計算在內，所以實際的 R0 應該高於 2.2。

三、一份對九個案例的研究：從基因的角度看病毒

如果說以上兩篇論文，是站在一個宏觀的角度，對 COVID-19 的患者群以及傳染性進行描繪，那麼第三篇論文就是從微觀的角度，對病毒的基因進行了分析 [282]。

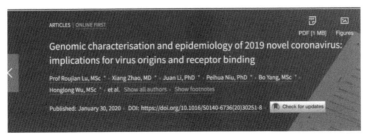

這篇發表於《刺胳針》上的研究，從 9 個感染者的身上提取了樣本，然後對其中的病毒進行了基因定序。

這 9 個患者中，有 8 個都是跟海鮮市場有關的，唯一沒有關係的也居住在海鮮市場附近的飯店，所以也有可能是直接從海鮮市場感染到病毒。

[282] Lu, R., etal., Genomic characterisation and epidemiology of 2019 novel coronavirus:implications for virus origins and receptor binding. The Lancet.

這些樣本在 12 月 26 日到 1 月 7 日之間收集，在對所獲得的病毒基因序列進行比較後，發現它們有 99.98％的同源性。

作為一種 RNA 病毒，冠狀病毒的突變率是很高的。這 9 個病例的病毒基因幾乎一致，說明他們離共同的源病毒都不太遠。不管這個源病毒是先進入海鮮市場還是其他地方，應該就是最近的事，不會太久，否則這些病毒株之間就會有比較大的差異。

這些病毒還與浙江舟山一種蝙蝠身上所攜帶的病毒有 90％的同源性，說明這種蝙蝠雖然不會是 SARS-CoV-2 的直接宿主，但可能是病毒的源頭。

武漢病毒所的石正麗、周鵬團隊，也從 5 個 COVID-19 患者身上分離了病毒株，並在幾天前將分析結果發表於 BioRxiv 平台。他們發現，一種在雲南發現的蝙蝠冠狀病毒，與 SARS-CoV-2 有著 96％的同源性。同時，他們還提供了體外實驗資料，證明 SARS-CoV-2 透過 ACE2 感染細胞 [283]。

從微觀上研究病毒的基因，確實為我們帶來了許多新知，也激發了更多的好奇：

（1）病毒的動物宿主到底是什麼？

蝙蝠是 SARS-CoV-2 病毒遙遠的源頭，但從蝙蝠到被病毒感染的患者之間，缺少一個重要的連結：把病毒攜帶傳遞給人類的野生動物。

即便是攜帶 96％同源性病毒的雲南蝙蝠，也不太可能是這個重要的「快遞員」。首先，對於病毒來說，4％的差別還是

[283] Shi,Z.-L., et al., Discovery of a novel coronavirus associated with the recentpneumonia outbreak in humans and its potential bat origin. bioRxiv, 2020: p.2020.01.22.914952.

很大；其次，武漢的海鮮市場也不常見蝙蝠。一般來說，這個「快遞員」需要比較常見，比如說 SARS 時期攜帶 SARS 病毒的野生果子狸，在廣東就很常見。

從某種意義上來說，找到這個病毒「快遞員」，比找到病毒的最終源頭更重要。蝙蝠上的病毒，因為差異太大，不一定能感染人類；即便感染，也不一定會導致嚴重的後果。再者，這些蝙蝠都躲在遙遠的山洞裡，基本上不會打擾人類。

海鮮市場上的野味就不一樣了，如果是 SARS-CoV-2 的攜帶者，因為與人類有頻繁接觸，會不斷把病毒傳給人類。2003年，在 SARS 疫情結束之後，廣東還有零星的病例出現，直到2004 年 1 月，在廣東嚴格實施對果子狸的禁售令之後，SARS才完全消失。

武漢病毒所的研究發現，除了人之外，SARS-CoV-2 還可以感染中華菊頭蝙蝠、豬、果子狸，但是不能感染小白鼠。

（2）與海鮮市場有關和無關的病毒之間，有沒有區別？

如果說跟海鮮市場有關的病毒，代表的是「動物傳人」的病毒，那與海鮮市場不相關的病毒，就是「人傳人」的病毒。

很多病毒可以「動物傳人」，但因為不能「人傳人」，所以不太能成為流行傳染病。但是，可能經過基因突變，病毒突然間就獲得「人傳人」的能力。

如今發表在《刺胳針》上的九個病毒基因序列，都跟海鮮市場有關係（包括一例居住在海鮮市場附近的患者）。因此，如果說這項研究是畫出病毒基因的描述，那麼只完成了一半，缺少對「人傳人」的病毒進行描述。

我們不知道「動物傳人」和「人傳人」的 SARS-CoV-2 之間有沒有什麼區別。如果有，這個差異很重要，可以告訴我們病毒從「動物傳人」到「人傳人」，需要發生什麼改變。

四、研究的目的是什麼？

研究很重要，是因為透過研究，人類可以獲取更多新知，從而在遇到危機的時候，比如突然爆發傳染性病毒時，可以有抵抗的辦法。

如果研究的目的只是為了發論文，那麼一份厚厚的研究報告，在災難來臨時，價值還不如一個口罩。

在這裡，還想回頭談一下「人傳人」證據的問題。前面分析了，12 月中下旬「人傳人」在病例聚集群患者中發生，患者在 12 月底接受診治後，第一線的醫生可能已經看到這個證據了。但是，這些現在回頭看都是病例，在當時可能就只是疑似病例。所以，證據也就是疑似證據。

我們前面也分析了規則是如何要求確診患者的。理論上而言，這樣繁瑣的程序是為了保證結論的嚴謹性。但對於可能出現的疫情，這是否是最佳的規則呢？

「疑似病例」的標籤，從某種意義上，只是一個對社會大眾的解釋，為了避免引起民眾不必要的恐慌。但是，對於一線的醫務人員和傳染病的防控機制而言，「疑似病例」是否應該被當作確診病例來對待呢？如果在 12 月底就認為有「人傳人」的案例，一線的醫護人員是否會因此增加防護，避免自己被感染，也就可以避免更多的患者在醫院被感染？

比如說打仗的時候，前哨已經發現敵人了，本來就應該讓

一線作好戰爭準備。但規則說：你先等等，這樣太草率了，先得把消息送到司令部，司令部派專家親自到一線，抓幾個敵人的樣本送回司令部，經過仔細研究，發現確實是敵人，然後再讓一線做好戰鬥準備。

大家覺得，這樣的仗還能打嗎？

當然還有比這更糟的可能。假設有那麼一條規定：哨兵發現敵情後，在司令部做出正式決定之前，如果擅自把消息告訴一線的戰鬥人員，將被定為傳播謠言，受到軍法處置！

在和平時期制定的作戰計畫，如果沒有經過戰火的洗禮，那可能就是一個僵化和低效率的計畫。2003 年 SARS 的洗禮已經讓我們得到經驗，更新了對流行傳染病的應對機制。希望 COVID-19 也能成為一次洗禮，讓應對疫情的機制變得更高效率。

而對於發布資料的研究人員，我們是否應該寬容一些？如果手中有資料的人，因為擔心資料發布後帶來的社會輿論壓力，乾脆不發布資料，那我們永遠不會知道當時發生了什麼，也就無法在未來做出更好的應對。

與其指責真正在做事的人，還不如有建設性地想一想，我們應該如何改進那些規則，讓做事的人更容易做事？

這些研究雖然屬於醫學領域，但是希望大眾百姓、制定各種規則和政策的人也能從中獲益。

11.4

生與死

2020 年 1 月 24 日，醫學雜誌《刺胳針》上發表了一份研究，報導了在 1 月 2 日之前確診的 41 例感染 SARS-CoV-2 患者的臨床表現[284]。

要點：

- 男多女少：男性 30 例，女性 11 例（73％ VS 27％）；

- 32％（13 例）患者有其他疾病：糖尿病 8 例、高血壓 6 例、心血管疾病 6 例；

- 所有患者都併發肺炎，胸部 CT 檢查發現異常；

- 最常見的症狀為發燒（98％）、咳嗽（76％）、肌肉痠痛或疲勞（44％）；

- 加護病房（ICU）13 例（32％），這些患者多有細胞素風暴（Cytokine storm）；

- 死亡 6 例（15％）。

根據這篇文獻的報導，這 41 個患者，有 93％都使用了抗病毒藥物奧司他韋。現在知道其實這個抗流感病毒的藥物，對於冠狀病毒並沒有什麼用。

如今有用的抗病毒藥物，可能是抗愛滋病的藥物。《刺胳針》的論文也帶來一個好消息：因為洛匹那韋／利托那韋是現成的藥物，有醫院已經快速開始了有對照的臨床試驗，以確定洛匹那韋／利托那韋治療 COVID-19 的有效性。

---

[284] Huang, C., et al., Clinical features of patients infected with 2019 novel coronavirus inWuhan, China. The Lancet.

　　從所報導的資料上看，這 41 例 COVID-19 患者的死亡率達到了 15%。如果區分一下進入 ICU 和沒進 ICU 的患者，13 例 ICU 患者中 5 例死亡，死亡率為 38.5%；28 例沒進 ICU 的患者中有一例死亡，死亡率為 3.6%。

　　這 41 例患者整體上有 15% 的死亡率，高於當年的 SARS（死亡率約 10%）！是不是說明 COVID-19 比當年的 SARS 還恐怖呢？不能過早做出這樣的結論。

　　這些最早的患者，一開始都是根據症狀判斷的，所以症狀相對比較嚴重。很多感染病毒後症狀輕微的患者都沒有計算在內。

　　在 1 月 17 日左右，開始使用 SARS-CoV-2 的核酸診斷試劑盒進行診斷，病例數開始飆升，而且發現比較多的症狀輕微的病例。截止 1 月 24 日，中國確診病例 1,468 人，死亡人數 42 人。用這時的病例數和死亡數來計算死亡率，只有 2.9%。很顯然，這份資料也是不可靠的，因為這其中很多還是新病例，情況還在變化。

　　因此，其實還不知道 COVID-19 的死亡率到底是多少。但是透過最新發表在《刺胳針》上的結果來看，感染後如果是進入 ICU 的，年齡又比較大，還有其他的各種慢性病，可能就比較危險。

　　而症狀比較輕的患者，如果沒有其他慢性病，可能不會那麼危險。

　　面對來勢洶洶的病毒，最糟糕的對策就是「恐懼」。據說成吉思汗能征服世界，就是在打仗的時候使用「恐懼戰術」：先把敵人圍起來，只是不停地騷擾，等到敵人因恐懼而心理崩

潰的時候，再突然出擊，輕易把敵軍一舉殲滅。

面對病毒可能帶來的生死，恐懼戰勝不了病毒，卻能打敗自己。

第十二章

新冠肺炎
（COVID-19，2019
冠狀病毒病）的治療

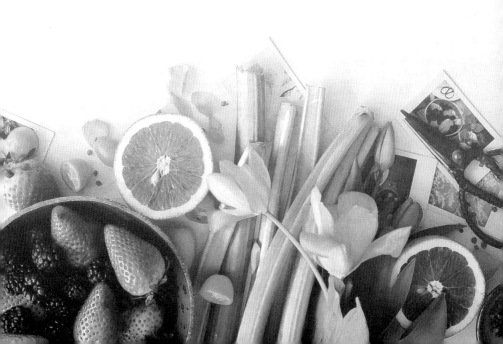

鹽酸阿比朵爾、達魯那韋抗 SARS-CoV-2 的效果如何？

有些問題必須釐清一下：

一、目前僅有體外實驗的資料

2020 年 2 月 4 日，根據媒體報導，中國工程院院士李蘭娟團隊公布了最新研究成果，認為鹽酸阿比朵爾（Arbidol）、達魯那韋（Darunavir）兩種藥物可有效抑制 SARS-CoV-2。這則消息已經被許多人轉貼。鹽酸阿比朵爾是一種抗流感病毒的藥物，而達魯那韋則是治療愛滋病的藥物，都屬於處方藥。但是，從報導的內容來看，目前還只是體外實驗（in vitro test）的資料，而李院士也只提到兩個數字：

(1) 鹽酸阿比朵爾在 10 到 30 微莫耳濃度下，與藥物未處理的對照組比較，能有效抑制冠狀病毒達到 60 倍，並且顯著抑制病毒對細胞的病變效應。

(2) 達魯那韋在 300 微莫耳濃度下，能顯著抑制病毒複製，與未用藥物處理組比較，抑制效率達 280 倍。

這兩份活性資料具體是什麼概念呢？可以說毫無實際意義。

對於體外活性而言，最重要的指標是「半抑制濃度（half maximal inhibitory concentration）」，也就是抑制一半病毒或細菌的濃度」。不需要抑制 60 倍，也不需要抑制 280 倍，只需抑制 50%，也就是一半，就可以判斷這個活性是不是很好，以

及藥物在體內能不能達到這樣的有效濃度。極高濃度時的抑制活性，相當於活性的「天花板」。高度聽上去很高，但是無法用來衡量實用性。

高齡七十多歲的李院士，一直積極出現在抗疫的前線，這是值得欽佩的。

1月23日，在一個科普活動中，李院士對大眾的一個誤解進行了解答：「75％的酒精可以滅新型冠狀病毒，是用於消毒器具，並不是勸大家喝酒，這是兩回事，大量喝酒對人體健康是有害的。」從理論上來說，75％的酒精可以抑制一千倍甚至更高的病毒，為什麼不能用作藥物治療感染呢？因為如果靠喝酒抗病毒，體內尚未達到有效抑制病毒的酒精濃度，人就已經酒精中毒了。

二、是否有打廣告的嫌疑？

在李院士發布成果之後，有網路文章說，這個成果是杭州華卓資訊科技的研究成果，該公司是李院士兒子的公司，李院士在此公司中也有職位。發布所謂的研究成果，李院士有打廣告之嫌。但是，這應該是種過度猜測。首先，李院士在新聞中已經明確指出這是自己團隊的研究成果，不管是她兒子的公司還是她自己的實驗團隊，都可以看作與李院士有關聯，不存在隱瞞實情的問題。其次，從經營範圍來看，杭州華卓資訊科技並不是一家製藥企業，目前也沒有生產這兩款藥物，李院士也沒有打廣告的必要。李院士的研究團隊會不會因為這個研究成果而產生智慧財產權，從中獲益呢？有一點必須釐清：如果一個研究真的能為人類帶來福利，那正當的智慧財

產權就必須受到尊重。透過研究獲得智慧財產權，沒有什麼不光榮的。

我們來分析一下，從這兩個藥物來看，李院士的團隊能拿到什麼樣的智慧財產權呢？這兩個藥都是老藥，對於分子結構的智慧財產權，或者屬於別人，或者專利過期，李院士的團隊無法限制別人進行生產。能不能透過「用途專利」，不讓別人將這兩個藥用於 SARS-CoV-2 的治療呢？也不行！李院士的團隊可以申請一個用途專利，但是在中國，專利法不允許任何人擁有治療方案的專利，所以李院士也不可能壟斷對 SARS-CoV-2 的治療。目前市面上的鹽酸阿比朵爾、達魯那韋都來自其他公司，看不出來李院士如何能為自己謀利。

12.2

氯喹是否有希望成為抗 SARS-CoV-2 藥物？

　　2020 年 2 月 4 日，學術期刊《細胞研究》（ *Cell Research* ）上發表了武漢病毒所等研究單位的一項研究，表示瑞德西韋（Remdesivir）和氯喹對 SARS-CoV-2 有體外抑制活性 [285]。

Cell Research

www.nature.com/cr
www.cell-research.com

LETTER TO THE EDITOR　OPEN

Remdesivir and chloroquine effectively inhibit the recently emerged novel coronavirus (2019-nCoV) in vitro

Cell Research (2020) 0:1-3; https://doi.org/10.1038/s41422-020-0282-0

怎麼看待這項研究呢？

一、這是一個嚴謹的實驗

　　先看一下截圖，這個體外實驗不只測試了瑞德西韋和氯喹（Chloroquine），還測試了其他五種候選藥物。

---

[285] Wang, M., et al., Remdesivir and chloroquine effectively inhibit the recently emergednovel coronavirus (2019-nCoV) in vitro. Cell Research, 2020.

a

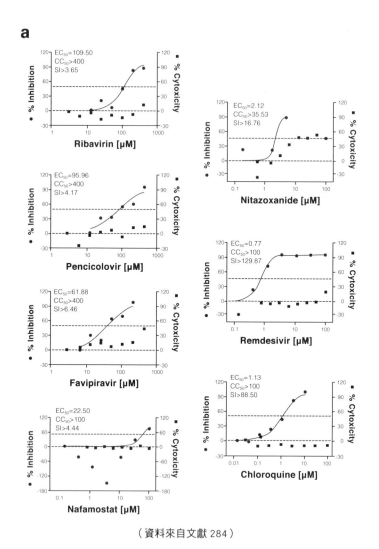

（資料來自文獻 284）

　　先不說這些藥物的效果如何，這個實驗確實是一個嚴謹的實驗該有的樣子。 首先，對每種候選藥物，都顯示了在不同濃度時的抑制活性。 這個結果顯示出來的是一條劑量曲線，

從這個曲線上，可以看出藥物的半抑制濃度。從資料看出，瑞德西韋的半抑制濃度是 0.77 uM，氯喹的半抑制濃度是 1.13 uM。這個數值越低越好，代表只要很低的濃度，藥物就能達到抑制效果。體外實驗為什麼一定要談半抑制濃度？因為可以透過比較這個數值，判斷一個藥物的活性是不是會比其他藥物更好。其次，這項體外實驗的研究，還比較了各個藥物的細胞毒性。瑞德西韋和氯喹都要在高於 100uM 的濃度，才能看到細胞毒性。半抑制濃度和細胞毒性之間的差距越大，藥物的安全性就越高。

二、瑞德西韋和氯喹的效果確實要比其他藥物好

從半抑制濃度上看，瑞德西韋和氯喹的效果確實要比其他候選藥物好。而且關鍵是，這個半抑制濃度是可以在體內達到的。這一點非常重要。 比如說某種天然化合物，抗病毒也有體外活性實驗的資料，然後一細問，發現半抑制濃度是 200 uM，這個就比較尷尬了，因為體內不太容易達到這個濃度。再比如說，現在都知道 75％的酒精可以殺死冠狀病毒，為什麼酒精不能作為一個抗病毒的藥物呢？因為服用酒精之後，還沒等到體內達到 75％的濃度，人就已經酒精中毒了。

所以，假設有人說：75％的酒精可以殺死病毒一千倍，你覺得這有用嗎？還有人說雙黃連有抗病毒活性，據說也有體外活性結果。現在跟 SARS-CoV-2 有關的研究，發布得都挺快，希望雙黃連的體外結果也盡快出來走幾步看看。

瑞德西韋是吉利德的在研藥物，之前並不是為 SARS-CoV-2 開發的，但是發現對 SARS 病毒、MERS 病毒有抑制

作用，所以推測對 SARS-CoV-2 也會有用。目前瑞德西韋已經在美國第一例 COVID-19 患者身上試用，在中國的三期臨床試驗已經開始。雖然還沒法確切知道瑞德西韋對 SARS-CoV-2 感染的治療效果，但是有人已經把這個藥物的英文名字「Remdesivir」音譯成了「人民的希望」。所以，看到「人民的希望」的體外活性資料一點也不奇怪，還證實了之前透過病毒同源性對其抗病毒活性所做的推測。氯喹的活性雖然比「人民的希望」弱一點，但是也在同一個層級，也算不錯了。

三、氯喹能成為一個抗病毒藥物嗎？

當然也應該認識到，雖然氯喹的活性不錯，但是目前只是一個體外實驗的結果。到底氯喹是否能作為藥物來治療 COVID-19 呢？這必須要透過正規的臨床試驗來驗證。其實在之前的研究中，已經發現氯喹能抑制 SARS 病毒的體外活性，所觀察到的半抑制活性與對 SARS-CoV-2 的相接近[286]。氯喹的作用機制之一，是改變病毒受體 ACE2 的醣基化，從而影響病毒侵入細胞。但是，之前沒有將氯喹用於治療 SARS 的報導。從作用機制上，氯喹與「人民的希望」的希望完全不一樣。對於抗病毒而言，多幾個機制不同的藥物，保險係數就越大。可以預計的是，很快就會有臨床試驗，來評估氯喹對 COVID-19 的治療效果。而且作為一個沒有專利保護的藥物，氯喹的價格會比較便宜。如果臨床試驗能坐實對 COVID-19 的治療效果，那將是一個很好的消息。

但是必須提醒一下：氯喹是治療瘧疾的藥物，雖然不良反

---

[286] Keyaerts, E., et al., In vitro inhibition of severeacute respiratory syndrome coronavirus by chloroquine. Biochem Biophys ResCommun, 2004. 323(1): p. 264-8.

應較少，但還是有的。根據藥物說明書，口服後一般可能出現的反應有：

　　頭昏、頭痛、眼花、食慾減退、噁心、嘔吐、腹痛、腹瀉、皮膚瘙癢、皮疹、耳鳴、煩躁等。反應大多較輕微，停藥後可自行消失。

　　千萬不要搶購氯喹，目前還不確定在臨床上抗病毒是否確實有效。

　　總結一下：氯喹是不是治療 COVID-19 的希望？從體外實驗資料上看，是！氯喹能不能被用來治療 COVID-19 ？有待嚴格的臨床試驗來驗證。

12.3

大家都聽說過雙黃連，卻不太知道瑞德西韋是什麼

　　2020 年 1 月 31 日，一夜之間，中國的貨架上已經找不到一盒雙黃連。與此同時，美國以迅雷不及掩耳之勢，把治療第一例 COVID-19 的案例，發表在《新英格蘭醫學雜誌（NEJM）》上。

一、為什麼雙黃連售罄？

　　這個問題，我想知道的人都已經知道，不知道的人也沒必要知道了。

　　簡單說一句，就是中科院有專家建議用中藥成藥雙黃連口服液治療 COVID-19，並且發表了一篇文章，媒體也紛紛轉載這則消息。結果，不只是雙黃連口服液，連雙黃蓮蓉月餅都賣光了。感覺很多人腦子都是新的，想法也新奇。不知道戶政事務所會不會出現改姓風潮，夫妻雙方都改姓「黃」。為什麼？

　　「雙黃聯姻，百病不侵！」

　　回到雙黃連，誰給了專家信心，建議用於治療 COVID-19 呢？因為「從細胞實驗的結果看，覺得雙黃連有抗新型冠狀病毒的功能」。

　　但是，目前並沒有雙黃連治療 COVID-19 的臨床證據。

二、美國首例 COVID-19 患者，是用什麼藥？

　　美國的第一例患者是個華人，於 1 月 15 日從武漢回到美

國，兩天後開始發燒，在 1 月 20 號確診住院，住院後用了不少藥物，但是一直不見效果，還是持續發燒。在住院第七天的晚上，使用了藥物瑞德西韋，結果第二天就退燒了，各種症狀都在好轉，到 1 月 30 號，患者只有咳嗽的症狀，而且日漸輕微[287]。

與雙黃連口服液在中國的造勢不同，研製「瑞德西韋」的吉利德公司在第一時間發表了一個聲明：

「瑞德西韋尚未在全球任何地方獲得許可或批准，尚未證明其任何用途的安全性或有效性。應治療醫生的要求，並在當地監管機構的支持下，權衡了提供 COVID-19 中無資料的試驗藥物的風險和獲益，Gilead 已提供瑞德西韋，用於少數 COVID-19 患者，在沒有任何獲批治療選擇的情況下進行緊急治療。」

這個態度相當低調，都已經有一個病人治好了，還需要謙虛嗎？

不過民眾可能不明白一件事。在美國，如果沒有提供治療效果的證據，是不能成為藥的。

如果不是藥，就吹噓功效，那企業要擔負極大的責任。不只會受到政府的查處，患者還會憑藉法律讓藥廠關門大吉。

什麼樣的證據才是治療效果的證據呢？絕對不是細胞實驗。事實上，瑞德西韋當時可能連細胞實驗都還沒有做，因為病毒傳到美國，比中國晚了一個月，美國的公司根本還沒有做實驗的機會。

治療效果的證據只能透過正式的臨床試驗來獲得。

---

[287] Holshue, M.L., et al., First Case of 2019 Novel Coronavirus in the United States. New England Journal of Medicine, 2020.

　　有人有一種很奇怪的「邏輯」：我目前雖然還沒有證據證明我的藥有臨床效果，但是你也沒有證據證明我沒有效果啊！（意思是只要你無法證明我沒效果，就得讓我繼續賣，去「造福」大眾。）

　　對這種奇怪的理由，美國 FDA 根本懶得搭理。如果搭理，採取的方式就是：警告、叫執法的來查辦。

　　說實話，如果這種「邏輯」合理，阿貓阿狗甚至蝙蝠都來賣藥了。

　　特別提一下，第一個治癒 C 型肝炎的新藥，也是來自吉利德。

三、資訊不全，如何做選擇？

　　既然連細胞實驗都沒有，美國的醫生怎麼敢讓患者使用瑞德西韋呢？

　　瑞德西韋是一個抑制 RNA 複製的酶，在動物模型中證明了對病毒病原體 MERS 和 SARS 的體外和體內活性，而 MERS 和 SARS 與 SARS-CoV-2 都是一個家族的病毒，有著比較高的同源性，所以推測瑞德西韋對 SARS-CoV-2 也管用。

　　正是這個原因，美國第一個患者在住院的頭七天接受了各種治療，包括支持治療、抗感染的抗生素、退燒、抗嘔吐等等，但是症狀都不見好轉，一直在發燒。到了第七天晚上，才使用了瑞德西韋。

　　其實在我們需要做出選擇的時間點，很多時候都沒有完整的資訊。比如，要不要告訴大家有疫情，要不要封城，要不要把藥物的消息告訴大家？

每個人都會用自己的方式做出選擇。選擇，可能無法馬上看出對錯，但卻能顯示出是否專業。

四、雙黃連口服液和瑞德西韋的 PK

誰能成為治療 COVID-19 的大救星呢？是雙黃連口服液？還是瑞德西韋？

一邊是有了細胞實驗（但未公布結果）的雙黃連，一邊是連自己都不敢說有效的瑞德西韋。

雙黃連細胞試驗的結果沒有公布，但是，有人之前為了研究雙黃連抗 SARS 的效果，使用一個與 SARS-CoV 同源性較高的白老鼠冠狀病毒（MHV-3）進行了試驗。我們可以透過這個類似的試驗，感覺一下雙黃連抗 SARS-CoV-2 的效果。

首先，這個細胞實驗傳來一個好消息：在 300 μg/ml 的濃度下，雙黃連有明顯的抗 MHV-3 病毒的效果。

也有一個壞消息：正常細胞對雙黃連的最大耐受濃度只有 1,000 μg/ml，超過這個濃度，就會影響細胞的正常生存了。

總結一下：雙黃連雖然有活性，但是抗病毒需要的活性濃度比較高，而且比較接近可能導致副作用的濃度。

不過，藥有三分毒的道理大家都了解，沒有病也不會去亂吃藥。為了釐清雙黃連到底能不能起到抗病毒的效果，研究者還是繼續做了動物試驗 [288]。

在動物試驗裡，如果替 12 隻白老鼠注射 MHV-3 病毒，那麼所有白老鼠在 5 天之內就會死亡，平均生存時間是 4.33 天；如果注射雙黃連來治療，有什麼效果呢？ 12 隻白老鼠在 6 天

[288] 易文龍, et al.，大蒜新素、雙黃連對白老鼠 MHV-3 性暴發型肝炎模型的作用，世界華人消化雜誌，2011 年，19(22)：p. 2316-2321。

之內都會死亡，平均生存時間是 5.6 天。

對於 MHV-3 這個病毒來說，用雙黃連來做試驗，效果是可以的，但若要用它來治療被病毒感染的老鼠，效果就不怎麼樣了。

雙黃連確實是一種藥物，但它是一種傳統藥物，而傳統上也並沒有記載 SARS-CoV-2 的相關資訊，根本不可能有雙黃連治療病毒感染的資料。以現今的認知來說，可以說雙黃連藥效、藥理都不清楚！

雙黃連可能含有有效成分嗎？可能！

有效成分在體內能不能達到有效濃度？未知（或者根本很難達到）！

相反，瑞德西韋機制清楚，體內的藥物動力學資料也很清楚，從其他病毒和 SARS-CoV-2 的相似性，更容易推測出瑞德西韋的治療效果。

12.4

吸菸可以預防 SARS 嗎？

一、吸菸預防 SARS 的謠言是怎麼來的？

2019 年年底在武漢開始出現的肺炎，不是 SARS，也不是 SARS 病毒所導致。目前的研究早已證實，導致此次肺炎的病毒是一種新型冠狀病毒。

SARS 沒有迴光返照，但是當年的一些謠言卻開始捲土重來，比如：吸菸可以預防 SARS。

有人還為這個謠言提供了理論依據：

焦油可以覆蓋在肺細胞表面，相當於一個緊密的防護層；病毒進了肺，被焦油阻擋，無法附著、進入肺細胞，也就無法複製、裝配新的病毒。沒有病毒的繁殖，就沒有傷害。

這樣一個「焦油保護層」的理論，有沒有什麼資料支持呢？

二、吸菸不能預防 SARS 病毒感染

當年爆發 SARS 的時候，香港也有很多患者中招。有一份香港的研究報告，對 447 名因嚴重急性呼吸道症候群而進行 SARS 篩檢的資料進行分析，發現其中有 381 人是非吸菸者，46 人血清檢查確診 SARS，比例是 12%；相比之下，吸菸者有 66 人，只有 2 人確診是 SARS，比例為 3%。

乍看之下，確實是吸菸者得 SARS 的比例更少！似乎支持了「焦油保護層」的理論。

但是做研究是一項嚴謹的工作，不能光憑表面的資料。在分析過程中，研究者校正了性別、醫護職業、與患者接觸史等方面的偏差，最後做出研究結論：雖然非吸菸者患 SARS 的比例有一點點增加，但是統計上沒有明顯的區別 [289]。

統計上區別不明顯，等於二者根本沒有區別。

這是怎麼回事呢？因為在 SARS 剛爆發的時候，醫護人員並沒有注意防護，所以不少人因 SARS 倒下。

比如，香港有一名女護理人員謝婉雯。2003 年 3 月，謝婉雯所在的屯門醫院接收了 3 名 SARS 患者，但院內胸肺專科醫護不足，謝婉雯由內科病房轉到 SARS 病房工作。當時情況危急，謝婉雯親自為 SARS 患者插管，沾到飛沫，懷疑因此感染致命病毒，於 4 月 3 日入院治療，5 月 13 日去世。另一名與謝婉雯一起搶救患者的男護理人員劉永佳，也同樣染病殉職。

在香港的醫護人員中，吸菸的比例很少。這樣一來，如果不仔細分析，只看表面資料，就會凸顯出不吸菸者有著更高的病毒感染風險。

所以，哪有什麼吸菸者的歲月靜好，全都是因為醫護工作者在負重前行，用自己的身體抵擋住病毒攻擊！（注：這裡只是一個感慨，並不提倡無謂的犧牲，請醫護人員多多加強對自己的保護！）

殉職也許是他們的選擇，但他們絕對不會允許自己被當作「數據」，有意無意地用來支持一份錯誤理論。

---

[289] Rainer, TH, D. Smit, and P. Cameron, Smoking and SevereAcute Respiratory Syndrome. Hong Kong Journal of Emergency Medicine, 2004. 11(3): p. 143-145.

三、吸菸者在感染 SARS 病毒後，病情會更嚴重

當然，老菸槍可能還是不同意上面一篇論文的論斷。他們還是會說，雖然吸菸者會感染病毒，但是因為病毒在體內不能繼續感染繁殖，病症還是會比不吸菸的人輕微。

真是這樣嗎？我們還是查查資料吧！

加拿大當年有一個研究，總共有 10 例 SARS 病例，都有是否吸菸的記錄。這 10 個人中，4 人有吸菸史，情況都比較嚴重，全都需要使用呼吸器；而其餘六例重不吸菸的患者，只有一人需要使用呼吸器 [290]。

由此可見，吸菸者如果感染 SARS 病毒，後果可能更嚴重。這不但不支持「焦油保護層」的理論，反而證明這種理論有毒，會讓人誤入歧途。

當然，這裡面有一個小遺憾，就是相關研究的病例數太少。所發表的 SARS 患者的研究資料裡，很少有關於吸菸史的統計資料。

大家知道，當年 SARS 之所以沒有及時控制，是因為一開始 SARS 患者的感染情況被極力掩藏了。因為缺乏透明度，病毒得以有機會在人群中傳染。同樣，雖然當年有那麼多人感染 SARS 病毒，有近八百人死亡，但因為沒有對患者大數據的進行整理和研究，沒有一個有公信力的結論，「吸菸可以預防 SARS」這樣的謠言才能大行其道。

四、吸菸者肺部感染病毒後，死亡率會更高

談 SARS 病毒感染，就要談感染率、病情嚴重程度、以及

[290] Poutanen, SM, et al., Identification of severe acuterespiratory syndrome in Canada. N Engl J Med, 2003. 348(20): p. 1995-2005.

死亡率。對於前兩者，都能找到資料，但是對於後者，目前找不到任何資料能說明吸菸和 SARS 死亡率之間的相關性。

吸菸是否可以減少 SARS 死亡率呢？

傳播謠言的人總會有這樣一個奇葩態度：雖然我不能提供證據來證明我的論點，但如果你找不到資料來反駁我，就能證明我所說的可能性是存在的。

更奇葩的是，看戲群眾認同這樣的態度，而且往往認為這樣的觀點「很客觀」！

有邏輯的人都不會同意這樣的態度，但是有沒有什麼辦法能反擊一下呢？

憑藉 SARS 的數據不行了，但我們可以換一個角度來看這個問題。

其實這個謠言並非只是針對 SARS 病毒。假設「焦油保護層」是一個正確的理論，那吸菸應該可以阻止所有感染肺部的病毒。

SARS 病毒屬於冠狀病毒，後來發生的 MERS 和目前出現的 SARS-CoV-2，也都是同一家族的病毒，也都會導致肺部的感染。

韓國有一份研究，對兩個醫院裡爆發的 MERS 患者進行過統計，總共 25 名患者，吸菸者或有吸菸史的患者，死亡率為 75％，非吸菸者死亡率為 29.4％ [291]。

所以，吸菸者肺部感染這些病毒之後，死亡率不但不會減少，反而大大增加了！

---

[291] Nam, H.-S., et al., High fatality rates and associatedfactors in two hospital outbreaks of MERS in Daejeon, the Republic of Korea.International Journal of Infectious Diseases, 2017. 58: p. 37-42.

必須感謝 MERS 和韓國的這個研究，狠狠給「焦油保護層」理論補了一刀！

五、吸菸者更容易倒在病毒之下

吸菸者為什麼不能減少病毒的感染，反而出現更嚴重的病情呢？

其實道理很簡單，吸菸造成了肺部細胞的傷害，而受到傷害的細胞，更容易受到病毒的侵染。肺部本來就有疾病的患者，在病毒感染之後，併發症也會更嚴重。

所以吸菸絕對不是一個抵禦病毒的辦法。恰恰相反，吸菸反而會帶給病毒更多的感染機會。

大家知道，要預防透過呼吸道進入人體的傳染病，一個有效的方法就是戴口罩。而吸菸的時候必須要取下口罩，於是吸進來了，但如果周圍環境正好有病毒，病毒也跟著被吸進來了。

12.5
抗愛滋病毒藥物「洛匹那韋」可治療 COVID-19 ？

一、感染「野味病毒」的醫生，說他用了這個藥來治療

　　王廣發是北京大學第一醫院呼吸和危重症醫學科主任，也是新型冠狀病毒感染肺炎專家組成員，曾隨中國衛生健康委員會專家組前往武漢抗病第一線。新型冠狀病毒，之前也被戲稱為「野味病毒」。

　　在媒體採訪中，他說整體疫情「可防可控」。結果回到北京，他自己就倒下住院了。

　　1 月 22 日，王醫生發了微博，說自己好轉了。

返回　　　北大呼吸发哥　　Q　…

主页　　微博　　相册

北大呼吸发哥
昨天 10:39 来自微博 weibo.com

终于病情好转了，感谢大家对我的关心、支持和帮助。经过1天的治疗，今天终于不发热了，甚是高兴。也有了精神浏览微信、短信及网上消息。真的很令人感动。那么多的祈祷、祝福、鼓励，占了相识和不相识朋友留言的绝大部分。在此真的要感谢大家善意和关怀。当然，也有人质疑，包括一些香港媒体，"你不是 ... 全文

在线跟进:新型肺炎扩...　　　　1226人发表了态度

6.3万　　　5.4万　　　110万

在《中國新聞周刊》的專訪中，王廣發醫生提到在治療的時候，使用了抗愛滋病的藥物「洛匹那韋」。

他說這是他的醫生建議使用的。

二、這是什麼樣的藥物？

洛匹那韋是一個複方製劑，其中的「洛匹那韋」和「利托那韋」分別是兩種藥。

洛匹那韋是一種蛋白酶抑製劑，可與 HIV 蛋白酶催化部位結合，干擾病毒的裝配過程，因此作為抗病毒藥使用。

洛匹那韋

利托那韋也是一個 HIV 蛋白酶抑製劑，但是低劑量的利托那韋還可以透過抑制肝臟代謝，從而提高洛匹那韋的血藥濃度。正是因為這個原因，洛匹那韋通常和小劑量利托那韋聯合

使用，用來治療 HIV 感染。

利托那韋

三、臨床依據

王廣發醫生的醫生推薦他使用這個藥，有沒有什麼根據呢？查了一下文獻，當年 SARS 的時候，確實有一個臨床試驗，發現這個抗 HIV 的藥物，可能對 SARS 的治療有一定效果 [292]。

在臨床試驗之前，研究者首先確認了洛匹那韋和利托那韋的體外活性，他們抑制 SARS 病毒的活性濃度分別為 4 μg/ml 和 50 μg/ml（注：說明雖然有活性，但都不算太高）。

在臨床試驗中，41 名香港的 SARS 患者接受了三個星期的治療，治療方案是洛匹那韋加利巴韋林（Ribavirin）。利巴韋林並不是針對 SARS 的治療藥物，但是作為抗病毒藥物，

---

[292] Chu, CM, et al., Role of lopinavir/ritonavir in the treatment of SARS: initial virological and clinical findings.Thorax, 2004. 59(3): p. 252-256.

當時臨床上用來治療 SARS 患者，也就是患者本來就要服用的藥物。

重點：試驗結果發現，經過治療後，患者出現嚴重病情（急性呼吸窘迫症候群，ARDS）或死亡的比例只有 2.4％。作為參照，研究者所在的香港醫院，在 2003 年 4 月 16 日之前，常規治療過 111 個 SARS 患者，同樣比例為 28.8％！

也就是說，如果按照常規的治療（利巴韋林，Ribavirin），這 41 個患者中有大約 12 人都會出現 ARDS 或死亡，但是治療中使用洛匹那韋之後，實際上只有一人出現這種情況！

研究的結論就是：洛匹那韋的效果好像不錯，值得進一步進行有對照的臨床研究。

因為只有在臨床試驗中，同時也有一組對照治療的患者，才能真正證明洛匹那韋的治療效果。

但是很顯然，在那之後，SARS 就消失了，當然也就沒有更進一步的試驗。

不過，國際上目前正在進行其他的臨床試驗，研究「洛匹那韋」聯合 beta 干擾素是否可以用來治療 MERS [293]。

四、靶點蛋白

SARS、MERS、COVID-19 都是由於冠狀病毒，雖然這些病毒有所不同，但是與 HIV 一樣，都屬於 RNA 病毒，在病毒的複製、組裝過程中，可能使用一些相似的蛋白功能。

SARS-CoV 上的這個蛋白酶叫 3CLpro，有研究還特意對這

[293] Arabi, YM, et al., Treatment of Middle East respiratory syndrome with a combination of lopinavir/ritonavir and interferon-beta1b (MIRACLE trial): statistical analysis plan for a recursive two-stage group sequential randomized controlled trial. Trials, 2020 . 21(1): p. 8.

個蛋白酶的結構進行了比較，結果發現洛匹那韋、利托那韋都可以很好地進入到 SARS-CoV 的蛋白裡 [294]。

如今 SARS-CoV-2 的基因序列已經知道，相信應該有研究人員很快對相應的蛋白酶進行仔細的結構比較。

SARS 冠狀病毒主要蛋白酶（3CL^{pro}）結構

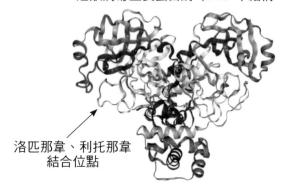

洛匹那韋、利托那韋
結合位點

SARS 和新型冠狀病毒的 3CL^{pro} 蛋白一致性達 96%

五、中國衛生健康委員會也推薦使用洛匹那韋、利托那韋

在《中國新聞周刊》的專訪中，王醫生謹慎地表示：「這種藥物就他的個例來說是有效的，但目前還不清楚對其他病患是否有效，需要後續觀察。」

這個確實是實話，目前不管是 COVID-19 還是 SARS，都沒有特效藥。鐘南山院士在媒體上也曾經這樣評論過。

[294] Nukoolkarn, V., et al., Molecular dynamic simulations analysis of ritonavir and lopinavir as SARS-CoV 3CL(pro) inhibitors. J Theor Biol, 2008. 254(4): p. 861-7.

unnamed protein product

Sequence ID: **Query_51757**　Length: **7096**　Number of Matches: **3**

Range 1: 3264 to 3569 Graphics

▼ Next Match △ Previous Ma

Score	Expect	Method	Identities	Positives	Gaps
631 bits(1627)	0.0	Compositional matrix adjust.	294/306(96%)	302/306(98%)	0/306(0%)

```
Query  1    SGFRKMAFPSGKVEGCMVQVTCGTTTLNGLWLDDTVYCPRHVICTAEDMLNPNYEDLLIR   60
            SGFRKMAFPSGKVEGCMVQVTCGTTTLNGLWLDD VYCPRHVICT+EDMLNPNYEDLLIR
Sbjct  3264 SGFRKMAFPSGKVEGCMVQVTCGTTTLNGLWLDDVVYCPRHVICTSEDMLNPNYEDLLIR  3323

Query  61   KSNHSFLVQAGNVQLRVIGHSMQNCLLRLKVDTSNPKTPKYKFVRIQPGQTFSVLACYNG  120
            KSNH+FLVQAGNVQLRVIGHSMQNC+L+LKVDT+NPKTPKYKFVRIQPGQTFSVLACYNG
Sbjct  3324 KSNHNFLVQAGNVQLRVIGHSMQNCVLKLKVDTANPKTPKYKFVRIQPGQTFSVLACYNG  3383

Query  121  SPSGVYQCAMRPNHTIKGSFLNGSCGSVGFNIDYDCVSFCYMHHMELPTGVHAGTDLEGK  180
            SPSGVYQCAMRPN TIKGSFLNGSCGSVGFNIDYDCVSFCYMHHMELPTGVHAGTDLEG
Sbjct  3384 SPSGVYQCAMRPNFTIKGSFLNGSCGSVGFNIDYDCVSFCYMHHMELPTGVHAGTDLEGN  3443

Query  181  FYGPFVDRQTAQAAGTDTTITLNVLAWLYAAVINGDRWFLNRFTTTLNDFNLVAMKYNYE  240
            FYGPFVDRQTAQAAGTDTTIT+NVLAWLYAAVINGDRWFLNRFTTTLNDFNLVAMKYNYE
Sbjct  3444 FYGPFVDRQTAQAAGTDTTITVNVLAWLYAAVINGDRWFLNRFTTTLNDFNLVAMKYNYE  3503

Query  241  PLTQDHVDILGPLSAQTGIAVLDMCAALKELLQNGMNGRTILGSTILEDEFTPFDVVRQC  300
            PLTQDHVDILGPLSAQTGIAVLDMCA+LKELLQNGMNGRTILGS +LEDEFTPFDVVRQC
Sbjct  3504 PLTQDHVDILGPLSAQTGIAVLDMCASLKELLQNGMNGRTILGSALLEDEFTPFDVVRQC  3563

Query  301  SGVTFQ  306
            SGVTFQ
Sbjct  3564 SGVTFQ  3569
```

　　但是，正是因為沒有特效藥，對於來勢洶洶的流行肺炎，也急需對一些可能的治療方案進行嘗試。

　　正是因為如此，在中國衛生健康委員會辦公廳向各地衛生健康委員會下發的《新型冠狀病毒感染的肺炎診療方案（試行第三版）》中，也提到抗病毒治療可以使用「洛匹那韋／利托那韋每次兩粒，一日二次」。

六、注意事項

　　儘管洛匹那韋、利托那韋有希望用於治療新冠肺炎，有幾點仍必須注意：

(1)　洛匹那韋、利托那韋目前並不是正式用於治療冠狀病毒感染的藥物，其療效尚未完全獲得證明，必須謹慎使用。

(2)　必須在醫生的指導下進行。

(3)　千萬不可當作預防性藥物，而用於沒有生病的人。畢

竟藥物都有副作用。

(4) 千萬不要濫用,請將有限的藥物留給真正需要的患者。

之前王廣發醫生在微博中提到,他感染病毒的原因「可能是沒有戴防護眼罩,因為發燒門診並未配備。」

只因為這麼一說,一些地方市場上的護目鏡就迅速售罄了。其實一般民眾只要不亂揉眼睛,根本不需要護目鏡,應該將資源留給醫生或與患者接觸的人員。

對於目前王廣發醫生發出的使用洛匹那韋、利托那韋治療的消息,希望不要造成藥物售罄。

如果說洛匹那韋、利托那韋是一個治療的希望,請將這個希望留給病中的患者。

12.6

抗病毒藥物進展

　　新型冠狀病毒（SARS-CoV-2）是一個 RNA 病毒，抗病毒藥物是治療的第一步。目前在進行臨床試驗的瑞德西韋、氯喹、快利佳（洛匹那韋／利托那韋片），都是屬於抗病毒的藥物，目的是阻斷病毒的繁殖。

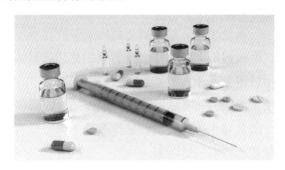

一、瑞德西韋——人民的希望

　　在目前進行的幾十個關於新冠病毒肺炎（COVID-19）的臨床試驗中，只有為數不多的幾個是雙盲試驗，也就是說醫生、患者都不知道吃的是治療藥物還是安慰劑。只有嚴格的雙盲試驗，才能確認治療的效果。

　　瑞德西韋的臨床試驗就是屬於這個鳳毛麟角的雙盲試驗。現在試驗還沒有結束，不知道瑞德西韋到底能不能實現人民的希望，但是如果人民不理解雙盲試驗的意義，最多也就只能生活在希望之中。

　　按理說確診患者已經高達七萬人以上了，應該不缺參加臨

床試驗的患者，但是現在瑞德西韋的臨床可能遇到了一點麻煩，因為按照嚴格的入組條件，嚴重受試者需要在發病 12 天內開始治療，並且在過去 30 天內未服用任何藥物；中度和輕度受試者必須在疾病發作後 8 天之內開始治療。很顯然，這個條件很多人都達不到，因為出現症狀後，大多數人多少都會吃藥治療一下。

為什麼需要這麼嚴格？因為之前服用的其他藥物可能影響了治療效果，需要排除這種可能性。

所以，一邊是想清清楚楚搞清到底藥有沒有用，一邊是病急得都可以亂投醫的患者，什麼有希望的都想趕緊試一下。需求不同，這就帶來了矛盾。

雖然瑞德西韋的雙盲試驗剛開始，但是從媒體報導中透露的情況看，儘管醫生不知道給的是什麼藥，但從患者病情進展能感覺出瑞德西韋有一定效果。

2 月 18 日，中國武漢金銀潭醫院院長張定宇透過網路，與北美華人醫生群組分享了救治新冠肺炎患者的經驗。在提到瑞德西韋臨床試驗時，張定宇說，「雖然是雙盲，但可以看出明顯療效，減少重症組向危重症組的惡化。」

此外，在對華中科技大學同濟醫院呼吸與危重症醫學科主任趙建平教授的採訪中，也提到瑞德西韋臨床試驗在同濟醫院入組的 35 例患者，雖然還沒有揭盲，但從臨床表現來看，效果還是不錯的，尤其是副作用很小，患者用了之後沒有什麼很不良的反應。

但是，趙建平教授教授也說，不管是試驗組還是對照組，患者都有明顯好轉，可能跟使用了激素治療有關。

所以，到底瑞德西韋是否比一般的治療有更好的優勢？目前還是很難說，需要等臨床結果正式出來才知道。

二、氯喹

目前進行的臨床試驗所涉及氯喹類藥物有兩種，為磷酸氯喹（chloroquine phosphate）和（硫酸）羥氯喹（hydroxychloroquine sulfate）。

根據中國中山大學孫逸仙紀念醫院呼吸科主任江山平的介紹，該院於2月10日完成對首批十個病例使用磷酸氯喹治療，所有患者核酸檢測全部轉陰，其中六個已經出院，三個已經由隔離病房轉至普通病房。

另有資料表明，從2月8日開始，中國廣東有十餘家定點收治醫院加入磷酸氯喹臨床研究，入組病例每天給予兩次磷酸氯喹片治療，服藥第一天開始進行咽喉細菌培養採檢，持續三天轉陰可停藥，繼續觀察到14天出院。目前廣東省使用磷酸氯喹治療的患者已累計128例，有93例病毒檢測轉為陰性，有26名出院。治療過程中，沒有出現和藥物相關的不良反應。

在一份中山大學第五醫院的臨床試驗註冊登記中，提到早期試驗的結果：使用磷酸氯喹治療新冠肺炎，患者五天內咽喉細菌培養採檢結果核酸陰轉率高達50%（5/10），相比之下，使用洛匹那韋／利托那韋治療，咽喉細菌培養採檢結果核酸陰轉率只有20%（3/15）。

鐘南山院士也公開表示過對磷酸氯喹的看法，認為這種藥療效相對較好，但還稱不上特效藥。磷酸氯喹的副作用主要表現為消化道症狀，如腹瀉等，少數患者會耳鳴，但停藥後

會消失。

氯喹是一種老藥，但並不表示絕對安全。對於成年人來說，每天 2.25 ～ 3 公克的劑量，就可以導致死亡事件出現；如果每天吃 4 公克，在沒有及時救治的情況下，基本上都會死亡 [295]。在兒童中，每公斤 20 毫克的劑量就會出現毒性，有文獻報導說，有一個三歲兒童，在服用 300 毫克的劑量之後，發生心臟衰竭而去世 [296]。

與氯喹相比，羥氯喹（HCQ）安全性更好，已用於系統性紅斑狼瘡（SLE）、類風溼關節炎（RA）、乾燥症候群（sicca syndrome）等免疫性疾病。雖然安全性好一些，但是作為藥物，使用上還是必須謹慎，目前認為毒性劑量為每天 4 公克，致死劑量為每天 12 公克 [297]。

體外活性試驗顯示，氯喹的有效抑制濃度（EC50）為 1.17 uM[298]。假設氯喹和羥氯喹的活性可比，那根據藥代動力學的資料 [299]，患者服用 400 毫克的劑量，就可以讓羥氯喹在血液中達到有效抑制濃度。這個劑量的安全性沒有問題。

[295] Britton, W.J. and I.H. Kevau, Intentional chloroquine overdosage. MedJ Aust, 1978. 2(9): p. 407-10.

[296] Weniger,H. and O. World Health, Review of sideeffects and toxicity of chloroquine / by H. Weniger. 1979, Geneva : Worldhealth Organization : Geneva.

[297] Kruisselbrink,R.J. and S.Z. Ahmed, AcuteHydroxychloroquine Overdose: Case Report, Literature Review, And ManagementRecommendations, in D51. STRANGERANGERS IN THE ICU: SELECTED CASE REPORTS. 2010, American Thoracic Society.p. A6080-A6080.

[298] Wang,M., et al., Remdesivir and chloroquineeffectively inhibit the recently emerged novel coronavirus (2019-nCoV) invitro. Cell Research, 2020.

[299] Munster, T., et al., Hydroxychloroquineconcentration-response relationships in patients with rheumatoid arthritis.Arthritis Rheum, 2002. 46(6): p.1460-9.

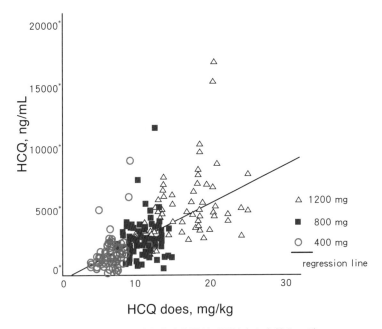

痙氯喹的劑量和體內濃度的關係（圖片來自文獻 [298]）

根據報導，2 月 22 日，中國上海市公共衛生臨床中心有 16 位患者出院，其中有四例曾經是重症患者。復旦大學附屬中山醫院感染病科主任胡必杰介紹說，在這四名重症患者中，有兩名是年齡超過 65 歲的老年病人，另外兩位雖然分別只有 47 歲和 50 歲，但或有糖尿病病史，或曾有冠心病曾植入支架進行過介入治療。這四人不僅肺部感染嚴重，血氧飽和度低，而且有一位之前已經用上了持續性正壓呼吸器（CPAP）。

上海有什麼治療經驗可以分享呢？胡必杰提到了痙氯喹，這是當地使用起來效果比較好的藥物。有取必有捨，治療中也放棄了一些效果不明顯或者副作用太大的藥，如快利佳、丙種球蛋白等。此外，激素治療要控制在三天以內。

　　當然，每個細節對疾病的救治都是至關重要，臨床治療不是簡單地用一個抗病毒藥物就可以，需要醫生、護理師、管理人員共同努力。

　　從臨床試驗註冊登記的資料來看，中國湖北、重慶等地都有羥氯喹或硫酸羥氯喹的臨床試驗。對於羥氯喹的具體療效，相信很快會有說法。

三、快利佳

　　前面提到在一份臨床試驗註冊登記中，有一個快利佳治療的初步結果：咽喉細菌培養採檢結果核酸陰轉率只有 20％（3/15），低於磷酸氯喹的 50％。但是鑑於患者數量比較少，只有 10 到 15 人，具體效果如何，只有在更大一些規模的臨床試驗比較才能知道。

　　在張定宇院長的網路分享中，也特別提到了快利佳。因為金銀潭醫院本來就是一間治療愛滋病（AIDS）的醫院，他們對這種藥物很有經驗，但是在試用過程中，發現在治療新冠肺炎（COVID-19）時的不良反應更嚴重，主要是胃腸道反應，比如腹瀉、噁心、嘔吐，有較多的患者無法忍受不良反應，只能放棄治療。

　　快利佳還有另外一個問題，就是藥物的相互作用，會影響其他藥物的效果。這怎麼理解呢？以快利佳為例，這是一個複方製劑，其中有兩個藥物：洛匹那韋和利托那韋。利托那韋是一種很強的 CYP3A4 抑制劑，而吃到人體中的很多藥物都是靠 CYP3A4 代謝、清除掉的，現在利托那韋抑制了 CYP3A4，如果同時還服用一個透過 CYP3A4 代謝的藥物 X，那 X 的體

內濃度就會比預期的更高，有可能就能帶來更嚴重的副作用。

　　其實把洛匹那韋和利托那韋做成複方，有一個目的是為了增加洛匹那韋的體內濃度，以提高藥效。但是，被新冠病毒感染的人，往往還有其他慢性病，也會同時服用其他一些藥物。張定宇院長提到需要特別注意的是降血糖藥、β 阻斷劑（Beta blockers）和其他一些降血壓藥，如果血漿濃度太高，就會出現問題，比如 β 阻斷劑太高就會導致心率減慢。他提到一位患者，當時在吃快利佳，同時又在服用 β 阻斷劑，有一天心率突然就降到了每分鐘 30 至 40 次。

　　不過，雖然快利佳有這些問題，張定宇院長覺得它還是有一些用，感覺上至少可以減少患者從輕症轉向重症的比例。目前新冠肺炎的問題就是重症的治療，一但患者到了重症，治療就比較麻煩，所以如果有藥物能防止病情轉重、轉危，也是不錯的。

　　目前還沒有快利佳臨床試驗的正式結果，但是在幾天前，《中華傳染病雜誌》發表了一份關於快利佳臨床使用的報告。特別提醒一下，這份報告只是一個回顧性分析，並不是嚴格設計的臨床試驗。

　　在這個回顧性研究中，134 例上海市公共衛生臨床中心收治的新冠肺炎確診患者分成了三組：

(1)　洛匹那韋／利托那韋組，52 例

(2)　阿比朵爾組，34 例

(3)　對照組，48 例

　　「洛匹那韋／利托那韋」患者口服抗病毒藥物洛匹那韋／利托那韋，兩片，每 12 小時一次，療程為五天；「阿比朵爾」

組患者口服抗病毒藥物阿比朵爾，200 毫克（每天三次），療程為五天；因任何原因未能連續服用兩天抗病毒藥物的患者，視為未服用抗病毒藥物而納入對照組。三組患者均接受重組人干擾素 α2b（rhIFNα2b）噴霧治療以及對症支持治療。

比較治療效果考察的是體溫恢復正常所需要的時間，呼吸道標本病毒核酸轉陰時間，病毒轉陰率，治療七天後病情是否進展（根據影像學結果評估），不良反應等五個指標。結果如下：

- 體溫恢復正常所需時間（中位數）：阿比朵爾組和洛匹那韋／利托那韋組均為六天，對照組為四天，與對照組相比，兩個治療組均需要更長的時間，才能讓體溫恢復正常，但是這個差異在統計學分析中並不顯著。

- 病毒核酸轉陰時間（中位數）：三組患者均為七天，無差別。

- 病毒轉陰率：洛匹那韋／利托那韋組為71.8％（28/39），阿比朵爾組為82.6％（19/23），對照組為77.1％（27/35），阿比朵爾組稍高一些，但無統計學差異。

- 治療後第七天影像學檢查無好轉的比例：洛匹那韋／利托那韋組 22 例（42.3％）、阿比朵爾組 12 例（35.3％）和對照組 25 例（52.1％）。兩個治療組比對照好一點，但是差別不明顯。

- 不良反應：洛匹那韋／利托那韋組 9 例（17.3％）、阿比朵爾組 3 例（8.8％）、對照組 4 例（8.3％）患者出現不良反應，洛匹那韋／利托那韋組不良反應稍高一點，但是三組間差異無統計學顯著性。

- 結論：未發現洛匹那韋／利托那韋和阿比朵爾具有改善症狀或縮短呼吸道標本病毒核酸轉陰時間的作用，其有效性仍有待進一步臨床研究確認 [300]。

是否根據這個報告就應該完全拋棄這兩個藥物呢？很顯然，這兩個藥物都不是特效藥，但是這個報告也不能就完全否認這兩個藥物可能有的效果，所以在結論中只是認為「其有效性仍有待進一步臨床研究確認」。

再重複一遍：這是一個觀察性的報告，並不是干預性的臨床試驗。正如不能透過觀察就得出一個藥物有效的結論，也不能透過這樣一個回顧性的分析，就完全否定其藥效。當然，這個報告裡比較了三組患者的治療情況，所提供的資訊遠遠多餘孤立的幾個病例。

在沒有正規臨床試驗結果的時候，回顧性的分析也是很有用的，但是這個報告裡有一個令人困惑的地方：對照組裡也服用過抗病毒藥物，只是沒有連續服用兩天！

對照組共有 48 個患者，不知道其中有多少是吃過一天抗病毒藥的？有沒有隔天吃的？

既然是比較，對照就很關鍵，因為這影響了研究的結論：到底是藥物沒有效果，還是說吃一天跟吃五天效果沒有多大區別？

只有透過正規的臨床試驗，才能真正檢驗一個藥物治療的效果。

以上就是對目前抗病毒藥物臨床進展的整理。雖然臨床研究都沒有完成，但是從目前的進度來看，有希望獲得比較好的

[300] 陳軍 , et al., 洛匹那韋利托那韋和阿比多爾用於治療新型冠狀病毒肺炎的有效性研究 . 中華傳染病雜誌 , 2020. 38(00): p. E008-E008.

效果的藥物，是瑞德西韋和羥氯喹，但不見得是「特效藥」。抗病毒治療，減少病毒在體內的繁殖，只是治療新冠肺炎的第一步。

在正規的臨床試驗結果出來之前，一切都是猜測，猜測就會有錯誤的時候。

更錯誤的，是用別人的臨床試驗失敗，來證明自己毫無循證的偏方有效。

只有退潮了，才知道誰在裸泳。有人希望越亂越好，自己才有裸泳的機會。

12.7
如何對付病毒感染引起的免疫系統過度反應？

一、活體組織切片（biopsy）結果：新冠肺炎患者體內免疫系統過度啟動

2月18日，權威醫學雜誌《刺胳針》線上發表了全球首份新冠肺炎（COVID-19）患者病理報告[301]。雖然患者已經死亡，但是樣本是來自「活體檢驗」。病理結果發現，COVID-19的病理與SARS和MERS極其相似。

患者的雙肺都有急性呼吸窘迫症候群（ARDS），兩側肺泡都有損傷，伴隨細胞性的纖維黏液樣滲出物。雙肺可見間質單核炎性細胞浸潤（inflammatory cell infiltration），以淋巴細胞為主。

對患者的周邊血液（peripheral blood）進行分析，發現CD4受體和CD8T細胞數量顯著減少，但都屬於超級活性狀態。

這是什麼意思呢？意思就是免疫T細胞過度啟動。

人體原本需要仰賴免疫系統來殺死病毒，但是過強的免疫功能也會對正常的組織造成傷害。

既怕免疫力不來，又怕它亂來！

對於新冠肺炎的治療而言，抗病毒只是第一步，解決抗病毒感染引起的免疫過度，是第二步。之前提到的羥氯喹，也是

[301] Xu, Z., et al., Pathological findings of COVID-19 associated with acute respiratorydistress syndrome. The Lancet Respiratory Medicine.

用於治療系統性紅斑狼瘡（SLE）、類風溼關節炎（RA）、乾燥症候群等免疫性疾病的藥物，也有抑制免疫過度的功能。

　　對於免疫過度啟動，臨床上常使用糖皮質激素（glucocorticoid hormones）來抑制。

二、糖皮質激素治療：一種有爭議的治療

　　2 月 6 日，國際權威醫學期刊《刺胳針》線上發表了一篇評論文章，認為目前並沒有臨床證據可以支持用糖皮質激素治療肺損傷 [302]。論文的通訊作者 J Kenneth Baillie 也是世界衛生組織（WHO）2019-nCoV 臨床管理小組的成員。

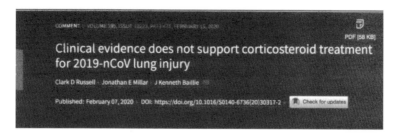

　　該論文指出，大部分急性肺損傷和急性呼吸窘迫症候群都是由宿主過度免疫反應所引起，雖然皮質類固醇（corticosteroids）可以抑制肺部炎症，但也會抑制清除病毒所需要的免疫反應。

　　對 MERS 重症患者的分析發現，使用皮質類固醇激素治療的患者並沒有明顯提高存活率，但是病毒殘存於呼吸道分泌物中的時間更長了。

[302] Russell, C.D., J.E. Millar, and J.K. Baillie, Clinicalevidence does not support corticosteroid treatment for 2019-nCoV lung injury.The Lancet, 2020. 395(10223): p.473-475.

　　在 SARS 患者中，使用過高劑量的皮質類固醇，與精神疾病、病毒血症（viremia）、糖尿病和血管壞死的出現相關。

　　在目前所報導的新冠肺炎患者中，140 例患者中有 7 名（5％）出現了感染性休克，對於這類患者，儘管療效並不確定，但還是可以認為類固醇治療是有用的。需要指出的是，造成嚴重低氧血症（hypoxemia）者呼吸衰竭性休克的原因，通常是出於間歇強制性通氣（Invasive mechanical ventilation, IMV）期間的胸腔內壓力升高，心臟供血因此受到阻礙，而非因為血管痙攣。如果是出現這種情況，類固醇治療不太可能帶來益處。

　　對此，中國的一線醫生也做出了回應[303]，認為上述研究中的資料，只能說明糖皮質激素「可能」存在危害，並不能確認出現了危害。相反，一項對 SARS 患者的回顧性分析發現，合理使用（低劑量、中等劑量）糖皮質激素可以降低重症 SARS 患者的死亡率，並縮短住院時間，同時也不會導致繼發感染和其他併發症[304]。

　　不過，糖皮質激素確實是一把雙面刃，使用大劑量糖皮質激素治療新冠肺炎患者確實存在繼發感染、長期併發症和排毒時間延長等風險。但是對於重症患者而言，如果不使用糖皮質激素，過度免疫反應所產生的大量促發炎細胞激素（proinflammatory cytokine）會導致肺損傷，並造成疾病的快速進展。

　　所以在目前的情況下，使用糖皮質激素前需要仔細權衡

[303] Shang, L., et al., On the use of corticosteroidsfor 2019-nCoV pneumonia. The Lancet.

[304] Chen,R.-c., et al., Treatment of Severe AcuteRespiratory Syndrome With Glucosteroids: The Guangzhou Experience. Chest,2006. 129(6): p. 1441-1452.

利弊，只能在重症患者中使用，而且要考慮使用中小劑量
（≤0.5-1 mg/kg/d 甲基培尼皮質醇 methylprednisolone injection 或
同等劑量）和短程（≤7 日）。

復旦大學附屬中山醫院感染病科主任胡必杰表示，使用糖
皮質激素必須控制在三天之內。

三、IL-6R 抗體，可以阻斷細胞素風暴（cytokine storms）嗎？

在與免疫過度反應有關的細胞激素中，有一個值得特別
注意：IL-6。在使用 CAR-T 免疫細胞治療白血病的時候，
因為大量的免疫 T 細胞進入患者體內抗癌，殺傷力太強，
患者也會經歷「細胞素風暴」。針對這個問題，臨床上使用
的是 IL-6 受體的抗體「tocilizumab（商品名：安挺樂皮下注
射劑，Actemra）」：IL-6 要與其受體結合才能發揮功效，而
tocilizumab 可以封閉 IL-6 受體，IL-6 就無法發揮其效用。

為什麼會想到使用安挺樂皮下注射劑來封閉 IL-6 的
功能呢？

1999 年，美國賓州大學進行了一個基因治療的臨床試
驗，但是試驗失敗了。由於基因治療要使用病毒載體（viral
vectors），患者體內的免疫系統被病毒載體誘導產生了「細胞
素風暴」，結果患者沒有撐過去，當夜高燒，次日凌晨神志不
清，四天之後去世。

因為這個失敗的臨床試驗，所有基因治療的臨床研究都不
得不停擺。臨床試驗停了，但是對致命的細胞素風暴的研究還
在繼續。經過仔細分析，研究人員認為最為關鍵的細胞激素是

IL-6。

　　有時候，成功所需要的不一定是巨人的肩膀，而是失敗所帶來的經驗。十多年後，當 CAR-T 治療再次出現細胞素風暴的時候，賓大的研究者當然不會忘記之前的失敗經驗，他們確認患者體內的 IL-6 確實增加了，便立刻使用安挺樂皮下注射劑，阻斷 IL-6 與受體結合，從而避免致死性的免疫過度反應。

　　因此，白血病患者的生命被挽救了，而輸入患者體內的 CAR-T 免疫細胞也成功清除了癌細胞。安挺樂皮下注射劑雖然不是 CAR-T 免疫細胞治療的主角，但若沒有它，CAR-T 免疫細胞治療可能就無法獲得成功，也許會重蹈十多年前基因治療的覆轍。

四、用安挺樂皮下注射劑治療 COVID-19 重症，可能嗎？

　　在對 COVID-19 患者的血液分析中，確實看到許多細胞激素的平均值增加了。

　　在最早收治於武漢金銀潭醫院的 41 個患者中，部分 ICU 患者的 IL-6 平均值相對高，整體而言也明顯高於健康人，但是與非 ICU 患者沒有顯著差別 [305]。

---

[305] Huang, C., et al., Clinical features of patientsinfected with 2019 novel coronavirus in Wuhan, China. Lancet, 2020.

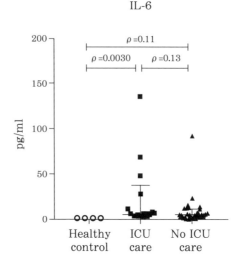

IL-6

圖：新冠患者體內 IL-6 平均值（圖片來自文獻 [304]）

　　一份對 123 名中度和重症患者的研究發現，中度患者 IL-6 平均值為 13.41pg/ml，重症患者明顯增加，為 37.77 pg/ml[306]。雖然統計上很顯著，但是絕對值差距並不大。

　　還有一份研究，納入了 40 例確診病例，其中有 27 例輕型（67.5％），13 例重型（32.5％），對這些患者的免疫細胞豐度和細胞激素血清平均值進行了動力學的研究。結果發現，血清中的細胞激素在輕型患者中波動很小，但是在重型患者中波動較大。與輕型患者相比，重型患者組 IL-6 平均值都在比較高的平均值波動，但在發病 16 天後，重型患者組 IL-6 平均值開始下降 [307]。

[306] Wan, S., et al., Characteristics of lymphocytesubsets and cytokines in peripheral blood of 123 hospitalized patients with2019 novel coronavirus pneumonia (NCP). medRxiv, 2020: p.2020.02.10.20021832.

[307] Liu, J., et al., Longitudinalcharacteristics of lymphocyte responses and cytokine profiles in the peripheralblood of SARS-CoV-2 infected patients. medRxiv, 2020: p.2020.02.16.20023671.

A

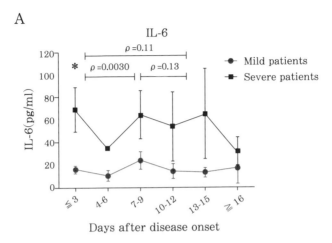

圖：COVID-19 患者體內 IL-6 平均值的波動（圖片來自文獻 [306]）

所以，採樣的時間點，可能影響對 IL-6 平均值的判斷。

中國科學技術大學魏海明團隊的研究發現，COVID-19 患者中的 GM-CSF+ T 細胞和炎症性 CD14+CD16+ 單核細胞是導致肺損傷的病因。CD14+CD16+ 單核細胞表現大量的 IL-6，如果使用安挺樂皮下注射劑阻斷 IL-6，就可以避免肺損傷[308]。

基於這個思路，魏海明團隊和安徽省立醫院的徐曉玲團隊合作展開臨床研究，使用安挺樂皮下注射劑治療重症患者。

五、安挺樂皮下注射劑的治療效果如何？

這項臨床研究登記在中國臨床試驗註冊中心資料庫，註冊號：ChiCTR2000029765。這是一項針對新冠肺炎有效性及安

---

[308] Zhou,Y., et al., Aberrant pathogenic GM-CSF+T cells and inflammatory CD14+CD16+ monocytes in severe pulmonary syndrome patients of a new coronavirus.bioRxiv, 2020: p. 2020.02.12.945576.

全性的多中心、隨機對照臨床研究。

在探索性的臨床研究中，有 11 例重症、危重症新冠肺炎患者，其中有重症 9 例，危重症 2 例，在治療前均有雙肺瀰漫性病變，並持續發燒（平均約八天）。注射一針安挺樂皮下注射劑之後，9 人體溫降至正常，其餘 2 人在第二針後體溫也恢復正常。所有患者呼吸功能氧合指數（oxygenation index）均有不同程度的改善；4 例患者肺部 CT 病灶吸收好轉。在治療兩週之後，第一批 11 例重症、危重症患者已有 10 例出院。

安挺樂皮下注射劑是一個類風溼關節炎藥物，作為治療藥物，類風溼關節炎患者需要長期使用安挺樂皮下注射劑，因而有心血管疾病的風險。但是作為新冠肺炎的治療藥物，患者只需要注射一次或者兩次安挺樂皮下注射劑，風險相對降低許多。

目前接受安挺樂皮下注射劑的患者已經有 30 多例，據魏海明教授介紹，需要在發現 IL-6 升高後就及時使用安挺樂皮下注射劑治療，患者在治療後均有好轉。在安挺樂皮下注射劑治療之後，患者體內 IL-6 還是會保持很高的平均值，但是因為受體被封閉住了，這些「無家可歸」的 IL-6 並不會引起太大問題，患者的體溫很快就恢復正常。

安挺樂皮下注射劑的臨床試驗，最早在中國安徽合肥進行。截至 2 月 24 日，安徽省已經無危重症病例了。

從當前（2/25）的資料來看，新冠肺炎有八成的患者都是輕中度症狀，只有兩成為重症、危重症。但是，在危重症患者中，三週內死亡率可以高達六成。

誰能解決危重症患者的問題，誰就是人民的希望。

12.8

新冠肺炎診療方案裡的兩個致癌物：細辛、檳榔

一、診療方案裡的馬兜鈴酸（aristolochic acid）

中華人民共和國國家衛生健康委員會在 2 月 19 日發布了《新型冠狀病毒肺炎診療方案（試行第六版）》（以下簡稱「診療方案」）。在診療方案中，有一個「中醫治療」的部分。其中有一個「清肺排毒湯」，方劑中有一味藥：細辛。

細辛是一味常用的中藥，但很多人不知道的是，這也是一種馬兜鈴酸植物。

馬兜鈴酸是什麼東西呢？

這是一種有較強腎毒性的天然物質。馬兜鈴酸可以耦合（coupling reaction）DNA，形成 DNA 加合物，造成基因突變，主要導致泌尿道上皮細胞癌、膀胱癌。世界衛生組織下屬國際癌症研究機構（IARC）在 2009 年已將馬兜鈴酸列為一級致癌物。致癌物能被貼上「一級」的標籤，是因為有確鑿的證據，證明確實對人類有致癌性。

國際社會首先注意到馬兜鈴酸的健康危害，是腎衰竭。1993 年，比利時學者發現，有近百名婦女因長期服食含有廣防己（*Aristolochia fangchi*）的減肥藥，導致腎臟出現病症，嚴重者最後需要進行腎臟移植（renal transplantation）[309]。調查

---

[309] Vanherweghem, J.L., et al., Rapidly progressive interstitial renalfibrosis in young women: association with slimming regimen including Chineseherbs. Lancet, 1993. 341(8842):p. 387-91.

發現，減肥藥方裡原本用的是防己，但是因為錯誤，使用了含馬兜鈴酸的廣防己。這次事件促成國際上查禁含馬兜鈴酸的傳統藥物或健康食品。

有一個歷史悠久的著名藥方——龍膽瀉肝湯（丸），被稱為「去火良藥」。原藥方以木通入藥，但由於市場資源短缺，以「關木通」代替木通。不幸的是，雖然只有一字之差，但關木通是一個馬兜鈴科草藥。因為含有馬兜鈴酸，從 1994 年開始，龍膽瀉肝丸也在國際上被查禁。

當然，馬兜鈴酸也不只是中草藥的特色。居住在多瑙河流域附近的村民，容易患一種巴爾幹腎病（Balkan endemic nephropathy, BEN），是慢性間質性腎炎（chronic interstitial nephritis），會導致腎功能減退，同時患者常伴隨出現尿道癌。這種獨特的疾病，可能與當地居民食用馬兜鈴屬植物的種子有關。

馬兜鈴酸與尿道癌發病的相關性，也可以從一個臺灣的研究中看出。在臺灣，尿道癌的發生率很高，是其他地區的四倍。有研究顯示，臺灣尿道癌的高發，與民眾服用含馬兜鈴酸的中草藥有關 [310]。對臺灣尿道癌中的基因突變的研究發現，發生在 p53 抗癌基因上的突變，與巴爾幹腎病患者尿道癌中的突變相似，而且在檢查到基因突變的患者中，有 83％患者的腎皮質中也可以檢測到馬兜鈴酸和 DNA 的加合物 [311]。所以，這些跟癌症有關的突變，其實是馬兜鈴酸誘發的，並不是來

[310] Lai,M.-N., et al., Population-basedcase-control study of Chinese herbal products containing aristolochic acid andurinary tract cancer risk. Journal of the National Cancer Institute, 2010. 102(3): p. 179-186.

[311] Chen,C.H., et al., Aristolochicacid-associated urothelial cancer in Taiwan. Proceedings of the NationalAcademy of Sciences of the United States of America, 2012. 109(21): p. 8241-6.

自遺傳。

2017 年，《科學轉化醫學》（*Science Translational Medicine*）雜誌發表文章，表示馬兜鈴酸不只傷腎，還會傷肝，跟肝癌的發生有相關性[312]。

SCIENCE TRANSLATIONAL MEDICINE | RESEARCH ARTICLE

CANCER

Aristolochic acids and their derivatives are widely implicated in liver cancers in Taiwan and throughout Asia

Alvin W. T. Ng,[1,2,3*] Song Ling Poon,[4*] Mi Ni Huang,[1,2] Jing Quan Lim,[4,5] Arnoud Boot,[1,2] Willie Yu,[1,2] Yuka Suzuki,[1,2] Saranya Thangaraju,[4] Cedric C. Y. Ng,[4] Patrick Tan,[2,6,7,8] See-Tong Pang,[9] Hao-Yi Huang,[10] Ming-Chin Yu,[11] Po-Huang Lee,[12] Sen-Yung Hsieh,[10†] Alex Y. Chang,[13†] Bin T. Teh,[2,4,7,14†] Steven G. Rozen,[1,2,3,7†]

Copyright © 2017
The Authors, some
rights reserved;
exclusive licensee
American Association
for the Advancement
of Science. No claim
to original U.S.
Government Works

Many traditional pharmacopeias include *Aristolochia* and related plants, which contain nephrotoxins and mutagens in the form of aristolochic acids and similar compounds (collectively, AA). AA is implicated in multiple cancer types, sometimes with very high mutational burdens, especially in upper tract urothelial cancers (UTUCs). AA-associated kidney failure and UTUCs are prevalent in Taiwan, but AA's role in hepatocellular carcinomas (HCCs) there remains unexplored. Therefore, we sequenced the whole exomes of 98 HCCs from two hospitals in Taiwan and found that 78% showed the distinctive mutational signature of AA exposure, accounting for most of the nonsilent mutations in known cancer driver genes. We then searched for the AA signature in 1400 HCCs from diverse geographic regions. Consistent with exposure through known herbal medicines, 47% of Chinese HCCs showed the signature, albeit with lower mutation loads than in Taiwan. In addition, 29% of HCCs from Southeast Asia showed the signature. The AA signature was also detected in 13 and 2.7% of HCCs from Korea and Japan as well as in 4.8 and 1.7% of HCCs from North America and Europe, respectively, excluding one U.S. hospital where 22% of 87 "Asian" HCCs had the signature. Thus, AA exposure is geographically widespread. Asia, especially Taiwan, appears to be much more extensively affected, which is consistent with other evidence of patterns of AA exposure. We propose that additional measures aimed at primary prevention through avoidance of AA exposure and investigation of possible approaches to secondary prevention are warranted.

二、細辛的問題有多嚴重？

診療方案的中藥裡出現了細辛（*Asarum sieboldii*），這個問題有多嚴重呢？

診療方案中提到抗病毒藥物的時候，同時也指出了相關的不良反應，比如說到洛匹那韋／利托那韋的時候，就提到「腹瀉、噁心、嘔吐、肝功能損傷」等不良反應，以及可能出現的藥物交互作用。但是對於中藥，並沒提到任何不良反應，大部分人也許因此得出一個錯誤的印象：中藥都是非常安全的。

從現代醫學研究的觀點來看，談毒性一定要談劑量，到底細辛裡會不會含有馬兜鈴酸？含量有多少呢？其實對這個問題

---

[312] Ng, A.W.T., et al., Aristolochic acids and their derivatives are widely implicated in liver cancers in Taiwan and throughout Asia. Science Translational Medicine, 2017. 9.

已經有過研究，表示馬兜鈴酸含量在細辛的地上部分最高，根部最低。不少研究檢查過市面上含細辛的製劑，看看到底會不會有馬兜鈴酸。有一份研究對此結果有所總結，發現在 12 個涉及的品種中，有 4 個品種檢查出馬兜鈴酸 [313]。

表 1 細辛製劑馬兜鈴酸 A 檢測結果
Table 1 Determination of aristolochic acid A in preparation of Radix et Rhizoma Asari

藥品名稱	來源	測定方法	質量濃度 / $(mg \cdot g^{-1})$
辛芳鼻炎膠囊 [9]	山東仙河藥業（3 個批號）	HPLC	未檢出
辛芩顆粒 [9]	不詳	HPLC	未檢出
小青龍顆粒 [9,13]	不詳或湖南回春堂製藥廠	HPLC、RP-HPLC	0.15800、0.00286
九味羌活顆粒 [13]	陝西秦光製藥廠	RP- HPLC	0.00192
鼻炎片 [13]	霍山製藥廠	RP- HPLC	0.00323
獨活寄生顆粒 [14]	重慶希爾安藥業	LC/MS	未檢出
小青龍丸 [15]	不詳	HPLC	未檢出
感特靈膠囊 [16]	廣西方略製藥	HPLC	未檢出
辛麻止咳顆粒 [17]	自製	HPLC	未檢出
萬通筋骨片 [18]	濱州醫藥集團（3 個批號）	RP- HPLC	0.002403～0.004779
寒溼痺膠囊 [19]	市售	HPLC	未檢出
養血清腦顆粒 [20]	天士力製藥集團	HPLC	未檢出

文獻報導的細辛製劑中馬兜鈴酸含量檢查 [314]。

其實在中醫裡，也有「細辛不過錢，過錢命相連」一說，也知道細辛是有毒性的，本來在使用上就應該很慎重。古代的一錢，相當於現在的 3.72 公克，而「診療方案」裡用的是 6 公克，是否還是安全的劑量呢？大家了解這些潛在的問題嗎？

「診療方案」中沒有提到細辛含馬兜鈴酸的可能性，自然

---

[313] 胡志祥, et al., 近5年細辛及其製劑中馬兜鈴酸的研究進展. 中草藥, 2010.41(2): p. 318.

[314] 同上

也沒有提「清肺排毒湯」是否能檢查出馬兜鈴酸。我們能說「清肺排毒湯」絕對不含馬兜鈴酸嗎？顯然不能。即便嚴格使用細辛的根莖，根據細辛產地不同，馬兜鈴酸含量也會有所差異。如何確保「大鍋藥」有抗病毒的療效，又如何保證「大鍋藥」的安全性，是我們都應該關心的問題。

三、診療方案裡的檳榔

在「診療方案」中，還推薦了一個含焦檳榔成分的藥方給輕型肺炎患者。

按照世界衛生組織的說法，檳榔也是一級致癌物。有什麼證據能證明檳榔會致癌呢？太多了。動物試驗顯示，檳榔的提取物，如檳榔鹼和檳榔產生的亞硝胺（也稱為檳榔特異性亞硝胺，BSNA），能夠誘導動物產生腫瘤。其中的檳榔鹼被認為是主要的致癌成分[315]。

從流行病學上看，有一份臺灣的調查發現，如果每天嚼20塊檳榔塊，連嚼20年，得口腔癌的風險就會增加九倍。只要嚼了檳榔，即便不嚼20塊那麼多，跟完全不嚼的人相比，得口腔癌的風險也會增加三倍[316]。

同樣，「診療方案」中也沒有提到檳榔的致癌風險。因為疫情來勢洶洶，應對不免有些慌亂，從心理上來說，不管招數是否管用，只要有招數，大家都恨不得一起使出來。但是，如果我們冷靜下來想一想，是否真的有必要如此慌亂呢？我們是不是可以做得更好一點？

[315] Sharan,R.N., et al., Association of betel nutwith carcinogenesis: revisit with a clinical perspective. PloS one, 2012. 7(8): p. e42759-e42759.

[316] Wu,M.T., et al., Risk of betel chewing foroesophageal cancer in Taiwan. Br J Cancer, 2001. 85(5): p. 658-60.

　　目前中國非湖北地區的累計治癒出院比例已經達到75％，即便是在湖北，情況也在好轉，治癒率超過了40％。從新聞上看，中醫藥積極參與了COVID-19的救治，患者在出院的時候，還會帶走能吃幾個星期的中藥。沒有不能逾越的冬天，這場疫情終將會過去。病毒感染是一個急性病，說來就來，說走就走，但致癌物卻是一個長期、慢性的風險。冬天過去之後，會不會留下一個長期的致癌風險給春天呢？

　　「是藥三分毒」，合理的用藥，必須基於藥物帶來的獲益和風險的綜合評估。

12.9

新冠肺炎非常時期，腫瘤患者如何安全應對？

2019 冠狀病毒病，中文簡稱新冠肺炎，是由 SARS-CoV-2 所導致的肺炎，名字已經改了好幾次，疫情卻沒有看到明顯的消退。

在被隔離的人中，有一個特殊的族群：癌症患者。面對疫情，他們應該如何安全應對？

一、日常注意事項

癌症患者因為抵抗力較低，屬於易感族群，患者及家人在食、衣、住、行各方面都需要特別注意。

衣

冬天出門應該都要穿外套，回家後應該把外套換下來，如果不能洗滌，至少要懸掛在陽台通風處，透過太陽的紫外線照射來消毒。穿衣也需要注意保暖。

食

應適當增加高蛋白食物，如蛋、奶、魚、肉等，確保營養足夠。如果不能買到新鮮的蔬果，也可以補充維他命。

為了避免接觸傳染病毒，生食和熟食要嚴格分開，在準備食物時，也要特別注意衛生，如果接觸了生菜，需要勤洗手。盡量不要買外面的冷飲、冷菜食用。餐前、便後都要勤洗手。

住

居住的房間要經常通風，呼吸新鮮空氣，每天至少通風兩次。因為冬天氣溫較低，通風時也要注意避免著涼。對於可能攜帶病菌的東西，可以用 75％的酒精擦拭表面。酒精為易燃物品，請特別注意安全。

如果沒有特別緊急的事，最好不要請人來訪。「別來，無恙」！

行

能不出門，盡量不要出門；如果必須出門，盡可能避免搭乘大眾運輸工具，也應該全程佩戴口罩。養成良好習慣，在外時要注意衛生，手不要觸碰臉部。回家後要馬上洗手。每天還是需要適當的運動，如果不能出門，應進行一些可以在家做的運動。

如果出門，盡量與人保持一定距離，尤其是沒有戴口罩的人。

二、治療注意事項

由於醫院目前可能是病毒的高風險地區，醫療資源也主要用於對付疫情，所以能夠暫緩的治療或者檢查，都盡量暫緩。

如果確診為癌症且需要進行手術，請考慮在當地找有手術條件的醫院進行，盡量避免長途旅行。對於在進行新輔助化學治療的患者，請與主治醫生聯繫，看是否可以適當延長等待手術時間，或者延長輔助化學治療的週期。

對於需要進行化療的患者，應該與醫生多多溝通，盡量選

擇不太容易導致白血球平均值下降和發燒的藥物。

　　對於在院外進行化療、標靶治療、內分泌用藥的患者，需要對比較容易容易出現的不良反應（如噁心、嘔吐、腹瀉、發燒等）有所了解和準備，提前備好一些用於止吐、止瀉的藥物，或者緩解皮膚瘙癢的護膚品等，對於輕度症狀可以先自行觀察，必要時採取相應處理措施，如果症狀比較嚴重，或者長期無法緩解的情況，再考慮就醫。

　　如果需要去醫院，請盡量預約就診，減少在醫院的等候時間，也盡量避開門診尖峰時段。

國家圖書館出版品預行編目（CIP）資料

藥理教授教你善用舌尖來思考 /
張洪濤著 . -- 第一版 . -- 臺北市：清文華泉，
2020.04
　面；　公分
ISBN 978-986-98857-4-4(平裝)

1. 營養學 2. 健康飲食

411.3　　　　　109002281

書　　　名：藥理教授教你善用舌尖來思考
作　　　者：（美）張洪濤 著
責 任 編 輯：柯馨婷

發 行　人：黃振庭
出 版　者：清文華泉事業有限公司
發 行　者：清文華泉事業有限公司
E - m a i l：sonbookservice@gmail.com
粉 絲　頁：https://www.facebook.com/sonbookss/
網　　　址：https://sonbook.net/
地　　　址：台北市中正區重慶南路一段六十一號八樓 815 室
　　　　　　Rm. 815, 8F., No.61, Sec. 1, Chongqing S. Rd., Zhongzheng
　　　　　　Dist., Taipei City 100, Taiwan (R.O.C)
電　　　話：(02)2370-3310　傳　　　真：(02) 2388-1990

版 權 聲 明：

　　原著書名《如果舌尖能思考》。本作品中文繁體字版由清華大學
　　出版社有限公司授權台灣崧博出版事業有限公司出版發行。
　　未經書面許可，不得複製、發行。

定　　　價：480 元
發 行 日 期： 2020 年 4 月第一版